U0385775

中药现代化研究系列

中药大品种
复方血栓通胶囊的研究

苏薇薇　龙超峰　刘　宏　姚宏亮　李泮霖　彭　维　著

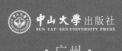
中山大学出版社
SUN YAT-SEN UNIVERSITY PRESS

·广州·

图书在版编目（CIP）数据

中药大品种复方血栓通胶囊的研究/苏薇薇，龙超峰，刘宏等著.—广州：中山大学出版社，2020.6

（中药现代化研究系列）

ISBN 978 - 7 - 306 - 06816 - 3

Ⅰ.①中…　Ⅱ.①苏…②龙…③刘…　Ⅲ.①复方（中药）—活血祛瘀药—胶囊剂—中药制剂学—研究　Ⅳ.①R283.6

中国版本图书馆 CIP 数据核字（2019）第 293039 号

出　版　人：王天琪
策划编辑：曾育林
责任编辑：曾育林
封面设计：刘　犇
责任校对：梁嘉璐
责任技编：何雅涛
出版发行：中山大学出版社
电　　话：编辑部 020 - 84110779，84110283，84111997，84110771
　　　　　发行部 020 - 84111998，84111981，84111160
地　　址：广州市新港西路 135 号
邮　　编：510275　传　　真：020 - 84036565
网　　址：http：//www.zsup.com.cn　E-mail：zdcbs@ mail.sysu.edu.cn
印　刷　者：广州市友盛彩印有限公司
规　　格：787mm×1092mm　1/16　19.75 印张　498 千字
版次印次：2020 年 6 月第 1 版　2020 年 6 月第 1 次印刷
定　　价：78.00 元

内 容 提 要

本书呈现在大家面前的，是中山大学苏薇薇教授团队的原创性研究成果。本书对中药大品种复方血栓通胶囊进行了系统研究。全书分五章：第一章，基于 UFLC-Q-TOF-MS/MS 技术的化学物质基础研究；第二章，基于指纹图谱与药效相关联的药效物质基础与组方规律研究；第三章，基于计算机模拟技术的网络药理学研究；第四章，基于双光子超短激光脉冲技术的脑部微血管闭塞－溶栓作用研究；第五章，基于炎症性血栓大鼠模型的血管舒缩、抗炎与肝肾保护作用研究。

本研究阐明复方血栓通胶囊发挥药效的科学内涵，全面提升该产品的技术含量，与国际接轨；对促进中药现代化，推动中药产业健康发展，加速中药走进国际市场，具有示范作用。本研究获得广东省名优中成药二次开发项目（2017 – No. 19）、广东省科技计划项目（2019A141401009）的资助。

《中药大品种复方血栓通胶囊的研究》 著者

苏薇薇　龙超峰　刘　宏

姚宏亮　李泮霖　彭　维

目　录

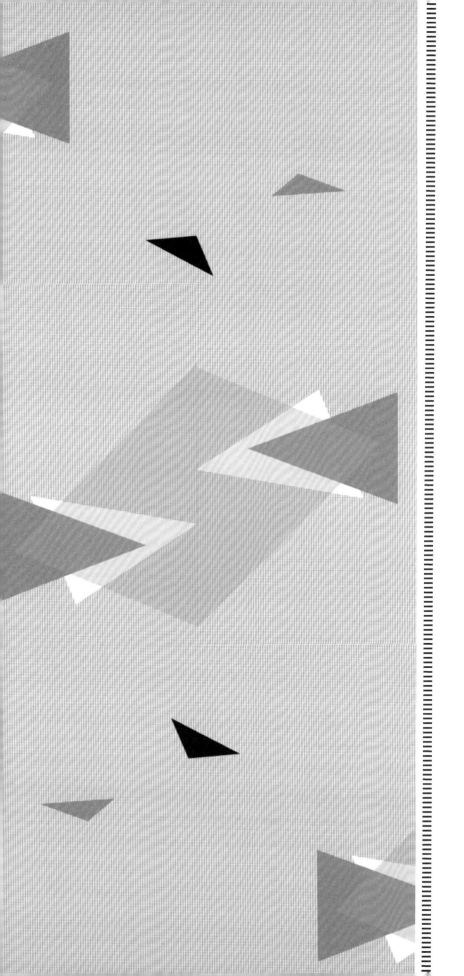

第一章　基于UFLC-Q-TOF-MS/MS技术的化学物质基础研究

第一节　研　究　概　述

中药复方制剂通常由多味药材组成，每味药材均含有多种化学成分，同时药材在共煎的过程中也可产生新的化合物，因此对中药复方制剂化学成分的全面分析，是药学研究的关键所在，在阐明中医的方药理论以及揭示中药的配伍规律和作用机制等方面均具有重要意义。本研究采用先进的 UFLC-Q-TOF-MS/MS 技术，对复方血栓通胶囊的化学成分进行了在线分离、鉴定，全面系统地阐明了其化学物质基础，也为其他中药复方制剂的化学物质基础研究提供了示范。

第二节　UFLC-Q-TOF-MS/MS 分析

【实验材料】

（一）仪器

日本岛津公司超快速高效液相色谱仪（LC－20AD－XR 二元泵、SIL－20AD－XR 自动进样器、CTO－20A 柱温箱），美国 AB SCIEX 公司四级杆－飞行时间质谱仪（Triple TOF 5600），德国 Eppendorf 公司系列精密移液器。

（二）对照品

毛蕊异黄酮葡萄糖苷（批号：111920－201203，中国药品生物制品检定所，供含量测定用）；毛蕊异黄酮（批号：B9938，Sigma－Aldrich 公司）；芒柄花苷（批号：75375，Sigma－Aldrich 公司）；哈巴俄苷（批号：111730－201106，中国药品生物制品检定所，供含量测定用）；芒柄花素（批号：47752，Sigma－Aldrich 公司）；隐丹参酮（批号：110852－200806，中国药品生物制品检定所，供含量测定用）；丹参酮ⅡA（批号：110766－200619，中国药品生物制品检定所，供含量测定用）；丹参酮Ⅰ（批号：110867－200406，中国药品生物制品检定所，供含量测定用）；丹参素（批号：110855 – 201311，中国药品生物制品检定所，供含量测定用）；原儿茶醛（批号：110810 – 201007，中国药品生物制品检定所，供含量测定用）；丹酚酸 B（批号：SML0048，Sigma – Aldrich 公司）；三七皂苷 R_1（批号：110745 – 200617，中国药品生物制品检定所，供含量测定用）；人参皂苷 Rg_1（批号：110703 – 201128，中国药品生物制品检定所，供含量测定用）；黄芪甲苷 IV（批号：110781 – 200613，中国药品生物制品检定所，供含量测定用）；人参皂苷 Rb_1（批号：110704 – 201223，中国药品生物制品检定所，供含量测定用）。

（三）试剂

乙腈（色谱纯，美国 Fisher Scientific 公司）；甲酸（Sigma 公司，批号：0001408600）；Millipore 超纯水。

（四）供试品

成品 10 批次及半成品 2 批次（表 1 – 1），均由广东众生药业股份有限公司提供。

表 1 – 1　复方血栓通胶囊样品列表

样 品 名 称	批　号
复方血栓通胶囊成品	100606
复方血栓通胶囊成品	101207
复方血栓通胶囊成品	110111
复方血栓通胶囊成品	110401
复方血栓通胶囊成品	110512
复方血栓通胶囊成品	110535
复方血栓通胶囊成品	110610
复方血栓通胶囊成品	1106144
复方血栓通胶囊成品	110737
复方血栓通胶囊成品	110817
三七药材浸膏	111015
丹参药材浸膏	111110
黄芪药材浸膏	111110
玄参药材浸膏	111110

【实验部分】

(一) 检测条件

1. 液相色谱条件

色谱柱：Agilent C$_{18}$ (2.1 mm×100 mm，1.8 μm)；柱温：40 ℃；流动相：以乙腈为流动相 A，以 0.2% 甲酸溶液为流动相 B，按表 1-2 进行梯度洗脱；流速：0.2 mL/min；进样量：5 μL。

表 1-2 液相流动相洗脱梯度

时间/min	流动相 A/%	流动相 B/%
0～50	15→34	85→66
50～95	34→75	66→25

2. 质谱条件

离子源参数：离子喷雾电压 5500 V；离子源气体 1 55 psi；离子源气体 2 55 psi；温度 550 ℃；气帘气 35 psi；碰撞气压 10 psi；入口电压 60 V。ESI 电喷雾源，采用正、负离子模式进行检测。

(二) 对照品溶液的制备

取丹参素、原儿茶醛、毛蕊异黄酮-7-O-β-D-葡萄糖苷、芒柄花苷、三七皂苷 R$_1$、丹酚酸 B、毛蕊异黄酮、人参皂苷 Rg$_1$、哈巴俄苷、芒柄花素、人参皂苷 Rb$_1$、黄芪甲苷Ⅳ、隐丹参酮、丹参酮Ⅰ、丹参酮Ⅱ$_A$对照品适量，加入 50% 甲醇，得混合对照品溶液，各成分浓度约为 0.1 mg/mL。

(三) 供试品溶液的制备

复方血栓通胶囊供试品的制备：取复方血栓通胶囊内容物约 0.5 g，精密称定，置具塞锥形瓶中加 70% 甲醇 20 mL，密塞，超声处理 30 min，滤过；将滤纸及残渣置同一锥形瓶中，再加入甲醇 20 mL，超声处理 30 min，滤过；合并两次滤液，减压回收溶剂至近干，加 50% 甲醇溶解，定量转移至 10 mL 量瓶，加 50% 甲醇至刻度，摇匀，用 0.22 μm 的微孔滤膜滤过，取续滤液，即得。

药材供试品的制备：按照处方量，取药材浸膏，精密称定，样品制备方法同复方血栓通胶囊样品制备方法。

（四）结果

样品分别在正模式和负模式下，同时进行一级和二级扫描。复方血栓通胶囊及对照品总离子流见图1-1、图1-2。通过对照品对照、精确分子量和裂解碎片，共确证和指证到92种化合物（图1-3），其中，包括4种氨基酸类、17种酚酸类、6种黄酮类、44种皂苷类、18种萜类化合物及其他3种化合物。各化合物在正、负模式下裂解碎片及峰归属见表1-3、表1-4。

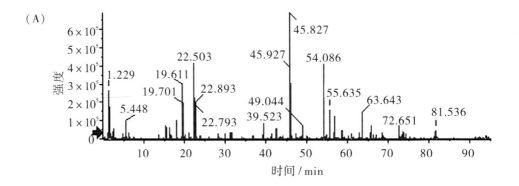

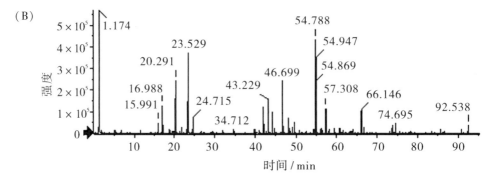

图1-1　复方血栓通胶囊正模式（A）和负模式（B）总离子流

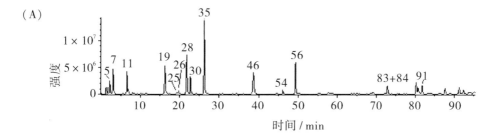

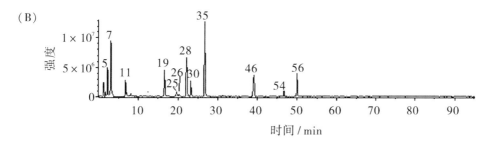

图1-2 对照品正模式（A）和负模式（B）总离子流

（5：丹参素；7：原儿茶醛；11：毛蕊异黄酮-7-O-β-D-葡萄糖苷；19：芒柄花苷；25：三七皂苷R₁；26：丹酚酸B；28：毛蕊异黄酮；30：人参皂苷Rg₁；35：哈巴俄苷；46：芒柄花素；54：人参皂苷Rb₁；56：黄芪甲苷Ⅳ；83：隐丹参酮；84：丹参酮Ⅰ；91：丹参酮Ⅱ）

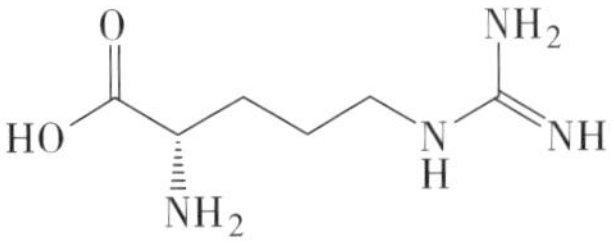

精氨酸 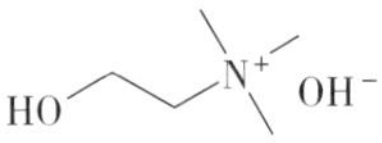　　　　　胆碱 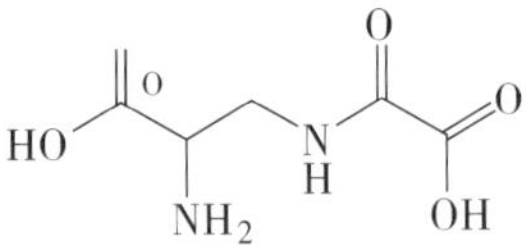　　　　　三七素

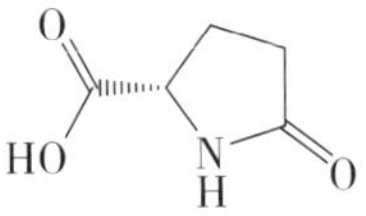

焦谷氨酸 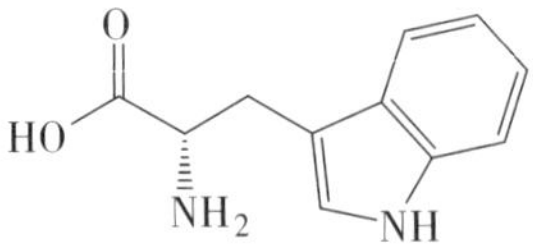　　　　色氨酸 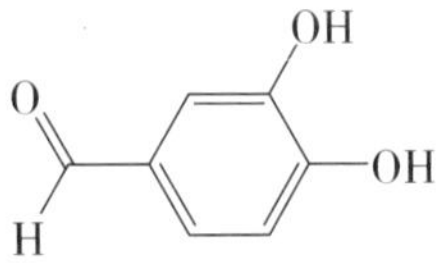　　　　　原儿茶醛

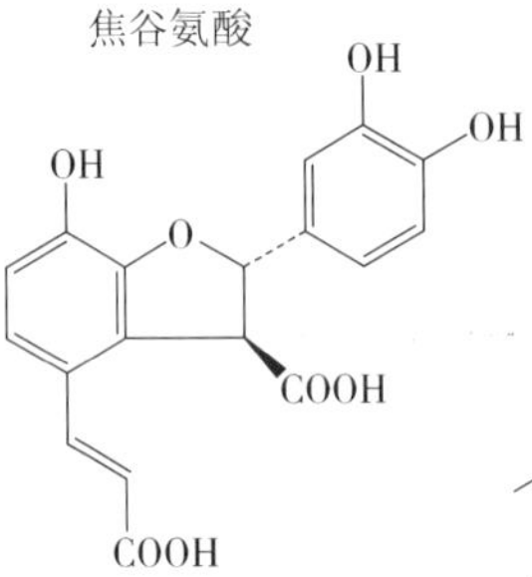

原紫草酸 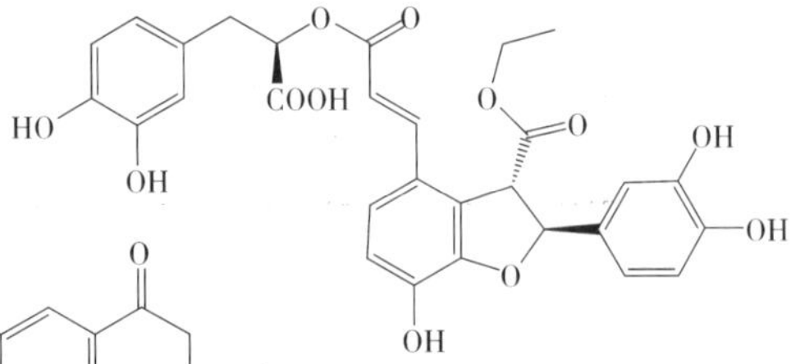　　　　紫草酸乙酯

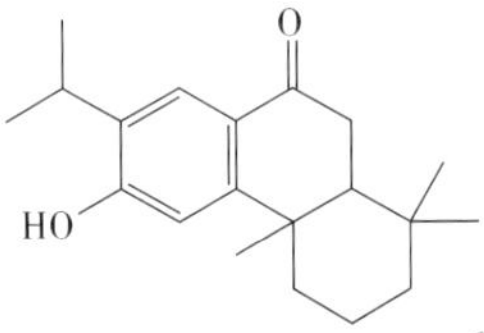

柳杉酚

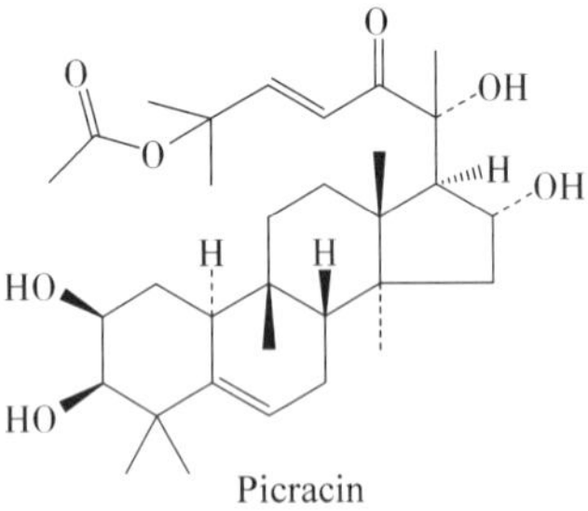

Picracin 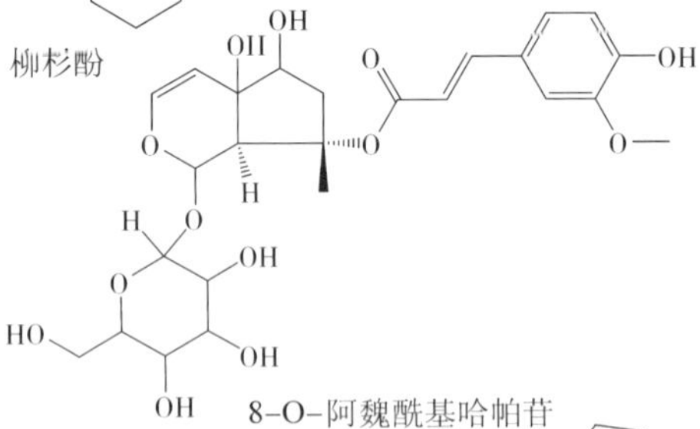　　　　8-O-阿魏酰基哈帕苷

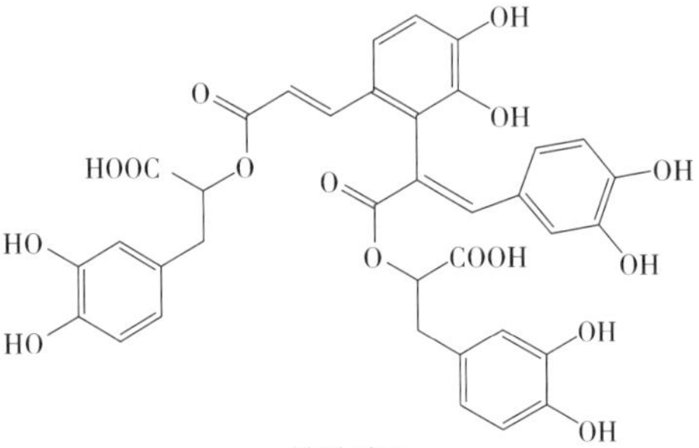

丹酚酸E 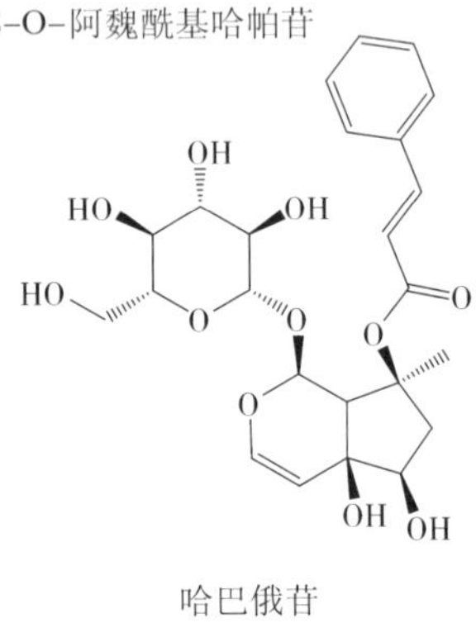　　　　哈巴俄苷

(A)

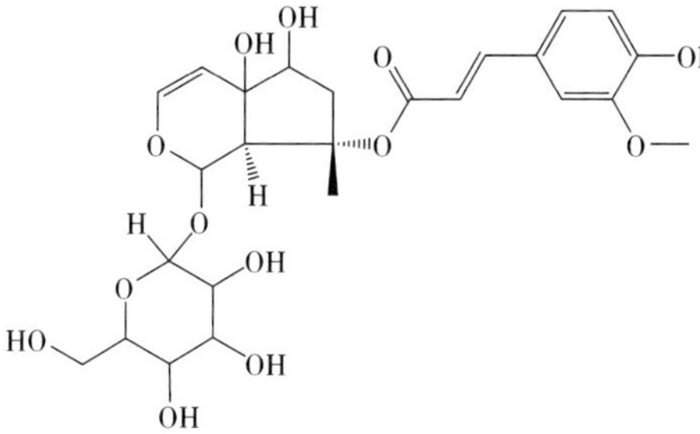

8-O-阿魏酰基哈帕苷

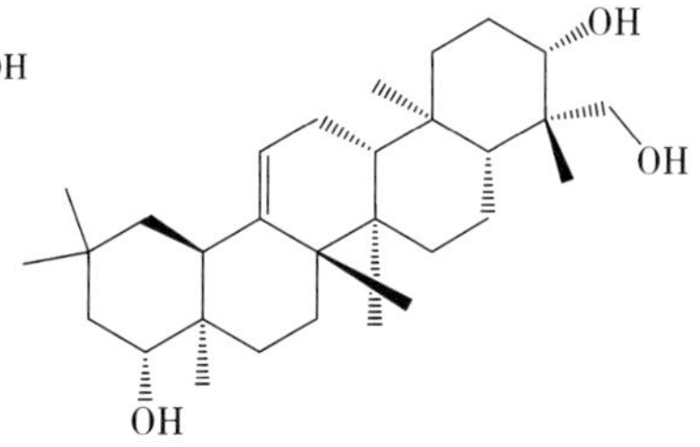

大豆甾醇B

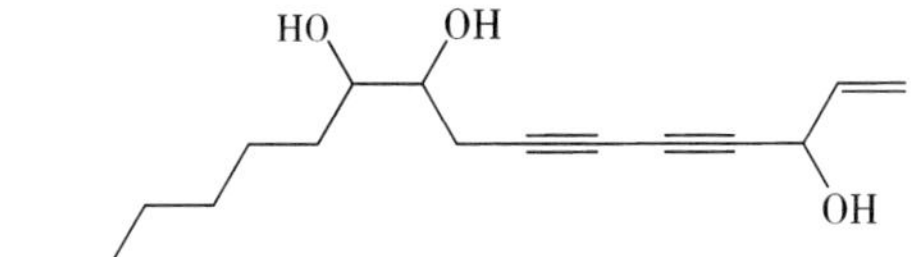

人参炔三醇

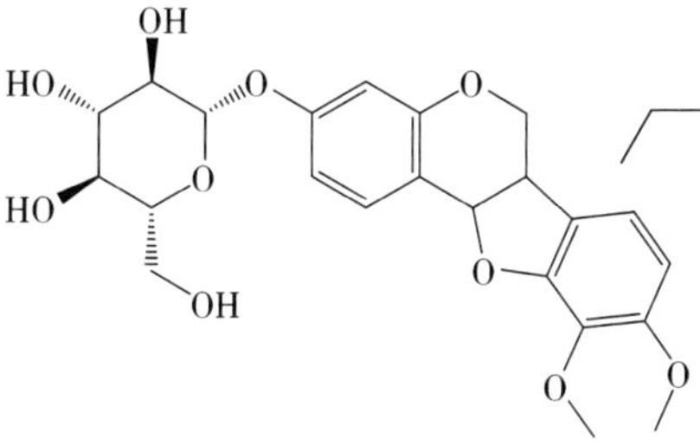

9,10-二甲氧基紫檀烷-3-O-β-D-葡萄糖苷

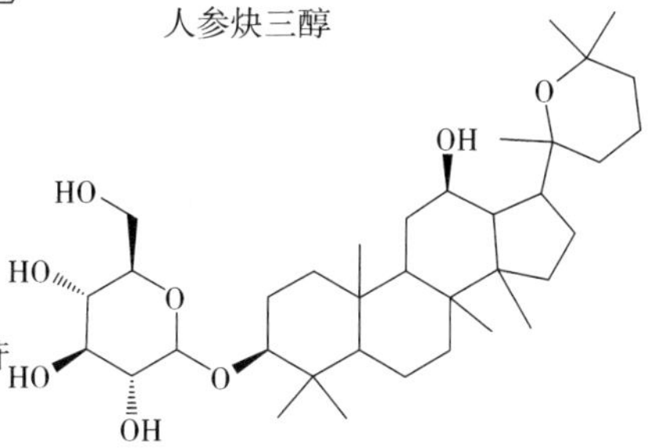

三七皂苷R₇

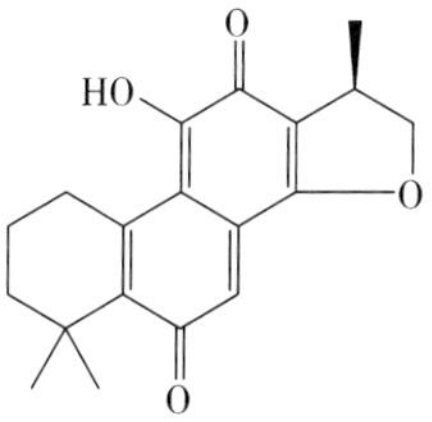

丹参酚醌 Ⅱ

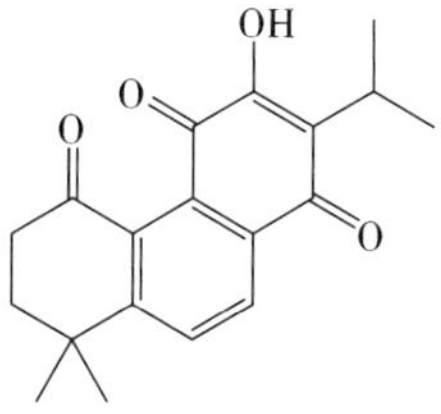

丹参酚醌 Ⅰ

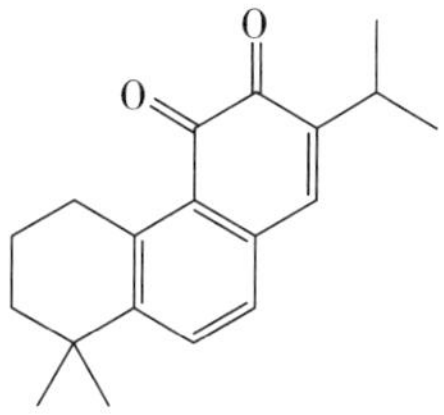

次甲丹参醌

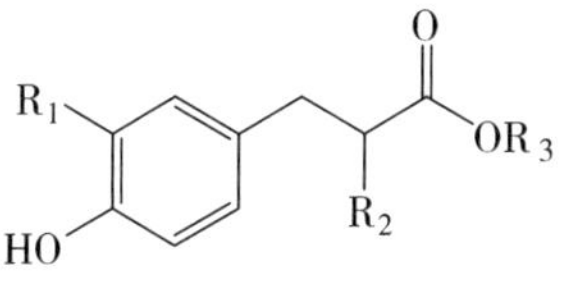

丹参素：R₁=R₂=OH，R₃=H
咖啡酸：R₁=OH，R₂=R₃=H
对香豆酸：R₁=R₂=R₃=H
3-O-乙酰基-2-O-(对-羟基桂皮酰基)-α-L-鼠李糖：R₁=R₂=H，R₃=3'-O-Ac-rha

（B）

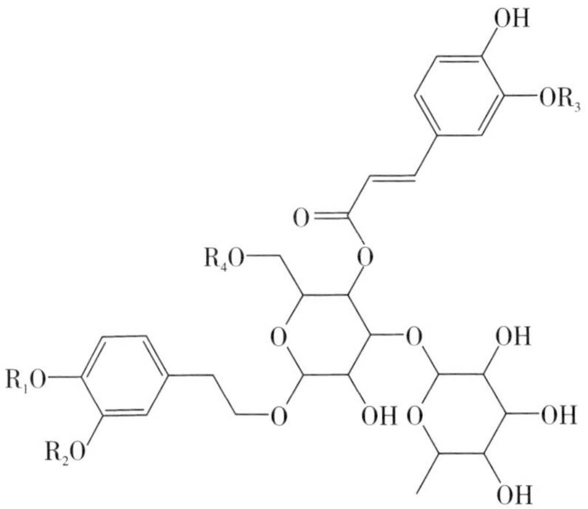

毛蕊花苷：R₁=R₂=R₃=R₄=H
安格洛苷 C：R₁=R₃=CH₃，R₂=H，R₄=ara
二甲基安格洛苷 A：R₁=H，R₂=R₃=CH₃，R₄=ara

迷迭香酸：R=H
丹酚酸 D：R=CH₂COOH
丹酚酸 A：R=3,4-dihydroxystyryl

毛蕊异黄酮：R₁=H，R₂=OH
芒柄花苷：R₁=β-D-glc，R₂=H
毛蕊异黄酮-7-O-β-D-葡萄糖苷：R₁=β-D-glc，R₂=OH
6'-O-乙酰芒柄花苷：R₁=6'-O-acetyl-β-D-glc，R₂=H
芒柄花素：R₁=R₂=H

(C)

毛蕊花苷：$R_1=R_2=R_3=R_4=H$
安格洛苷 C：$R_1=R_3=CH_3$，$R_2=H$，$R_4=ara$
二甲基安格洛苷 A：$R_1=H$，$R_2=R_3=CH_3$，$R_4=ara$

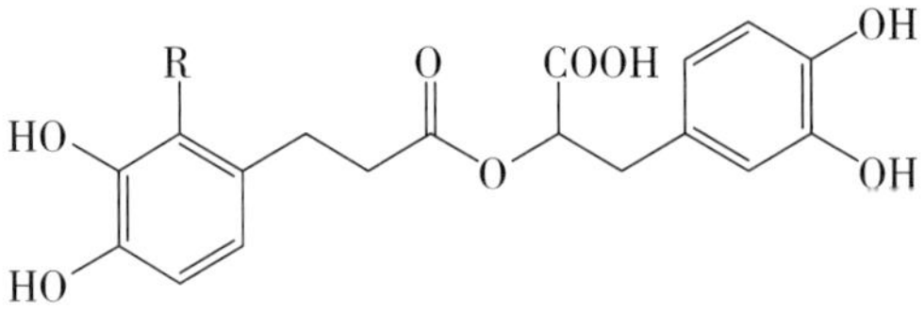

迷迭香酸：$R=H$
丹酚酸 D：$R=CH_2COOH$
丹酚酸 A：$R=3,4\text{-dihydroxystyryl}$

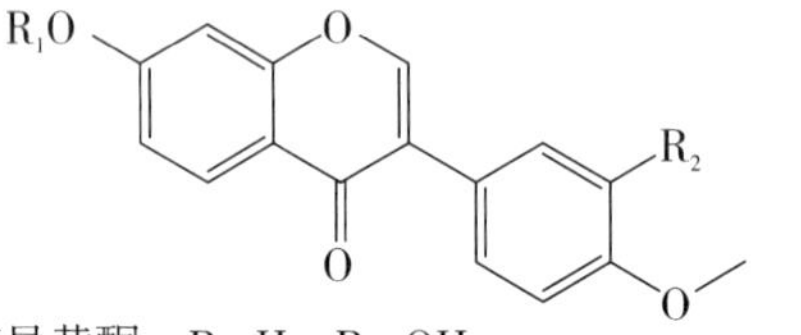

毛蕊异黄酮：$R_1=H$，$R_2=OH$
芒柄花苷：$R_1=\beta\text{-D-glc}$，$R_2=H$
毛蕊异黄酮-7-O-β-D-葡萄糖苷：$R_1=\beta\text{-D-glc}$，$R_2=OH$
6'-O-乙酰芒柄花苷：$R_1=6'\text{-O-acetyl-}\beta\text{-D-glc}$，$R_2=H$
芒柄花素：$R_1=R_2=H$

(C)

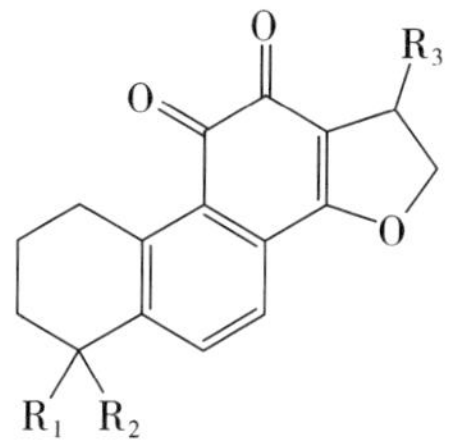

丹参酮Ⅱ$_B$：R$_1$=β–CH$_2$OH，R$_2$=α–CH$_3$，R$_3$=CH$_3$
丹参酸甲酯：R$_1$=β–COOCH$_3$，R$_2$=α–CH$_3$，R$_3$=CH$_3$
隐丹参酮：R$_1$=R$_2$=CH$_3$，R$_3$=β–CH$_3$
丹参酮Ⅱ$_A$：R$_1$=R$_2$=R$_3$=CH$_3$

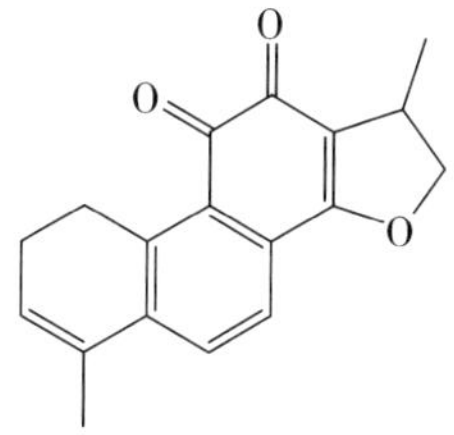

15,16-二氢丹参酮Ⅰ：Δ1,2
1,2-二氢丹参醌Ⅰ：Δ15,16
丹参酮Ⅰ：Δ1,2，Δ15,16

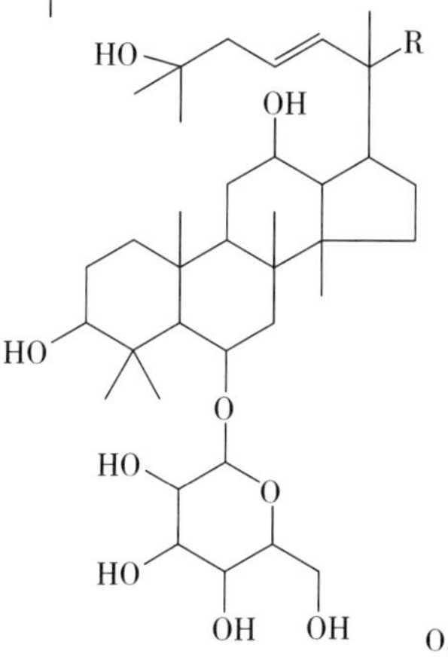

三七皂苷R$_8$：R=OH，C(20)–S
三七皂苷R$_9$：R=OH，C(20)–R
三七皂苷B$_1$：R=H

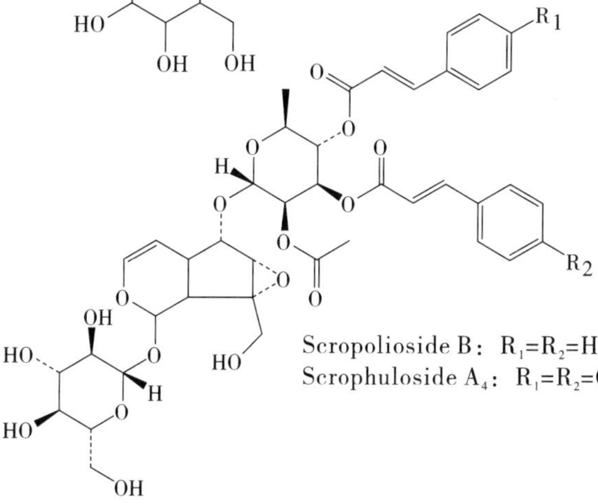

Scropolioside B：R$_1$=R$_2$=H
Scrophuloside A$_4$：R$_1$=R$_2$=OCH$_3$

（D）

丹酚酸B：R₁=H，R₂=1-carboxy-2-(3,4-dihydroxyphenyl)ethyoxyl
丹酚酸C：R₁=R₂=H
紫草酸：R₁=H，R₂=COOH
丹参酚酸甲酯：R₁=H，R₂=carbomethoxy

人参皂苷 Rg₁：R₁=R₂=glc，C(20)-S，Δ24,25
人参皂苷 Rg₂：R₁=glc(2-1)rha，R₂=H，C(20)-S，Δ24,25
人参皂苷 Rf：R₁=glc(2-1)glc，R₂=H，C(20)-S，Δ24,25
人参皂苷 Rh₁：R₁=glc，R₂=H，C(20)-S，Δ24,25
人参皂苷 F₁：R₁=H，R₂=glc，C(20)-S，Δ24,25
人参皂苷 Re：R₁=glc(2-1)rha，R₂=glc，C(20)-S，Δ24,25
三七皂苷 R₁：R₁=glc(2-1)xyl，R₂=glc，Δ24,25
三七皂苷 R₂：R₁=glc(2-1)xyl，R₂=H，Δ24,25
三七皂苷 R₃：R₁=glc，R₂=glc(6-1)β-D-glc，Δ24,25
三七皂苷 R₆：R₁=glc，R₂=glc(6-1)α-D-glc，Δ24,25
Saponin 3：R₁=R₂=glc，C(20)-S，Δ23,24

(E)

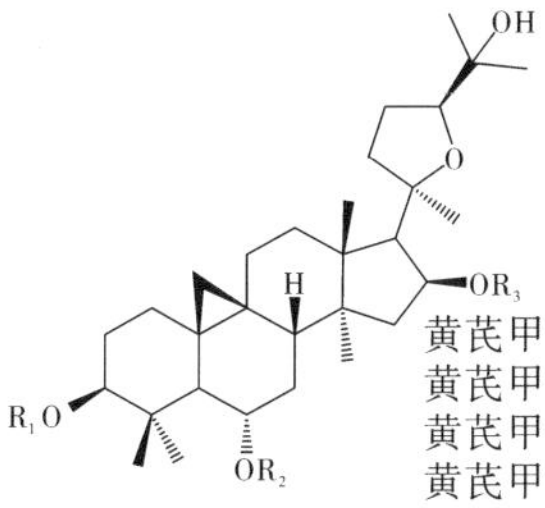

黄芪甲苷Ⅲ：R₁=β-D-glc-β-D-xyl，R₂=R₃=H
黄芪甲苷Ⅳ：R₁=β-D-xyl，R₂=β-D-glc，R₃=H
黄芪甲苷Ⅱ：R₁=2'-O-Ac-β-D-xyl，R₂=β-D-glc，R₃=H
黄芪甲苷Ⅰ：R₁=2',3'-di-O-Ac-β-D-xyl，R₂=β-D-glc，R₃=H
异黄芪甲苷Ⅰ：R₁=2',4'-di-O-Ac-β-D-xyl，R₂=β-D-glc，R₃=H
金翼黄芪皂苷A：R₁=α-L-rha-β-D-xyl，R₂=R₃=H
乙酰黄芪皂苷Ⅰ：R₁=2',3',4'-tri-O-Ac-β-D-xyl，R₂=β-D-glc，R₃=H
Trojanoside J：R₁=3',4'-di-O-Ac-β-D-xyl(2-1)rha，R₂=xyl，R₃=H
Trojanoside A：R₁=xyl，R₂=glc，R₃=Ac

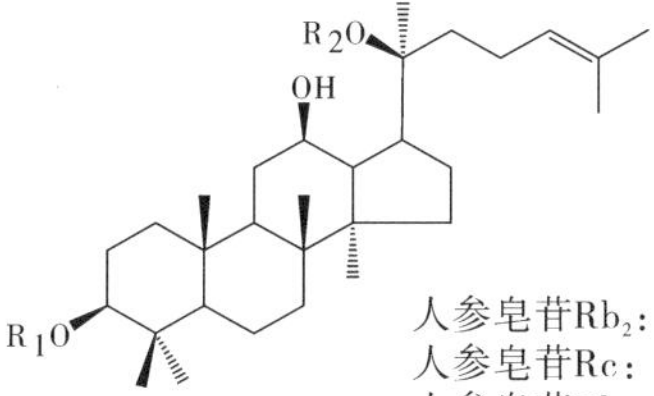

人参皂苷Rb₂：R₁=glc(2-1)glc，R₂=glc(6-1)arap，C(20)-S
人参皂苷Rc：R₁=glc(2-1)glc，R₂=glc(6-1)araf，C(20)-S
人参皂苷Rb₃：R₁=glc(2-1)glc，R₂=glc(6-1)xyl，C(20)-S
人参皂苷Rg₃：R₁=glc(2-1)glc，R₂=H，C(20)-S
人参皂苷F₂：R₁=R₂=glc，C(20)-S
人参皂苷Rb₁：R₁=glc(2-1)glc，R₂=glc(6-1)glc，C(20)-S
人参皂苷Rh₂：R₁=glc，R₂=H，C(20)-S
人参皂苷Rd：R₁=glc(2-1)glc，R₂=glc，C(20)-S
人参皂苷Ra₃：R₁=glc(2-1)glc，R₂=glc(6-1)glc(3-1)xyl，C(20)-S
三七皂苷R₄：R₁=glc(2-1)glc，R₂=glc(6-1)glc(6-1)xyl，C(20)-S
三七皂苷Fa：R₁=glc(2-1)glc(2-1)xyl，R₂=glc(6-1)glc，C(20)-S
绞股蓝皂苷Ⅸ：R₁=glc，R₂=glc(6-1)xyl
绞股蓝皂苷ⅩⅦ：R₁=glc，R₂=glc(6-1)glc
三七皂苷Fe：R₁=glc，R₂=glc(6-1)rib
Quinquenoside R₁：R₁=glc(2-1)6'-O-Ac-glc，R₂=glc(6-1)glc
Saponin 2：R₁=glc，R₂=glc(2-1)ara，C(20)-S

（F）

图1-3　复方血栓通胶囊中各化合物结构式

表1-3 复方血栓通胶囊中化合物及其药材归属（$[M+H]^+$、$[M-H]^-$）

编号	保留时间/min	分子式	$[M+H]^+$（偏差/10^{-6}）	$[M-H]^-$（偏差/10^{-6}）	正模式下二级碎片	负模式下二级碎片	化合物	归属
1	1.15	$C_6H_{14}N_4O_2$	175.1187（-1.2）	173.1056（6.9）	70.0685 $[M+H-CH_3N_6-HCCOH]^+$	131.0819 $[M-H-CN_2H_2]^-$	精氨酸	黄芪、三七
2	1.18	$C_5H_{13}NO$	104.1071（0.6）		60.0850 $[M+H-C_2H_5O]^+$;58.0594		胆碱	丹参、黄芪、三七、玄参
3	1.35	$C_5H_8N_2O_5$	177.0503（-1.4）	175.0373（3.6）	131.0444 $[M+H-HCOOH]^+$;116.036 $[M+H-CO_2-NH_3]^+$;88.0405 $[M+H-C_2H_3O_3N]^+$;70.03140 $[M+H-C_2H_3O_3N-H_2O]^+$;59.0642	103.0517 $[M-H-CO_2-CO]^-$	三七素	三七
4	1.63	$C_5H_7NO_3$	130.0496（-2.2）		84.0467 $[M+H-HCOOH]^+$;56.0537 $[M+H-NH_3-HCOOH]^+$		焦谷氨酸	丹参、玄参

续上表

编号	保留时间/min	分子式	[M+H]⁺（偏差/10⁻⁶）	[M-H]⁻（偏差/10⁻⁶）	正模式下二级碎片	负模式下二级碎片	化合物	归属
5	1.81	$C_9H_{10}O_5$		197.0467 (4.6)		135.0439 $[M-H-CO_2-H_2O]^-$; 123.0453 $[M-H-HCO-COOH]^-$; 109.0311 $[M-H-CH_3COCOOH]^-$	丹参素	丹参
6	2.04	$C_{11}H_{12}N_2O_2$	205.0967 (-2.0)	203.0833 (0.7)	188.0696 $[M+H-NH_3]^+$; 170.0584 $[M+H-NH_3-H_2O]^+$; 159.0911 $[M+H-HCOOH]^+$; 146.0591; 142.0645 $[M+H-HCOOH]^+$; 130.9238;118.0654; 115.0538;91.0553	186.0568 $[M-H-NH_3]^-$; 159.0931 $[M-H-CO_2]^-$; 142.0661 $[M-H-NH_3-CO_2]^-$	色氨酸	黄芪,三七

续上表

编号	保留时间/min	分子式	$[M+H]^+$（偏差/10^{-6}）	$[M-H]^-$（偏差/10^{-6}）	正模式下二级碎片	负模式下二级碎片	化合物	归属
7	2.99	$C_7H_6O_3$	139.0384（-3.9）	137.0265（5.2）	77.0411;65.0420	108.0211$[M-H-CHO]^-$；92.0281;65.0082	原儿茶醛	丹参
8	3.44	$C_9H_8O_4$		179.0362（4.9）		135.0457$[M-H-CO_2]^-$；117.0412$[M-H-CO_2-H_2O]^-$；89.0401$[M-H-CO_2-2H_2O]^-$	咖啡酸	丹参
10	5.60	$C_9H_8O_3$		163.0415（8.6）		145.8902$[M-H-H_2O]^-$；119.0490$[M-H-CO_2]^-$；93.0374$[M-H-CO_2-C_2H_2]^-$	对香豆酸	玄参

续上表

编号	保留时间/min	分子式	[M+H]$^+$ (偏差/10^{-6})	[M-H]$^-$ (偏差/10^{-6})	正模式下二级碎片	负模式下二级碎片	化合物	归属
11	6.48	$C_{22}H_{22}O_{10}$	447.1284 (-0.4)	445.8452 (-4.1)	285.0751 [M+H-glc]$^+$; 270.0511 [M+H-glc-CH3]$^+$; 253.0473 [M+H-glc-CH$_3$OH]$^+$; 225.0518 [M+H-glc-CH$_3$OH-CO]$^+$; 213.0538 [M+H-glc-CH$_3$-2CO]$^+$; 137.0238	283.0616 [M-H-glc]$^-$	毛蕊异黄-7-O-β-D-葡萄糖苷	黄芪
12	8.84	$C_{29}H_{36}O_{15}$		623.1978 (-0.5)		461.1706 [M-H-C$_9$H$_6$O$_3$]$^-$; 315.1090 [M-H-C$_9$H$_6$O$_3$-rha]$^-$; 161.0235 [M-H-C$_9$H$_6$O$_3$-rha-C$_8$H$_{10}$O$_3$]$^-$; 135.0448;133.0281	毛蕊花苷	玄参

续上表

编号	保留时间/min	分子式	$[M+H]^+$（偏差/10^{-6}）	$[M-H]^-$（偏差/10^{-6}）	正模式下二级碎片	负模式下二级碎片	化合物	归属
13	10.19	$C_{27}H_{22}O_{12}$	539.1180（-0.7）	537.1034（-0.9）		339.0512 $[M-H-DS]^-$; 295.0608 $[M-H-DS-CO_2]^-$; 267.0673 $[M-H-DS-CO_2-CO]^-$; 185.0272;149.0250;109.0299	紫草酸	丹参
14	10.74	$C_{20}H_{18}O_{10}$	419.3148（0）	417.0819（-2.0）		197.0423 $[DS-H]^-$; 179.0325 $[DS-H-H_2O]^-$; 175.0399;129.0344	丹酚酸D	丹参
15	11.17	$C_{17}H_{20}O_8$		351.1080（-0.7）		145.0287 $[M-rha-C_2H_4O_2]^-$; 117.0347 $[M-rha-C_2H_4O_2-CO]^-$	3-乙酰基-2-对羟基肉桂酰基-α-鼠李糖	玄参

续上表

编号	保留时间/min	分子式	[M+H]$^+$（偏差/10^{-6}）	[M-H]$^-$（偏差/10^{-6}）	正模式下二级碎片	负模式下二级碎片	化合物	归属
16	13.62	$C_{18}H_{14}O_8$		357.0613（-0.7）		179.0339 [CA-H]$^-$；151.0404 [CA-H-CO]$^-$；133.0252,105.0459	原紫草酸	丹参
17	13.62	$C_{18}H_{16}O_8$	361.0919（0.2）	359.0772（-0.2）	268.8654;234.8477;186.8895;163.0374;145.0254;79.0666	197.0416 [DS-H]$^-$；179.0341 [M-H-CA]$^-$；161.0229 [M-H-CA-H$_2$O]$^-$；135.0447 [M-H-CA-CO$_2$]$^-$；123.0455 [M-H-CA-CO$_2$-H$_2$O]$^-$	迷迭香酸	丹参
18	15.80	$C_{26}H_{22}O_{10}$	495.8044（0）	493.1135（-1.0）	291.0618	295.0592 [M-H-DS]$^-$；267.0611 [M-H-DS-CO]$^-$；185.0231;135.0424;109.0306	丹酚酸A	丹参

续上表

编号	保留时间/min	分子式	[M+H]⁺（偏差/10⁻⁶）	[M-H]⁻（偏差/10⁻⁶）	正模式下二级碎片	负模式下二级碎片	化合物	归属
19	16.25	$C_{22}H_{22}O_9$	431.1333 (-0.9)		269.0805 [M+H-glc]⁺; 254.0552 [M+H-glc-CH₃]⁺; 213.0886		芒柄花苷	黄芪
23	18.09	$C_{50}H_{80}O_{19}$	985.5342 (-2.5)	983.5215 (-0.7)	805.4684 [M+CA]⁺; 365.1040		Trojanoside J	三七
26	19.77	$C_{36}H_{30}O_{16}$	719.1586 (-2.9)	717.1462 (0.2)	521.1070;323.0523; 295.0700;181.0495; 135.0434	519.0994 [M-H-DS]⁻; 339.0517 [M-H-DS-CA]⁻; 321.0412 [M-H-2DS]⁻; 295.0610 [M-H-DS-CA-CO₂]⁻; 185.0227	丹酚酸 B	丹参

续上表

编号	保留时间/min	分子式	$[M+H]^+$ (偏差/10^{-6})	$[M-H]^-$ (偏差/10^{-6})	正模式下二级碎片	负模式下二级碎片	化合物	归属
28	21.67	$C_{16}H_{12}O_5$	285.0760 (0.9)	283.0614 (0.47)	270.0511 $[M+H-CH_3]^+$; 225.0528 $[M+H-CH_3OH-CO]^+$; 213.0536 $[M+H-CH_3-2CO]^+$; 137.0231	268.0379 $[M-H-CH_3]^-$; 239.0345;211.0393; 195.0411;183.0439; 148.0158	毛蕊异黄酮	黄芪
29	22.56	$C_{32}H_{50}O_7$	547.3635 (1.0)		441.3719 $[M+H-H_2O]^+$; 423.3589 $[M+H-2H_2O]^+$;		picracin	三七
32	23.44	$C_{30}H_{50}O_3$	459.3829 (-0.8)		405.3503 $[M+H-3H_2O]^+$; 347.2543;301.2437; 221.1875;203.1772; 187.1468;145.0994; 107.0853;81.0719		大豆甾醇B	三七

续上表

编号	保留时间/min	分子式	[M+H]⁺（偏差/10⁻⁶）	[M-H]⁻（偏差/10⁻⁶）	正模式下二级碎片	负模式下二级碎片	化合物	归属
33	23.59	$C_{36}H_{30}O_{16}$		717.1460 (-0.2)		519.1020 [M－H－DS]⁻; 493.1638; 339.0501 [M－H－DS－CA]⁻; 321.0409 [M－H－2DS]⁻; 295.0608 [M－H－DS－CA－CO₂]⁻; 279.0353;185.0212; 135.0469	丹酚酸E	丹参
34	24.67	$C_{28}H_{24}O_{12}$		551.1188 (-1.0)		353.0650 [M－H－DS]⁻; 339.0406;321.0447; 293.0402;231.0312; 200.0084;135.0455	丹参酚酸甲酯	丹参
36	26.73	$C_{25}H_{32}O_{13}$		539.1768 (-0.4)		345.1203 [M－H－FA]⁻; 165.0538;147.0447	阿魏酰基哈帕苷	玄参

续上表

编号	保留时间 /min	分子式	$[M+H]^+$ (偏差/10^{-6})	$[M-H]^-$ (偏差/10^{-6})	正模式下二级碎片	负模式下二级碎片	化合物	归属
38	28.55	$C_{26}H_{20}O_{10}$		491.0980 (−0.8)		311.0560 [M−H−CA]$^-$；293.0452 [M−H−DS]$^-$；249.0531 [M−H−DS−CO$_2$]$^-$；221.0584 [M−H−DS−CO$_2$−CO]$^-$；179.0353;135.0444	丹酚酸 C	丹参
39	29.57	$C_{29}H_{26}O_{12}$		565.1348 (−0.7)		367.0882;321.0379 [M−H−DS]$^-$；293.0441 [M−H−DS−CO]$^-$；245.0441;185.0197;135.0430;109.0309	紫草酸乙酯	丹参
43	31.67	$C_{24}H_{24}O_{10}$	473.1429 (−0.9)		269.0796 [M+H−glc−CH$_3$COOH]$^+$；254.0597 [M+H−glc−CH$_3$COOH−CH]$^+$		6'−O−乙酰芒柄花苷	黄芪

续上表

编号	保留时间/min	分子式	[M+H]+ (偏差/10⁻⁶)	[M-H]⁻ (偏差/10⁻⁶)	正模式下二级碎片	负模式下二级碎片	化合物	归属
44	34.06	$C_{19}H_{20}O_4$	313.1435 (0.1)		269.1510 [M+H-CO$_2$]$^+$; 253.0871;223.0370;199.0749;171.0779;143.0845;128.0610;115.0541		丹参酚醌Ⅱ	丹参
46	38.53	$C_{16}H_{12}O_4$	269.0807 (-0.5)	267.0668 (1.0)	254.0542 [M+H-CH$_3$]$^+$; 197.0592;169.0639;141.0693;118.0418	252.0416 [M-H-CH$_3$]$^-$; 233.0386 [M-H-CH$_4$-H$_2$O]$^-$; 195.0445;167.0495;132.0217;104.0277;91.0208	芒柄花素	黄芪

续上表

编号	保留时间/min	分子式	$[M+H]^+$（偏差/10^{-6}）	$[M-H]^-$（偏差/10^{-6}）	正模式下二级碎片	负模式下二级碎片	化合物	归属
63	53.93	$C_{19}H_{18}O_4$	311.1277（-0.4）		293.1151 $[M+H-H_2O]^+$;275.1054 $[M+H-2H_2O]^+$;265.0837 $[M+H-H_2O-CO]^+$;251.1048$[M+H-H_2O-C_3H_6]^+$;247.1123 $[M+H-H_2O-2CO]^+$;207.0818 $[M+H-H_2O-CO_2]^+$;203.0810;190.0752;179.0830;167.0831		丹参酮 II_B	丹参

续上表

编号	保留时间/min	分子式	[M+H]⁺（偏差/10⁻⁶）	[M-H]⁻（偏差/10⁻⁶）	正模式下二级碎片	负模式下二级碎片	化合物	归属
72	63.55	$C_{18}H_{14}O_3$	279.1015（-0.3）		261.0895 $[M+H-H_2O]^+$; 233.0952 $[M+H-H_2O-CO]^+$; 205.1002 $[M+H-H_2O-2CO]^+$; 190.0667 $[M+H-H_2O-2CO-CH_3]^+$; 189.0692; 169.1533; 165.0682; 141.0698; 115.0535		15,16-二氢丹参酮 I	丹参
80	68.73	$C_{20}H_{18}O_5$	339.1225（-0.5）		279.0981 $[M+H-C_2H_4O_2]^+$; 261.0962 $[M+H-C_2H_4O_2-H_2O]^+$; 233.0939 $[M+H-C_2H_4O_2-H_2O-CO]^+$; 205.0982 $[M+H-C_2H_4O_2-H_2O-2CO]^+$; 190.0759 $[M+H-C_2H_4O_2-H_2O-2CO-CH_3]^+$; 189.0677		丹参酸甲酯	丹参

续上表

编号	保留时间/min	分子式	[M+H]⁺ (偏差/10⁻⁶)	[M−H]⁻ (偏差/10⁻⁶)	正模式下二级碎片	负模式下二级碎片	化合物	归属
82	70.23	$C_{17}H_{26}O_3$	279.1956 (0.4)	277.1812 (1)		205.1600; 144.9442 [M−H−C_9H_9O]⁻; 118.9645 [M−H−$C_9H_{19}O_2$]⁻; 59.0214	人参炔三醇	丹参、黄芪、三七、玄参
83	72.71	$C_{19}H_{20}O_3$	297.1488 (1.0)		279.1483 [M+H−H_2O]⁺; 251.1425 [M+H−H_2O−CO]⁺; 221.0949 [M+H−H_2O−HCOH]⁺; 178.0771;165.0687		隐丹参酮	丹参

续上表

编号	保留时间/min	分子式	$[M+H]^+$（偏差/10^{-6}）	$[M-H]^-$（偏差/10^{-6}）	正模式下二级碎片	负模式下二级碎片	化合物	归属
84	72.86	$C_{18}H_{12}O_3$	277.0859（-0.1）		249.0890 $[M+H-CO]^+$；221.0952 $[M+H-2CO]^+$；193.0997 $[M+H-3CO]^+$；178.0771 $[M+H-3CO-CH_3]^+$；152.0628；141.0707；115.0529		丹参酮 I	丹参
87	75.41	$C_{20}H_{28}O_2$	301.2159（-0.9）	299.2019（0.7）	283.0500 $[M+H-H_2O]^+$；259.1650 $[M-H-H_2O-CO]^+$；213.1231；163.0745；127.0066	227.1076	柳杉酚	丹参,玄参

续上表

编号	保留时间/min	分子式	[M+H]$^+$（偏差/10^{-6}）	[M−H]$^-$（偏差/10^{-6}）	正模式下二级碎片	负模式下二级碎片	化合物	归属
89	76.09	$C_{18}H_{14}O_3$	279.1012（−1.2）		261.0913 [M+H−H$_2$O]$^+$；233.0949 [M+H−H$_2$O−CO]$^+$；205.1010 [M+H−H$_2$O−2CO]$^+$；190.0766 [M+H−H$_2$O−2CO−CH$_3$]$^+$；189.0682；178.0760；149.0219；95.0856		1,2−二氢丹参醌I	丹参
90	79.92	$C_{19}H_{20}O_4$	313.1433（−0.5）		49.0220 [M+H−C$_9$H$_8$O$_3$]$^+$；91.0550		丹参酚醌I	丹参,黄芪,三七,玄参

续上表

编号	保留时间/min	分子式	$[M+H]^+$（偏差$/10^{-6}$）	$[M-H]^-$（偏差$/10^{-6}$）	正模式下二级碎片	负模式下二级碎片	化合物	归属
91	81.60	$C_{19}H_{18}O_3$	295.1329 (0.1)		277.1224 $[M+H-H_2O]^+$; 262.0973 $[M+H-H_2O-CH_3]^+$; 249.1268 $[M+H-H_2O-CO]^+$; 234.1036 $[M+H-H_2O-CO-CH_3]^+$; 206.1088 $[M+H-H_2O-2CO-CH_3]^+$; 191.0844 $[M+H-H_2O-2CO-2CH_3]^+$; 178.0770;165.0692; 152.0629;141.0680; 128.0605		丹参酮 II_A	丹参
92	84.36	$C_{19}H_{22}O_2$	283.1690 (−0.8)		265.1560 $[M+H-H_2O]^+$; 240.1122 $[M+H-CO-CH_3]^+$; 223.1102;195.1144; 179.0840;165.0690		次甲丹参醌	丹参

注:DS:丹参素,CA:咖啡酸,FA:阿魏酸。

表1-4　复方血栓通胶囊中化合物及其药材归属（[M+Na]⁺、[M-HCOO]⁻）

编号	保留时间/min	分子式	[M+Na]⁺（偏差/10^{-6}）	[M-HCOO]⁻（偏差/10^{-6}）	正模式下二级碎片	负模式下二级碎片	化合物	归属
9	5.41	$C_{42}H_{72}O_{15}$	839.4768（0.6）	861.4890（4.2）	659.4063 [M+Na-H$_2$O-glc]⁺；641.4005 [M+Na-2H$_2$O-glc]⁺；479.3502 [M+Na-2H$_2$O-2glc]⁺；203.0509	815.4969 [M-H]⁻；653.4327 [M-H-glc]⁻；635.4289 [M-H-H$_2$O-glc]⁻；553.3474；391.2728；179.0539	saponin3[a]	三七
20	16.25	$C_{36}H_{62}O_{10}$	677.4229（-0.9）	699.4329（2.1）	659.4181 [M+Na-H$_2$O]⁺；497.3554 [M+Na-H$_2$O-glc]⁺	553.3553 [M+HCOO-C$_6$H$_{10}$O$_4$]⁻	三七皂苷R$_8$/三七皂苷R$_9$及其同分异构体	三七

续上表

编号	保留时间/min	分子式	$[M+Na]^+$（偏差/10^{-6}）	$[M-HCOO]^-$（偏差/10^{-6}）	正模式下二级碎片	负模式下二级碎片	化合物	归属
21	16.62	$C_{36}H_{48}O_{19}$	807.2675（-0.9）	829.2764（1.9）	661.2031 [M-H-rha-H$_2$O]$^+$	783.2838 [M-H]$^-$; 607.2294[M-C$_{10}$H$_8$O$_3$]$^-$; 461.1681[M-C$_{10}$H$_8$O$_3$-rha]$^-$; 193.0491;175.0388; 160.0157	安格洛苷 C	玄参
22	17.52	$C_{36}H_{62}O_{10}$	677.4233（-0.3）	699.4336（3.2）	659.4136 [M+H-H$_2$O]$^+$; 497.3647 [M+H-H$_2$O-glc]$^+$; 203.0443;143. C285	653.4378 [M-H]$^-$; 491.3737[M-H-glc]$^-$; 391.2911	三七皂苷 R$_8$／三七皂苷 R$_9$及其同分异构体	三七
24	18.11	$C_{36}H_{48}O_{19}$	807.2678（-0.5）	829.2777（2.0）	661.2022 [M-H-rha-H$_2$O]$^+$; 529.1583 [M-H-rha-H$_2$O-xyl]$^+$	783.2870 [M-H]$^-$; 607.2347[M-C$_{10}$H$_8$O$_3$]$^-$; 461.1792[M-C$_{10}$H$_8$O$_3$-rha]$^-$; 193.0486;175.0389	3,4-二甲基安格洛苷 A	玄参

续上表

编号	保留时间/min	分子式	[M+Na]⁺ (偏差/10⁻⁶)	[M−HCOO]⁻ (偏差/10⁻⁶)	正模式下二级碎片	负模式下二级碎片	化合物	归属
25	19.67	$C_{47}H_{80}O_{18}$	955.5244 (0.7)	977.5370 (5.6)	775.4565[M+Na−H₂O−glc]⁺; 335.0936;203.0515	931.5463[M−H]⁻; 799.4994[M−H−xyl]⁻; 637.4405[M−H−xyl−glc]⁻; 475.3836[M−H−xyl−2glc]⁻;161.042	三七皂苷R₁	三七
27	19.99	$C_{23}H_{26}O_{10}$	485.1414 (−0.9)	507.14989 (0.4)	470.1325[M+Na−CH₃]⁺; 323.0856[M+Na−glc]⁺	299.0895[M−H−glc]⁻; 269.0465[M−H−glc−CH₂O]⁻	9,10−二甲氧基紫檀烷−3−O−β−D−葡萄糖苷	黄芪
30	22.57	$C_{42}H_{72}O_{14}$	823.4822 (0.9)	845.4939 (5.4)	643.4159[M+Na−H₂O−glc]⁺; 203.0518	799.4973[M−H]⁻; 637.4388[M−H−glc]⁻; 475.3821[M−H−2glc]⁻;161.0434	人参皂苷Rg₁	三七

续上表

编号	保留时间/min	分子式	$[M+Na]^+$ (偏差/10^{-6})	$[M-HCOO]^-$ (偏差/10^{-6})	正模式下二级碎片	负模式下二级碎片	化合物	归属
31	22.84	$C_{48}H_{82}O_{18}$	969.5401 (0.8)	991.5534 (5.4)	789.4735 $[M+Na-H_2O-glc]^+$；349.1101;203.0518	945.5684 $[M-H]^-$；783.5071 $[M-H-glc]^-$；637.4426 $[M-H-glc-rha]^-$；475.3846 $[M-H-2glc-rha]^-$;161.0443	人参皂苷 Re	三七
35	26.11	$C_{24}H_{30}O_{11}$	517.1675 (−1.2)	539.1764 (0.1)	369.1141 $[M+Na-C_9H_8O_2]^+$；351.1027 $[M+Na-C_9H_8O_2-H_2O]^+$；203.0514;201.0369；189.0520 $[M+Na-H_2O-glc]^+$；149.0589	345.1203 $[M-H-C_9H_8O_2]^-$；165.0538 $[M-H-C_9H_8O_2-glc-H_2O]^-$；147.0447 $[M-H-C_9H_8O_2-glc-2H_2O]^-$；103.0570	哈巴俄苷	玄参

续上表

编号	保留时间/min	分子式	$[M+Na]^+$（偏差/10^{-6}）	$[M-HCOO]^-$（偏差/10^{-6}）	正模式下二级碎片	负模式下二级碎片	化合物	归属
37	28.36	$C_{41}H_{70}O_{13}$	793.4715（0.8）	815.4829（4.7）	613.4051 $[M+Na-H_2O-glc]^+$；203.0516	769.4897 $[M-H]^-$；607.4285 $[M-H-glc]^-$；475.3824 $[M-H-C_5H_8O_4]^-$；161.0047	三七皂苷 R_2 同分异构体	三七
40	29.89	$C_{41}H_{70}O_{13}$	793.4713（0.5）	815.4833（5.1）	643.4169 $[M+Na-H_2O-C_5H_8O_4]^+$；203.0546;173.0411	769.4859 $[M-H]^-$；637.4426 $[M-H-C_5H_8O_4]^-$；619.4323 $[M-H-C_5H_8O_4-H_2O]^-$；475.3841 $[M-H-C_5H_8O_4-glc]^-$；149.0439	三七皂苷 R_2 同分异构体	三七

续上表

编号	保留时间/min	分子式	[M+Na]+ (偏差/10^{-6})	[M-HCOO]- (偏差/10^{-6})	正模式下二级碎片	负模式下二级碎片	化合物	归属
41	31.00	$C_{47}H_{80}O_{17}$	939.5294 (0.6)	961.5414 (5.0)	789.4740 [M+Na−C$_5$H$_8$O4−H$_2$O]$^+$; 643.4224[M+Na−C$_5$H$_8$O$_4$−C$_6$H$_{13}$O$_4$]$^+$; 349.1114;173.0413	915.5530 [M−H]$^-$; 783.5005 [M−H−C$_5$H$_8$O$_4$]$^-$; 637.4370[M−H−C$_5$H$_8$O$_4$−C$_6$H$_{10}$O$_4$]$^-$; 475.3778[M−H−C$_5$H$_8$O$_4$−C$_6$H$_{10}$O$_4$−glc]$^-$	Saponin 2[b]	三七
42	31.30	$C_{41}H_{70}O_{13}$	793.4712 (0.5)	815.4807 (2.4)	643.4150 [M+Na−H$_2$O−C$_5$H$_8$O$_4$]$^+$; 203.0522;173.0416	769.5366 [M−H]$^-$; 637.4407 [M−H−C$_5$H$_8$O$_4$]$^-$; 475.3810[M−H−C$_5$H$_8$O$_4$−glc]$^-$; 161.0413	三七皂苷R$_2$同分异构体	三七
45	37.43	$C_{36}H_{62}O_{10}$	677.4236 (0.1)	699.4343 (3.5)	497.3584 [M+H−H$_2$O−glc]$^+$; 203.0513	653.4409 [M−H]$^-$; 491.3824 [M−H−glc]$^-$;161.0400	三七皂苷R$_8$／三七皂苷R$_9$及其分异构体	三七

续上表

编号	保留时间/min	分子式	[M+Na]⁺ (偏差/10⁻⁶)	[M-HCOO]⁻ (偏差/10⁻⁶)	正模式下二级碎片	负模式下二级碎片	化合物	归属
47	39.35	$C_{42}H_{72}O_{14}$	823.4816 (0.2)	845.4937 (5.2)	643.4261 $[M+Na-H_2O-glc]^+$; 365.1042;305.0816	799.5020 $[M-H]^-$; 637.4407 $[M-H-glc]^-$; 475.3817 $[M-H-2glc]^-$; 323.0989;221.0654; 179.0547;161.0443	人参皂苷Rf	三七
48	39.58	$C_{41}H_{70}O_{13}$	793.4709 (0.1)	815.4838 (5.7)	335.0947	769.4898 $[M-H]^-$; 637.4423 $[M-H-C_5H_8O_4]^-$; 475.3836 $[M-H-C_5H_8O_4-glc]^-$; 391.2861;161.0449	三七皂苷R₂同分异构体	三七
49	41.38	$C_{59}H_{100}O_{27}$	1263.6353 (0.7)	1285.6494 (5.3)			三七皂苷R₄	三七

续上表

编号	保留时间/min	分子式	$[M+Na]^+$（偏差/10^{-6}）	$[M-HCOO]^-$（偏差/10^{-6}）	正模式下二级碎片	负模式下二级碎片	化合物	归属
50	42.50	$C_{42}H_{72}O_{13}$	807.4867（0.2）	829.4997（6.4）	661.4233;481.3657; 349.1106	783.5060 $[M-H]^-$; 637.4417 $[M-H-rha]^-$; 619.4320 $[M-H-C_6H_{10}O_4-H_2O]^-$; 475.3834 $[M-H-C_6H_{10}O_4-glc]^-$; 391.2873;205.0703; 161.0446	人参皂苷 Rg$_2$	三七
51	42.78	$C_{36}H_{62}O_9$	661.4282（-0.5）	683.4405（4.8）	481.3645 $[M+Na-glc-H_2O]^+$; 203.0510;143.0297	637.4439 $[M-H]^-$; 475.3838 $[M-H-glc]^-$; 391.2866,161.0434	三七皂苷 B$_1$	三七
52	43.51	$C_{59}H_{100}O_{27}$	1263.6350（0.5）	1285.6502（6.1）			三七皂苷 Fa	三七
53	45.77	$C_{59}H_{100}O_{27}$	1263.6351（0.6）	1285.6505（6.3）			人参皂苷 Ra$_3$	三七

续上表

编号	保留时间/min	分子式	$[M+Na]^+$（偏差/10^{-6}）	$[M-HCOO]^-$（偏差/10^{-6}）	正模式下二级碎片	负模式下二级碎片	化合物	归属
54	45.89	$C_{54}H_{92}O_{23}$	1131.5928 (0.6)	1153.6077 (6.6)	789.4727 $[M+Na-2glc-H_2O]^+$；365.1042	1107.6228 $[M-H]^-$；945.5644 $[M-H-glc]^-$；783.5072 $[M-H-2glc]^-$；179.0544	人参皂苷 Rb$_1$	三七
55	47.96	$C_{53}H_{90}O_{22}$	1101.5836 (0.4)	1123.5952 (5.1)	789.4766 $[M+Na-glc-ara-H_2O]^+$；335.0958	1077.6148 $[M-H]^-$；945.5338 $[M-H-ara]^-$；915.5538；783.4980 $[M-H-glc-ara]^-$；765.5051;621.4444；293.0921;149.0401	人参皂苷 Rc	三七
56	49.09	$C_{41}H_{68}O_{14}$	807.4495 (−0.8)	829.4605 (3.0)	627.3805 $[M+Na-glc-H_2O]^+$；203.0463	829.4716 $[M-H+HCOOH]^-$；783.4740	黄芪甲苷Ⅳ	黄芪
57	49.79	$C_{41}H_{68}O_{14}$	807.4502 (0.1)	829.4600 (2.4)	495.3434 $[M+Na-xyl-H_2O]^+$；335.0062	829.4773 $[M-H+HCOOH]^-$；783.4726;489.3654；119.0325	黄芪甲苷Ⅲ	黄芪

续上表

编号	保留时间/min	分子式	[M+Na]$^+$（偏差/10^{-6}）	[M-HCOO]$^-$（偏差/10^{-6}）	正模式下二级碎片	负模式下二级碎片	化合物	归属
58	50.00	$C_{53}H_{90}O_{22}$	1101.5825 (0.8)	1123.5961 (4.9)	789.47639 [M+Na-glc-ara-H$_2$C]$^+$；335.0958	1077.6143 [M-H]$^-$；945.5768 [M-H-ara]$^-$；783.5182 [M-H-glc-ara]$^-$；293.0877;149.0451	人参皂苷 Rb$_2$	三七
59	50.78	$C_{36}H_{62}O_9$	661.4288 (0.2)	683.4391 (3.9)	481.3736 [M+Na-glc-H$_2$O]$^+$；203.0520	637.4461 [M-H]$^-$；475.3828 [M-H-glc]$^-$；391.2914;179.0538; 161.0450;89.0262	人参皂苷 Rh$_1$	三七
60	51.91	$C_{53}H_{90}O_{22}$	1101.5825 (0.9)	1123.5961 (5.2)	497.148	1077.6112 [M-H]$^-$；945.5824 [M-H-ara]$^-$；783.4980[M-H-glc-ara]$^-$；149.0440	人参皂苷 Rb$_3$	三七

续上表

编号	保留时间/min	分子式	[M+Na]$^+$ (偏差/10^{-6})	[M-HCOO]$^-$ (偏差/10^{-6})	正模式下二级碎片	负模式下二级碎片	化合物	归属
61	52.56	C$_{56}$H$_{94}$O$_{24}$	1173.6015 (-1.0)	1195.6143 (3.0)	831.4865;365.1045	1149.6374 [M-H]$^-$; 1107.6204 [M-H-Ac]$^-$; 1089.6134 [M-H-Ac-H$_2$O]$^-$; 1091.6215;945.5678 [M-H-Ac-glc]$^-$; 783.5075[M-H-Ac-glc-2glc]$^-$;323.0969; 179.0532;101.0249	quinquenoside R$_1$	三七
62	53.55	C$_{48}$H$_{82}$O$_{17}$	953.5446 (0.2)	975.5581 (5.9)	773.4745 [M+Na-glc-H$_2$O]$^+$	929.5724 [M-H]$^-$; 767.5067 [M-H-glc]$^-$; 605.4541 [M-H-2glc]$^-$;161.0431	三七皂苷 R$_3$/R$_6$/M/N	三七
64	54.11	C$_{48}$H$_{82}$O$_{18}$	969.5403 (1.0)	991.5524 (5.3)	789.4741	945.5630 [M-H]$^-$; 783.5032 [M-H-glc]$^-$; 621.4447 [M-H-2glc]$^-$;161.0439	人参皂苷 Rd	三七

续上表

编号	保留时间/min	分子式	[M+Na]$^+$（偏差/10^{-6}）	[M−HCOO]$^-$（偏差/10^{-6}）	正模式下二级碎片	负模式下二级碎片	化合物	归属
65	55.63	$C_{43}H_{70}O_{15}$	849.4599（−0.9）	871.4717（3.5）	849.4565 [M+Na]$^+$；669.3918 [M+Na−glc−H$_2$O]$^+$	871.4879 [M−H+HCOOH]$^-$；825.4832;765.4492;59.0199	黄芪甲苷II/Trojanoside A	黄芪
66	56.75	$C_{48}H_{82}O_{18}$	969.5401（0.8）	991.5534（5.6）	365.1045	945.5626 [M−H]$^-$；783.5033 [M−H−glc]$^-$；621.4448 [M−H−2glc]$^-$；1323.0987;221.0692;179.0546;161.0441;61.0439	绞股蓝皂苷 XVII	三七
67	57.74	$C_{47}H_{80}O_{17}$	939.5289（0.1）	961.5425（5.9）	759.4618 [M−Na−glc−H$_2$O]$^+$；627.4231[M+Na−glc−H$_2$O−C$_5$H$_8$O$_4$]$^+$；349.1114;173.0413	915.5553 [M−H]$^-$；783.5046 [M−H−C$_5$H$_8$O$_4$]$^-$；621.4453 [M−H−C$_5$H$_8$O$_4$−glc]$^-$；161.0436	绞股蓝皂苷 IX	三七

续上表

编号	保留时间/min	分子式	[M+Na]+（偏差/10⁻⁶）	[M-HCOO]-（偏差/10⁻⁶）	正模式下二级碎片	负模式下二级碎片	化合物	归属
68	58.10	$C_{36}H_{62}O_9$	661.4246 (-6.1)	683.4388 (3.3)	481.3624 [M+Na-glc-H$_2$O]$^+$; 203.0513	637.4388 [M-H]$^-$; 475.3804 [M-H-glc]$^-$; 457.3678 [M-H-glc-H$_2$O]$^-$; 391.3255;179.0533;161.0448;89.0254	人参皂苷 F$_1$	三七
69	58.90	$C_{47}H_{80}O_{17}$	939.5292 (0.5)	961.5433 (6.4)	789.4740 [M+Na-C$_5$H$_8$O$_4$-H$_2$O]$^+$; 365.1053;173.0392	915.5549 [M-H]$^-$; 783.5090 [M-H-C$_5$H$_8$O$_4$]$^-$; 621.4482 [M-H-C$_5$H$_8$O$_4$-glc]$^-$	三七皂苷 Fe	三七
70	60.23	$C_{41}H_{68}O_{13}$	791.4549 (-0.4)	813.4643 (1.5)	791.4545 [M+Na]$^+$; 479.3543 [M+Na-glc-xyl-H$_2$O]$^+$; 355.0936	767.4706;605.4624; 473.3761;161.0442	金翼黄芪皂苷 A	黄芪

续上表

编号	保留时间/min	分子式	[M+Na]+ (偏差/10^{-6})	[M-HCOO]- (偏差/10^{-6})	正模式下二级碎片	负模式下二级碎片	化合物	归属
71	62.94	$C_{42}H_{72}O_{13}$	807.4863 (-0.3)	829.4996 (6.3)	627.4205;203.0509	783.5070 [M-H]-;621.4466 [M-H-glc]-;459.3902 [M-H-2glc]-;179.0541;161.0448	人参皂苷F_2	三七
73	63.71	$C_{45}H_{72}O_{16}$	891.4708 (-0.5)	913.4818 (2.9)	711.4055 [M-Na-glc-H_2O]+;651.3800[M+Na-glc-H_2O-AcOH]+;477.3331	913.4978[M-H+HCOOH]-;867.4903;825.4759;65.4517;59.0217	黄芪甲苷I	黄芪
74	65.69	$C_{30}H_{48}O_5$	511.3385 (-1.8)	533.3484 (2.1)	467.3449 [M+Na-CO_2]+	487.3467 [M-H]-;469.3394 [M-H-H_2O]-;423.3391 [M-H-HCOOH]+	2α,3β,19/24-三羟基乌苏-12-烯-28-(羧)酸	丹参

续上表

编号	保留时间/min	分子式	$[M+Na]^+$（偏差/10^{-6}）	$[M-HCOO]^-$（偏差/10^{-6}）	正模式下二级碎片	负模式下二级碎片	化合物	归属
75	65.71	$C_{42}H_{72}O_{13}$	807.4864（-0.1）	829.4993（5.8）	365.103	783.5078 $[M-H]^-$；621.4479 $[M-H-glc]^-$；459.3896 $[M-H-2glc]^-$	人参皂苷 Rg_3	三七
76	65.82	$C_{45}H_{72}O_{16}$	891.4709（-0.4）	913.4820（3.1）	711.4063 $[M+Na-glc-H_2O]^+$；657.3914	913.4978 $[M-H+HCOOH]^-$；867.4915;825.4748；540.3623;179.0578	异黄芪甲苷I	黄芪
77	66.31	$C_{43}H_{50}O_{19}$	893.2832（-0.8）	915.2926（1.0）	715.2177 $[M+Na-C_{10}H_{10}O_3]^+$；537.1552 $[M+Na-2C_{10}H_{10}O_3]^+$；473.1564;295.0897；161.0589;153.0501	869.3040 $[M-H]^-$；677.2369 $[M-H-glc-OCH_2]^-$；593.2093;223.0598；177.0546	Scrophuloside A_4	玄参

续上表

编号	保留时间/min	分子式	$[M+Na]^+$ (偏差/10^{-6})	$[M-HCOO]^-$ (偏差/10^{-6})	正模式下二级碎片	负模式下二级碎片	化合物	归属
78	67.06	$C_{42}H_{48}O_{18}$	863.2723 (-1.1)	885.2828 (1.8)	685.2093 $[M-Na-C_{10}H_{10}O_3]^+$; 495.1459 $[M+Na-C_{10}H_{10}O_3-glc-H_2O]$; 443.1486;161.0592; 131.0489	839.2954 $[M-H]^-$; 647.2185;563.1983; 223.0602;177.0539; 147.0443	Scrolepido-side B_4	玄参
79	67.82	$C_{41}H_{46}O_{17}$	833.2620 (-0.9)	855.2727 (2.5)	685.1997 $[M+Na-C_9H_8O_2]^+$; 495.1334 $[M+Na-C_9H_8O_2-glc-H_2O]^+$; 413.1338;165.0563; 131.0488	579.1900;401.1240; 359.1193;177.0543; 145.0299	Scropolioside B	玄参
81	68.90	$C_{30}H_{48}O_5$	511.3388 (-1.2)	533.3461 (-2.2)	467.3569 $[M+Na-CO_2]^+$	487.3479 $[M-H]^-$	2α,3β,19/24-三羟基乌苏-12-烯-28-(酸)酸	丹参

续上表

编号	保留时间/min	分子式	[M+Na]⁺ (偏差/10^{-6})	[M−HCOO]⁻ (偏差/10^{-6})	正模式下二级碎片	负模式下二级碎片	化合物	归属
85	73.80	$C_{47}H_{74}O_{17}$	933.4814 (−0.5)	955.4919 (2.3)	873.4577 [M+Na−AcOH]⁺; 693.3875[M+Na−glc−H_2O−AcOH]⁺	955.5113 [M−H+HCOOH]⁻; 909.5017;867.4919; 807.4425;59.0145	乙酰黄芪皂苷I	黄芪
86	74.54	$C_{36}H_{62}O_8$	645.4340 (0.4)	667.4443 (4.1)	465.3697 [M+Na−H_2O−glc]⁺; 203.0489	621.4504 [M−H]⁻; 459.4031 [M−H−glc]⁻;161.0433	三七皂苷R₇	三七
88	76.07	$C_{36}H_{62}O_8$	645.4347 (1.6)	667.4441 (3.8)		621.4384 [M−H]⁻	人参皂苷Rh₂	三七

a saponin 3:6−O−β−D−glucopyranosyl 20−O−β−D−glucopyranosyl 3β,6α,12β,20(S),25−pentahydroxydammar−23−ene.

b saponin 2:3−O−β−glucopyranosyl 20−O−[α−L−arabinopyranosyl(1→2)−β−D−glucopyranosyl] 3β,12β,20(S)−trihydroxydammar−24−ene.

第三节　化学成分分析

（一）氨基酸

氨基酸是含有一个碱性氨基和一个酸性羧基的有机化合物。在进行二级质谱扫描时，通常会出现丢失中性分子 NH_3、CO_2 和 $HCOOH$ 产生对应的子离子峰。现以精氨酸为例说明此类化合物的裂解途径（图 1 −4）。

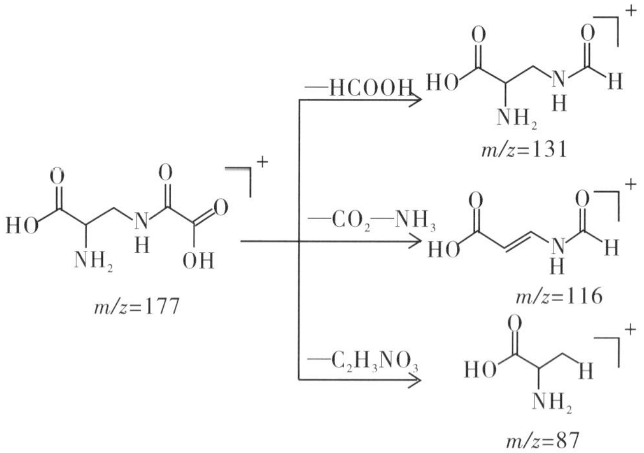

图 1 −4　精氨酸的裂解途径

化合物 1：准分子离子峰 $[M+H]^+$ 为 $m/z = 175.1187$（$C_6H_{14}N_4O_2$），保留时间为 1.15 min。对其进行子离子分析（图 1 −5），$m/z = 70.0685$ 推测为准分子离子峰同时丢失一分子 CH_3N_6 和一分子 $HCOOH$ 产生。根据该化合物的精确分子量、质谱行为及文献[1]，推测该化合物为精氨酸。

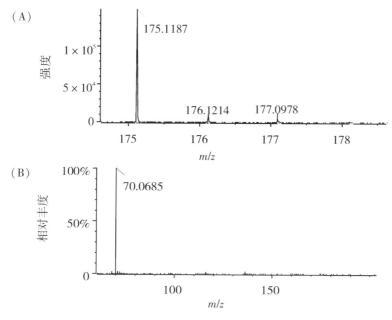

图1-5　化合物1正模式下一级扫描图（A）及二级碎片质谱图（B）

化合物3：准分子离子峰 $[M+H]^+$ 为 $m/z = 177.0503$（$C_5H_8N_2O_5$），保留时间为 1.35 min。对其进行子离子分析（图1-6），$m/z = 131.0444$ 推测为准分子离子峰丢失一分子 HCOOH 产生，$m/z = 116.0365$ 推测为准分子离子峰同时丢失一分子 CO_2 和一分子 NH_3 产生，$m/z = 88.0405$ 推测为准分子离子峰丢失一分子 $C_2H_3O_3N$ 产生，$m/z = 70.0314$ 推测为准分子离子峰同时丢失一分子 $C_2H_3O_3N$ 和一分子 H_2O 产生。根据该化合物的精确分子量、质谱行为及文献[2]，推测该化合物为三七素。

化合物4：准分子离子峰 $[M+H]^+$ 为 $m/z = 130.0496$（$C_5H_7NO_3$），保留时间为 1.63 min。对其进行子离子分析（图1-7），$m/z = 84.0467$ 推测为准分子离子峰丢失一分子 HCOOH 产生，$m/z = 56.0537$ 推测为准分子离子峰同时丢失一分子 HCOOH 和一分子 NH_3 产生。根据该化合物的精确分子量和质谱行为，推测该化合物为焦谷氨酸。

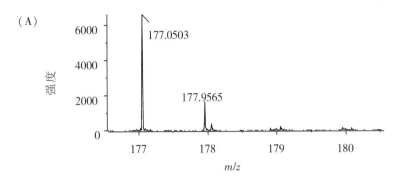

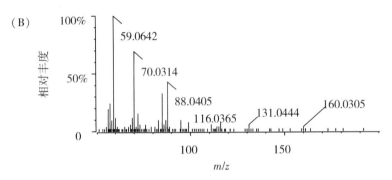

图1-6 化合物3正模式下一级扫描图（A）及二级碎片质谱图（B）

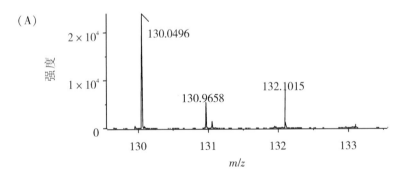

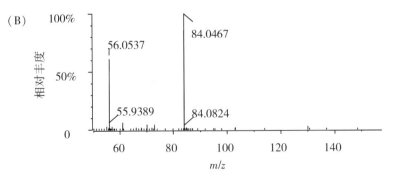

图1-7 化合物4正模式下一级扫描图（A）及二级碎片质谱图（B）

化合物6：准分子离子峰 $[M-H]^-$ 为 $m/z = 203.0833$ （ $C_{11}H_{12}N_2O_2$ ），保留时间为 2.04 min。对其进行子离子分析（图 1－8）， $m/z = 142.0624$ 推测为准分子离子峰同时丢失一分子 NH_3 和一分子 CO_2 产生。根据该化合物的精确分子量和质谱行为，推测该化合物为色氨酸。

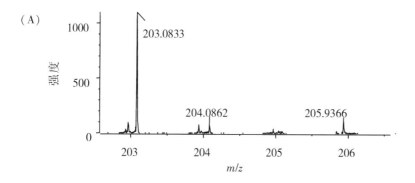

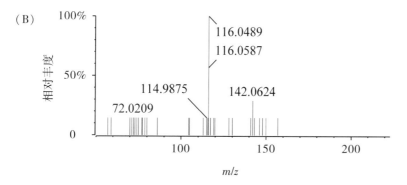

图 1－8 化合物 6 负模式下一级扫描图（A）及二级碎片质谱图（B）

（二）酚酸

酚酸是一类含有酚环的有机酸类，由于分子结构中含有羧基（—COOH），因此在二级质谱图中通常会出现丢失 CO_2 或 HCOOH 而产生的碎片离子峰。现以丹酚酸 B 为例说明此类化合物常见的质谱裂解途径（图 1－9）。

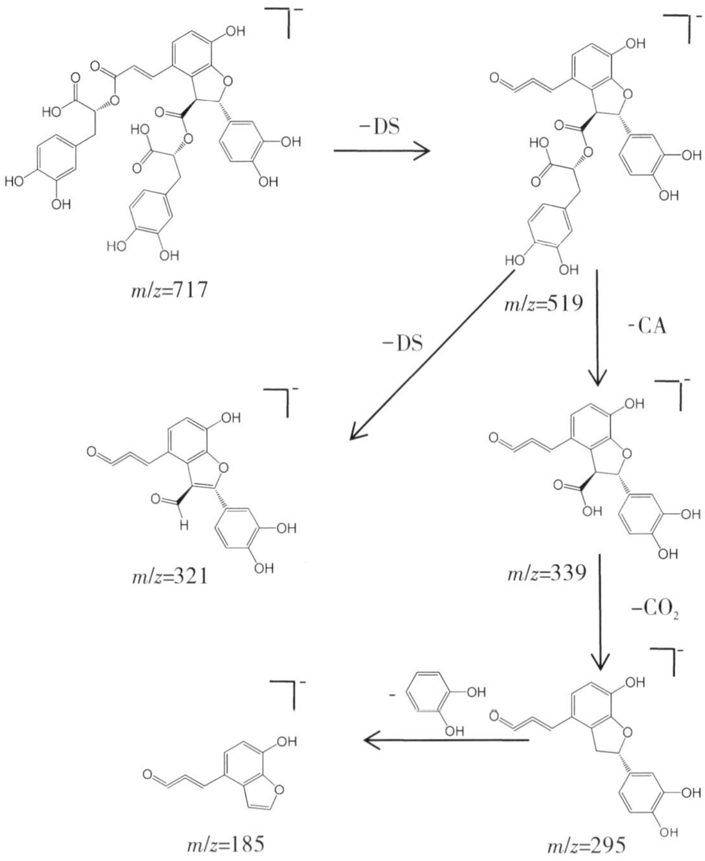

图 1-9 丹酚酸 B 的裂解途径

化合物 5：准分子离子峰 $[M-H]^-$ 为 $m/z = 197.0467$（$C_9H_{10}O_5$），保留时间为 1.81 min。对其进行子离子分析（图 1-10），$m/z = 135.0439$ 推测为准分子离子峰同时丢失一分子 CO_2 和一分子 H_2O 产生，$m/z = 123.0453$ 推测为准分子离子峰丢失一分子 HCOCOOH 产生，$m/z = 109.0311$ 推测为准分子离子峰丢失一分子 $CH_3COCOOH$产生。其保留时间及裂解行为与丹参素对照品一致，故确证该化合物为丹参素。

化合物 8：准分子离子峰 $[M-H]^-$ 为 $m/z = 179.0362$（$C_9H_8O_4$），保留时间为 3.44 min。对其进行子离子分析（图 1-11），$m/z = 135.0457$ 推测为准分子离子峰丢失一分子 CO_2 产生，$m/z = 117.0412$ 推测为准分子离子峰同时丢失一分子 CO_2 和一分子 H_2O 产生。根据该化合物的精确分子量、质谱行为及文献[3]，推测该化合物为咖啡酸。

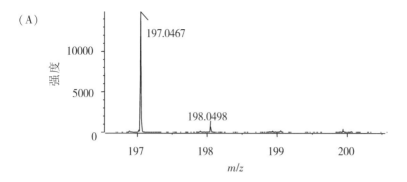

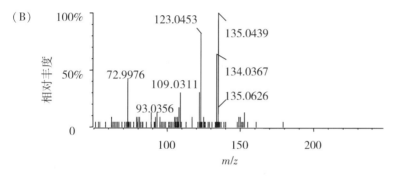

图1-10　化合物5负模式下一级扫描图（A）及二级碎片质谱图（B）

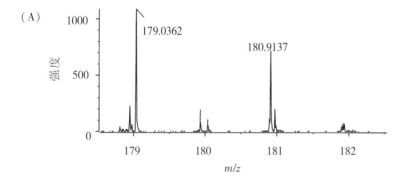

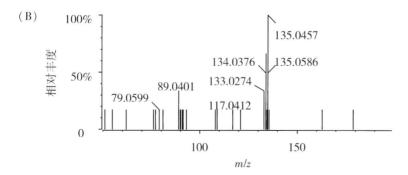

图1-11　化合物8负模式下一级扫描图（A）及二级碎片质谱图（B）

化合物 10：准分子离子峰［M－H］⁻为 m/z = 163.0415（$C_9H_8O_3$），保留时间为 5.60 min。对其进行子离子分析（图 1－12），m/z = 145.8902 推测为准分子离子峰丢失一分子 H_2O 产生，m/z 119.0490 推测为准分子离子峰丢失一分子 CO_2 产生，m/z = 93.0374 推测为准分子离子峰同时丢失一分子 CO_2 和一分子 C_2H_2 产生。根据该化合物的精确分子量和质谱行为，推测该化合物为对香豆酸。

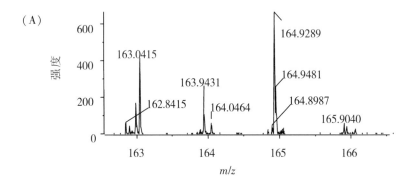

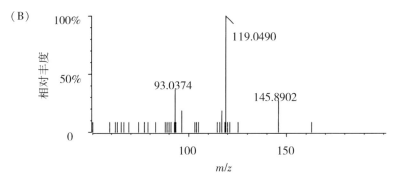

图 1－12　化合物 10 负模式下一级扫描图（A）及二级碎片质谱图（B）

化合物 12：准分子离子峰［M－H］⁻为 m/z = 623.1978（$C_{29}H_{36}O_{15}$），保留时间为 8.84 min。对其进行子离子分析（图 1－13），m/z = 461.1706 推测为准分子离子峰丢失一分子 glc 产生，m/z = 315.1090 推测为准分子离子峰同时丢失一分子 glc 和一分子 rha 产生，m/z = 161.0235 推测为准分子离子峰同时丢失一分子 glc 和两分子 rha 产生。根据该化合物的精确分子量、质谱行为及文献[4]，推测该化合物为毛蕊花苷。

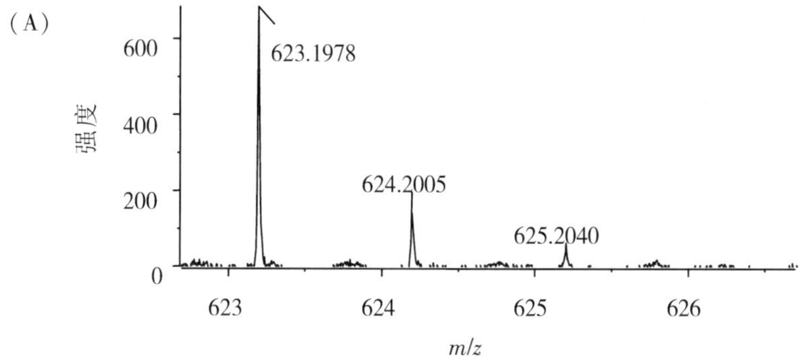

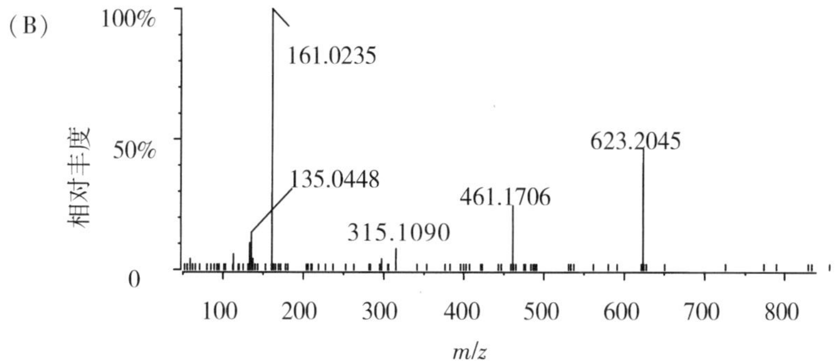

图 1－13　化合物 12 负模式下一级扫描图（A）及二级碎片质谱图（B）

化合物 13：准分子离子峰［M－H］⁻为 m/z ＝537. 1034（$C_{27}H_{22}O_{12}$），保留时间为 10. 19 min。对其进行子离子分析（图 1－14），m/z＝339. 0512 推测为准分子离子峰丢失一分子丹参素产生，m/z＝295. 0608 推测为准分子离子峰同时丢失一分子丹参素和一分子 CO_2 产生，m/z ＝267. 0673 推测为准分子离子峰同时丢失一分子丹参素、一分子 CO_2 和一分子 CO 产生。根据该化合物的精确分子量、质谱行为及文献[3]，推测该化合物为紫草酸。

化合物 14：准分子离子峰［M－H］⁻为 m/z ＝417. 0819（$C_{20}H_{18}O_{10}$），保留时间为 10. 74 min。对其进行子离子分析（图 1－15），m/z＝197. 0423 推测为丹参素离子峰减 H 产生，m/z＝179. 0325 推测为丹参素离子峰减 H 和一分子 H_2O 产生。根据该化合物的精确分子量、质谱行为及文献[3]，推测该化合物为丹酚酸 D。

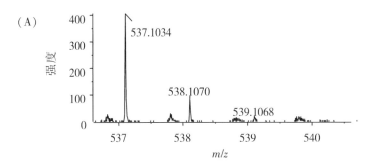

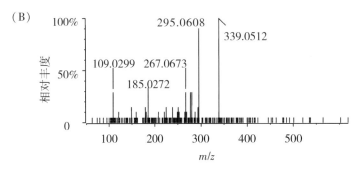

图 1-14　化合物 13 负模式下一级扫描图（A）及二级碎片质谱图（B）

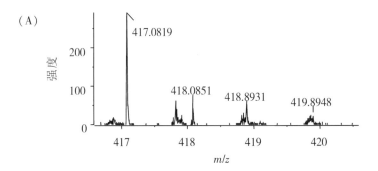

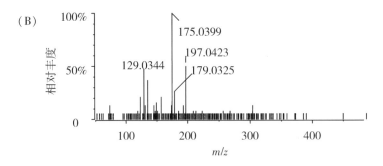

图-15　化合物 14 负模式下一级扫描图（A）及二级碎片质谱图（B）

化合物 15：准分子离子峰［M－H］⁻为 m/z =351.1080（$C_{17}H_{20}O_8$），保留时间为 11.17 min。对其进行子离子分析（图 1－16），m/z = 145.0287 推测为准分子离子峰同时丢失一分子 rha 和一分子 $C_2H_4O_2$ 产生，m/z =117.0347 推测为准分子离子峰同时丢失一分子 rha、一分子 $C_2H_4O_2$ 和一分子 CO 产生。根据该化合物的精确分子量和质谱行为，推测该化合物为 3－O－乙酰基－2－O－（对羟基肉桂酰基）－α－L－鼠李糖。

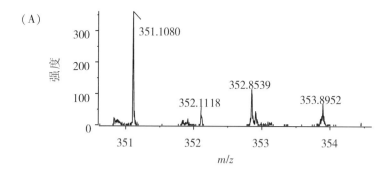

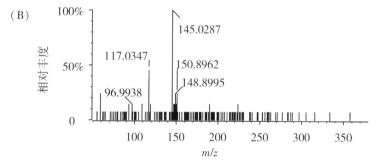

图 1－16　化合物 15 负模式下一级扫描图（A）及二级碎片质谱图（B）

化合物 16：准分子离子峰［M－H］⁻为 m/z =357.0613（$C_{18}H_{14}O_8$），保留时间为 13.62 min。对其进行子离子分析（图 1－17），m/z =179.0339 推测为咖啡酸离子峰减 H 产生［CA－H］⁻，m/z =151.0404 推测为咖啡酸离子峰减 H 减一分子 CO 产生［CA－H－CO］⁻。根据该化合物的精确分子量和质谱行为，推测该化合物为原紫草酸。

化合物 17：准分子离子峰［M－H］⁻为 m/z =359.0772（$C_{18}H_{16}O_8$），保留时间为 13.62 min。对其进行子离子分析（图 1－18），m/z =197.0416 推测为丹参素离子峰减 H 产生，m/z =179.0341 推测为准分子离子峰丢失一分子咖啡酸产生，m/z =161.0229 推测为准分子离子峰同时丢失一分子咖啡酸和一分子 H_2O 产生，m/z =135.0447 推测为准分子离子峰同时丢失一分子咖啡酸和一分子 CO_2 产生，m/z =123.0455 推测为准分子离子峰同时丢失一分子咖啡酸、一分子 CO_2 和一分子 H_2O 产生。根据该化合物的精确分子量、质谱行为和文献[3]，推测该化合物为迷迭香酸。

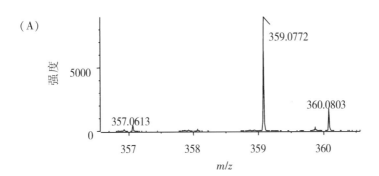

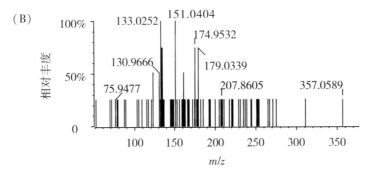

图1-17　化合物16负模式下一级扫描图（A）及二级碎片质谱图（B）

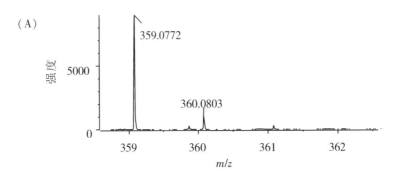

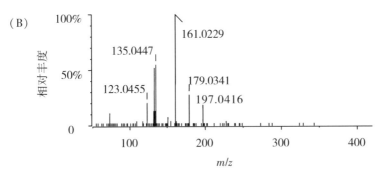

图1-18　化合物17负模式下一级扫描图（A）及二级碎片质谱图（B）

化合物 18：准分子离子峰 $[M-H]^-$ 为 $m/z = 493.1135$（$C_{26}H_{22}O_{10}$），保留时间为 15.80 min。对其进行子离子分析（图 1-19），$m/z = 295.0592$ 推测为准分子离子峰丢失一分子丹参素（$C_9H_{10}O_5$）产生，$m/z = 267.0611$ 推测为准分子离子峰同时丢失一分子丹参素和一分子 CO 产生。根据该化合物的精确分子量、质谱行为和文献[3]，推测该化合物为丹酚酸 A。

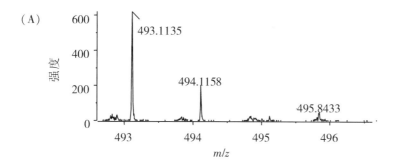

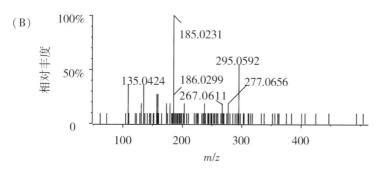

图 1-19 化合物 18 负模式下一级扫描图（A）及二级碎片质谱图（B）

化合物 21：准分子离子峰 $[M-H+HCOOH]^-$ 为 $m/z = 829.2764$（$C_{36}H_{48}O_{19}$），保留时间为 16.62 min。对其进行子离子分析（图 1-20），$m/z = 783.2838$ 推测为其 $[M-H]^-$ 峰，$m/z = 607.2294$ 推测为 $[M-H]^-$ 峰丢失一分子 $C_{10}H_8O_3$ 产生，$m/z = 461.1681$ 推测为 $[M-H]^-$ 峰同时丢失一分子 $C_{10}H_8O_3$ 和一分子 rha 产生。根据该化合物的精确分子量、质谱行为和文献[4]，推测该化合物为安格洛苷 C。

化合物 24：准分子离子峰 $[M-H+HCOOH]^-$ 为 $m/z = 829.2777$（$C_{36}H_{48}O_{19}$），保留时间为 18.11 min。对其进行子离子分析（图 1-21），$m/z = 783.2870$ 推测为其 $[M-H]^-$ 峰，$m/z = 607.2347$ 推测为其 $[M-H]^-$ 峰丢失一分子 $C_9H_{10}O_3$ 产生，$m/z = 461.1792$ 推测为其 $[M-H]^-$ 峰同时丢失一分子 $C_9H_{10}O_3$ 和一分子 rha 产生。根据该化合物的精确分子量和质谱行为，推测该化合物为 3，4-二甲基安格洛苷 A。

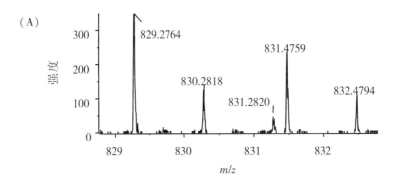

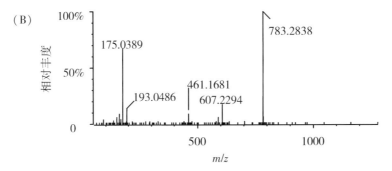

图 1-20　化合物 21 负模式下一级扫描图（A）及二级碎片质谱图（B）

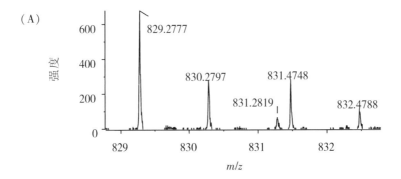

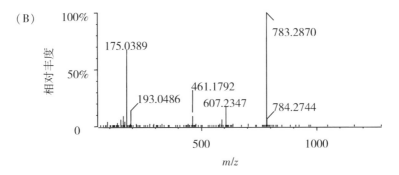

图 1-21　化合物 24 负模式下一级扫描图（A）及二级碎片质谱图（B）

化合物 26：准分子离子峰 ［M － H］⁻ 为 $m/z = 717.1462$ （$C_{36}H_{30}O_{16}$），保留时间为 19.77 min。对其进行子离子分析（图 1 － 22），$m/z = 519.0994$ 推测为准分子离子峰丢失一分子丹参素产生，$m/z = 339.0517$ 推测为准分子离子峰同时丢失一分子丹参素和一分子咖啡酸产生，$m/z = 321.0412$ 推测为准分子离子峰丢失两分子丹参素产生，$m/z = 295.0610$ 推测为准分子离子峰同时丢失一分子丹参素、一分子咖啡酸和一分子 CO_2 产生。其保留时间及裂解行为与丹酚酸 B 对照品一致，故确证该化合物为丹酚酸 B。

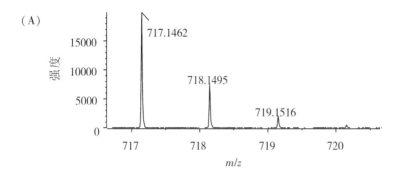

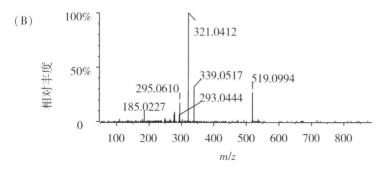

图 1 － 22 化合物 26 负模式下一级扫描图（A）及二级碎片质谱图（B）

化合物 33：准分子离子峰 ［M － H］⁻ 为 $m/z = 717.1460$ （$C_{36}H_{30}O_{16}$），保留时间为 23.59 min。对其进行子离子分析（图 1 － 23），$m/z = 519.1020$ 推测为准分子离子峰丢失一分子丹参素产生，$m/z = 339.0501$ 推测为准分子离子峰同时丢失一分子丹参素和一分子咖啡酸产生，$m/z = 321.0409$ 推测为准分子离子峰丢失两分子丹参素产生，$m/z = 295.0608$ 推测为准分子离子峰同时丢失一分子丹参素、一分子咖啡酸和一分子 CO_2 产生。根据该化合物的精确分子量、质谱行为和文献[3]，推测该化合物为丹酚酸 E。

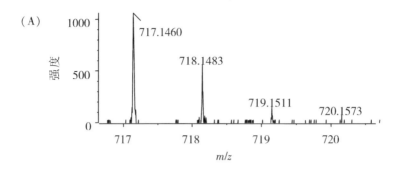

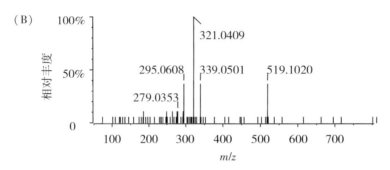

图 1 - 23　化合物 33 负模式下一级扫描图（A）及二级碎片质谱图（B）

化合物 34：准分子离子峰 [M - H]⁻ 为 $m/z = 551.1188$（$C_{28}H_{24}O_{12}$），保留时间为 24.67 min。对其进行子离子分析（图 1 - 24），$m/z = 353.0650$ 推测为准分子离子峰丢失一分子丹参素产生。根据该化合物的精确分子量和质谱行为，推测该化合物为丹参酚酸甲酯。

化合物 38：准分子离子峰 [M - H]⁻ 为 $m/z = 491.0980$（$C_{26}H_{20}O_{10}$），保留时间为 28.55 min。对其进行子离子分析（图 1 - 25），$m/z = 311.0560$ 推测为准分子离子峰丢失一分子咖啡酸产生，$m/z = 293.0452$ 推测为准分子离子峰丢失一分子丹参素产生，$m/z = 249.0531$ 推测为准分子离子峰同时丢失一分子丹参素和一分子 CO_2 产生，$m/z = 221.0584$ 推测为准分子离子峰同时丢失一分子丹参素、一分子 CO_2 和一分子 CO 产生。根据该化合物的精确分子量、质谱行为和文献[3]，推测该化合物为丹酚酸 C。

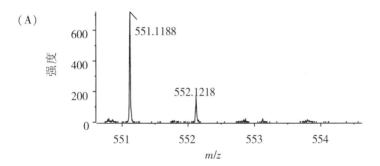

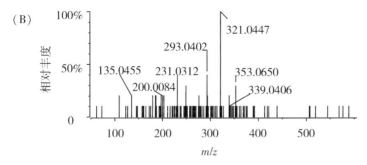

图 1-24　化合物 34 负模式下一级扫描图（A）及二级碎片质谱图（B）

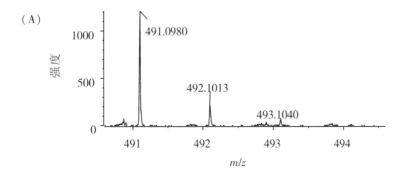

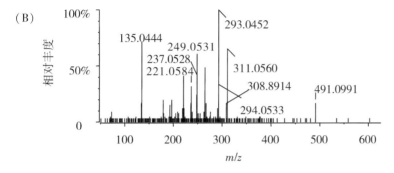

图 1-25　化合物 38 负模式下一级扫描图（A）及二级碎片质谱图（B）

化合物39：准分子离子峰［M－H］⁻为 $m/z = 565.1348$（$C_{29}H_{26}O_{12}$），保留时间为 29.57 min。对其进行子离子分析（图 1－26），$m/z = 321.0379$ 推测为准分子离子峰丢失一分子丹参素产生，$m/z = 293.0441$ 推测为准分子离子峰同时丢失一分子丹参素和一分子 CO 产生。根据该化合物的精确分子量和质谱行为，推测该化合物为紫草酸乙酯。

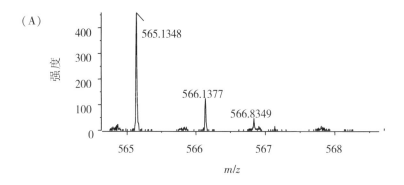

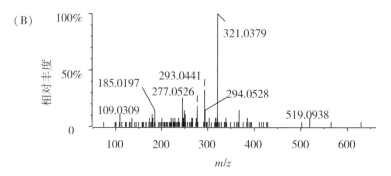

图 1－26　化合物 39 负模式下一级扫描图（A）及二级碎片质谱图（B）

（三）黄酮及异黄酮

黄酮类化合物泛指两个具有酚羟基的苯环（A 环与 B 环）通过中央三碳原子相互连结而成的一系列化合物，其基本母核为 2－苯基色原酮。黄酮类化合物结构中常连接有酚羟基、甲氧基、甲基等官能团。此外，它还常与糖结合成苷。在二级质谱图中通常会出现脱去糖基、丢失取代基以及由 RDA 裂解产生的碎片离子，现以芒柄花苷和芒柄花素为例进行说明（图 1－27）。

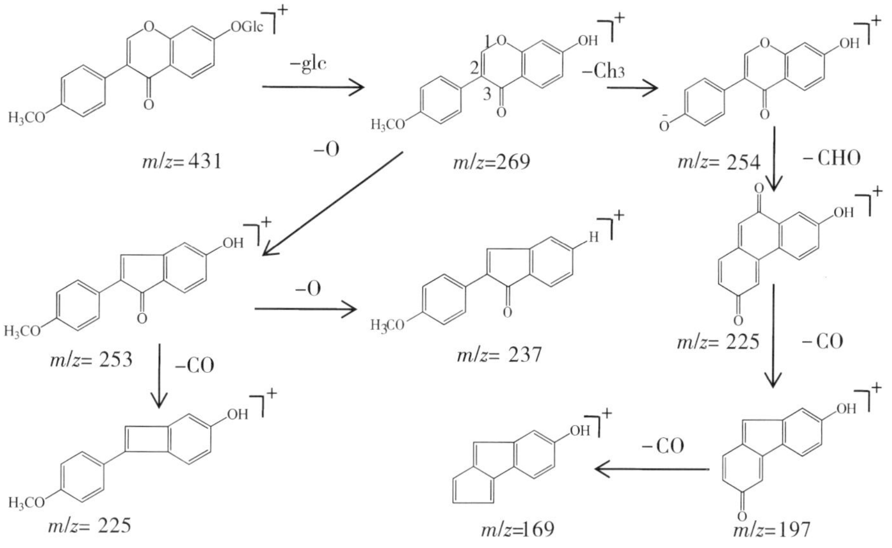

图 1－27 芒柄花苷和芒柄花素的裂解途径

化合物 11：准分子离子峰［M＋H］$^+$为 m/z ＝447.1284（$C_{22}H_{22}O_{10}$），保留时间为 6.48 min。对其进行子离子分析（图 1－28），m/z ＝285.0751 推测为准分子离子峰丢失一分子 glc 产生，m/z ＝270.0511 推测为准分子离子峰同时丢失一分子 glc 和一分子 CH$_3$产生，m/z ＝253.0473 推测为准分子离子峰同时丢失一分子 glc 和一分子 CH$_3$OH 产生，m/z ＝225.0518 推测为准分子离子峰同时丢失一分子 glc、一分子 CH$_3$OH 和一分子 CO 产生，m/z ＝213.0538 推测为准分子离子峰同时丢失一分子 glc、一分子 CH$_3$和两分子 CO 产生。其保留时间及裂解行为与毛蕊异黄酮－7－O－β－D－葡萄糖苷对照品一致，故确证该化合物为毛蕊异黄酮－7－O－β－D－葡萄糖苷。

化合物 19：准分子离子峰［M＋H］$^+$为 m/z 431.1333（$C_{22}H_{22}O_9$），保留时间为 16.25 min。对其进行子离子分析（图 1－29），m/z ＝269.0805 推测为准分子离子峰丢失一分子 glc 产生，m/z ＝254.0552 推测为准分子离子峰同时丢失一分子 glc 和一分子 CH$_3$产生。其保留时间及裂解行为与芒柄花苷对照品一致，故确证该化合物为芒柄花苷。

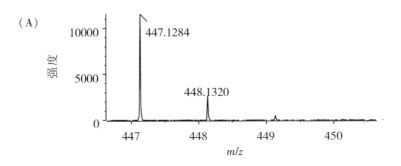

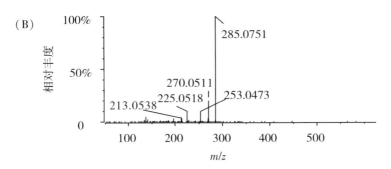

图1-28 化合物11正模式下一级扫描图（A）及二级碎片质谱图（B）

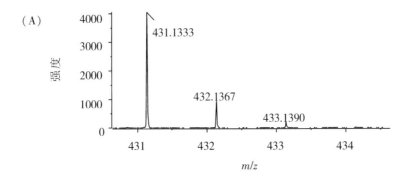

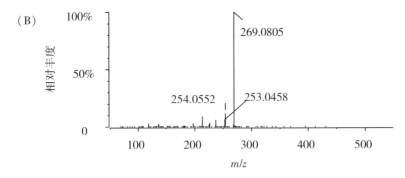

图1-29 化合物19正模式下一级扫描图（A）及二级碎片质谱图（B）

化合物 27：准分子离子峰〔M + Na〕$^+$为 $m/z = 485.1414$（$C_{23}H_{26}O_{10}$），保留时间为 19.99 min。对其进行子离子分析（图 1 – 30），$m/z = 470.1325$ 推测为〔M + Na〕$^+$峰丢失一分子 CH_3 产生，$m/z = 323.0856$ 推测为〔M + Na〕$^+$峰丢失一分子 glc 产生。根据该化合物的精确分子量、质谱行为和文献[5]，推测该化合物为 9，10 – 二甲氧基紫檀烷 – 3 – O – β – D – 葡萄糖苷。

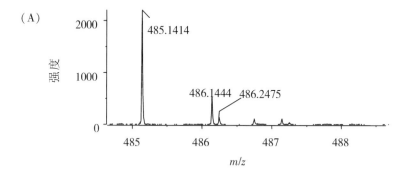

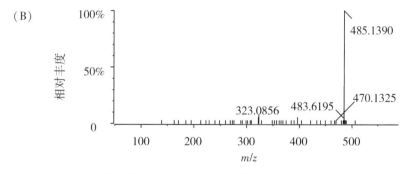

图 1 –30　化合物 27 正模式下一级扫描图（A）及二级碎片质谱图（B）

化合物 28：准分子离子峰〔M + H〕$^+$为 $m/z = 285.0760$（$C_{16}H_{12}O_5$），保留时间为 21.67 min。对其进行子离子分析（图 1 – 31），$m/z = 270.0511$ 推测为准分子离子峰丢失一分子 CH_3 产生，$m/z = 225.0528$ 推测为准分子离子峰同时丢失一分子 CH_3OH 和一分子 CO 产生，$m/z = 213.0536$ 推测为准分子离子峰同时丢失一分子 CH_3 和两分子 CO 产生。其保留时间及裂解行为同毛蕊异黄酮对照品一致，故确证该化合物为毛蕊异黄酮。

化合物 43：准分子离子峰〔M + H〕$^+$为 $m/z = 473.1429$（$C_{24}H_{24}O_{10}$），保留时间为 31.67 min。对其进行子离子分析（图 1 – 32），$m/z = 269.0796$ 推测为准分子离子峰同时丢失一分子 glc 和一分子 CH_3COOH 产生，$m/z = 254.0597$ 推测为准分子离子峰同时丢失一分子 glc、一分子 CH_3COOH 和一分子 CH_3 产生。根据该化合物的精确分子量、质谱行为和文献[6]，推测该化合物为 6′ – O – 乙酰芒柄花苷。

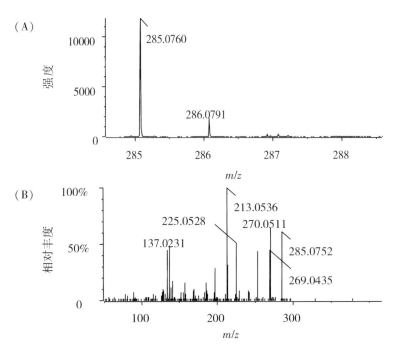

图 1-31 化合物 28 正模式下一级扫描图（A）及二级碎片质谱图（B）

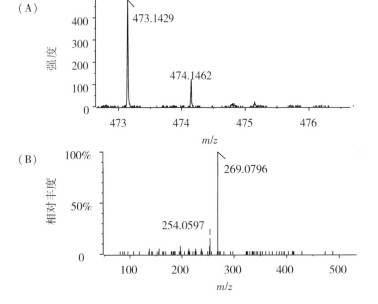

图 1-32 化合物 43 正模式下一级扫描图（A）及二级碎片质谱图（B）

化合物46：准分子离子峰 [M－H]⁻ 为 $m/z = 267.0668$（$C_{16}H_{12}O_4$），保留时间为38.53 min。对其进行子离子分析（图1－33），$m/z = 252.0416$ 推测为准分子离子峰丢失一分子 CH_3 产生，$m/z = 223.0386$ 推测为准分子离子峰同时丢失一分子 CH_4 和一分子 H_2O 产生。其保留时间及裂解行为与芒柄花素对照品一致，故确证该化合物为芒柄花素。

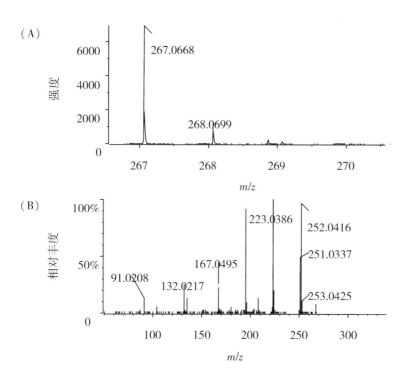

图1－33 化合物46负模式下一级扫描图（A）及二级碎片质谱图（B）

（四）甾体皂苷及甾醇

皂苷由皂苷元与糖构成。组成皂苷的糖常见的有葡萄糖、半乳糖、鼠李糖、阿拉伯糖等。在一级扫描中正模式中，常出现 [M＋H]⁺ 及 [M＋Na]⁺、负模式常出现 [M－H]⁻ 及 [M－H＋HCOOH]⁻ 的离子峰；在二级质谱中，皂苷类成分易发生糖苷键的断裂产生脱糖基离子，现以人参皂苷 Rb₁ 为例进行说明（图1－34）。

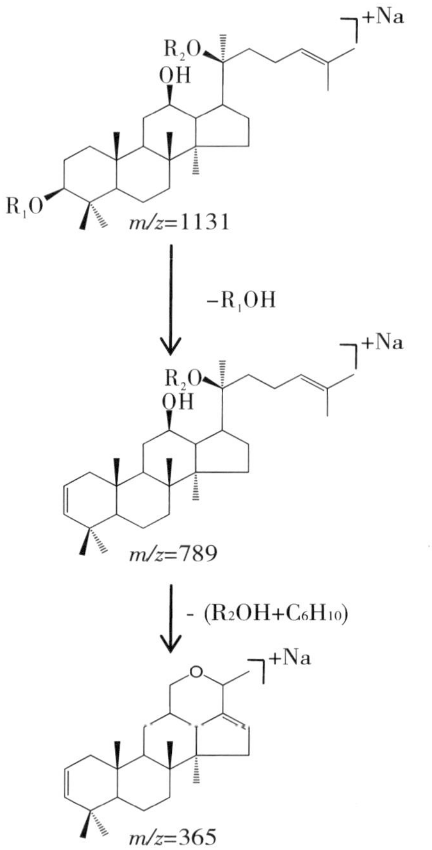

图 1-34 人参皂苷 Rb₁ 的裂解途径

化合物 9：准分子离子峰 [M – H + HCOOH]⁻ 为 $m/z = 861.4890$（$C_{42}H_{72}O_{15}$），保留时间为 5.41 min。对其进行子离子分析（图 1-35），$m/z = 815.4969$ 推测为其 [M – H]⁻ 峰，$m/z = 653.4327$ 推测为 [M – H]⁻ 峰丢失一分子 glc 产生，$m/z = 635.4289$ 推测为 [M – H]⁻ 峰同时丢失一分子 glc 和一分子 H_2O 产生。根据该化合物的精确分子量、质谱行为和文献[7]，推测该化合物为 saponin 3。

化合物 20：准分子离子峰 [M – H + HCOOH]⁻ 为 $m/z = 699.4329$（$C_{36}H_{62}O_{10}$），保留时间为 16.25 min。对其进行子离子分析（图 1-36），$m/z = 553.3553$ 推测为 [M – H + HCOOH]⁻ 丢失一分子 $C_6H_{10}O_4$ 产生。根据该化合物的精确分子量、质谱行为和文献[8]，推测该化合物为三七皂苷 R₈/三七皂苷 R₉及其同分异构体。

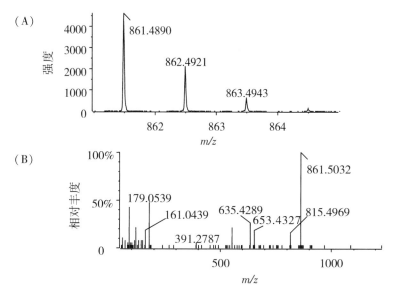

图 1-35 化合物 9 负模式下一级扫描图（A）及二级碎片质谱图（B）

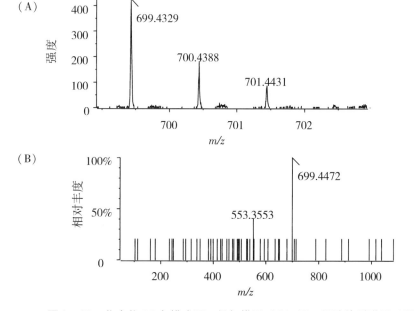

图 1-36 化合物 20 负模式下一级扫描图（A）及二级碎片质谱图（B）

化合物 22：准分子离子峰[M − H + HCOOH]⁻为 $m/z = 699.4336$（$C_{36}H_{62}O_{10}$），保留时间为 17.52 min。对其进行子离子分析（图 1-37），$m/z = 653.4378$ 推测为其[M − H]⁻峰，$m/z = 491.3737$ 推测为[M − H]⁻峰丢失一分子 glc 产生。根据该化合物的精确分子量、质谱行为和文献[8]，推测该化合物为三七皂苷 R₈/三七皂苷 R₉ 及其同分异构体。

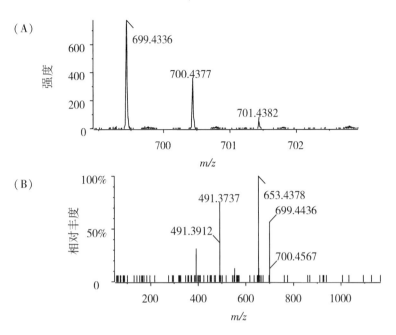

图 1-37　化合物 22 负模式下一级扫描图（A）及二级碎片质谱图（B）

化合物23：准分子离了峰 $[M+H]^+$ 为 $m/z = 985.5342$（$C_{50}H_{80}O_{19}$），保留时间为 18.09 min。对其进行子离子分析（图 1-38），$m/z = 805.4684$ 推测为准分子离子峰丢失一分子咖啡酸产生。根据该化合物的精确分子量和质谱行为，推测该化合物为 Trojanoside J。

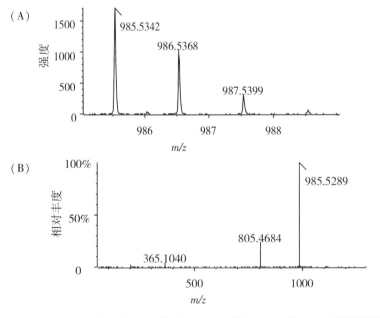

图 1-38　化合物 23 正模式下一级扫描图（A）及二级碎片质谱图（B）

化合物 25：准分子离子峰 [M – H + HCOOH]⁻ 为 $m/z = 977.5370$（$C_{47}H_{80}O_{18}$），保留时间为 19.67 min。对其进行子离子分析（图 1–39），$m/z = 931.5463$ 推测为其 [M – H]⁻ 峰，$m/z = 799.4994$ 推测为 [M – H]⁻ 峰丢失一分子 xyl 产生，$m/z = 637.4405$ 推测为 [M – H]⁻ 峰同时丢失一分子 xyl 和一分子 glc 产生，$m/z = 475.3836$ 推测为 [M – H]⁻ 峰同时丢失一分子 xyl 和两分子 glc 产生。其保留时间及裂解行为与三七皂苷 R_1 对照品一致，故确证该化合物为三七皂苷 R_1。

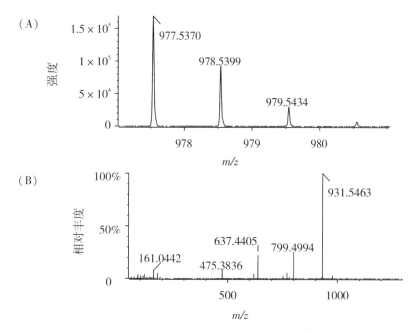

图 1–39　化合物 25 负模式下一级扫描图（A）及二级碎片质谱图（B）

化合物 29：准分子离子峰 [M + H]⁺ 为 m/z 547.3635（$C_{32}H_{50}O_7$），保留时间为 22.56 min（图 1–40）。根据该化合物的精确分子量和文献[9]，推测该化合物为 Picracin。

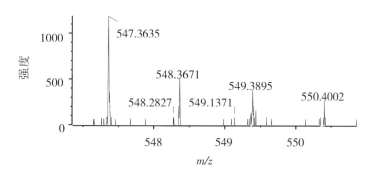

图 1–40　化合物 29 正模式下一级扫描图

化合物30：准分子离子峰[M−H+HCOOH]⁻为 $m/z = 845.4939$（$C_{42}H_{72}O_{14}$），保留时间为22.57 min。对其进行子离子分析（图1−41），$m/z = 799.4973$ 推测为其［M−H]⁻峰，$m/z = 637.4388$ 推测为［M−H]⁻峰丢失一分子 glc 产生，$m/z = 475.3821$ 推测为［M−H]⁻峰丢失两分子 glc 产生。其保留时间及裂解行为与人参皂苷 Rg_1 对照品一致，故确证该化合物为人参皂苷 Rg_1。

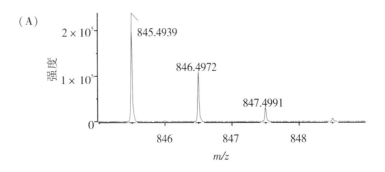

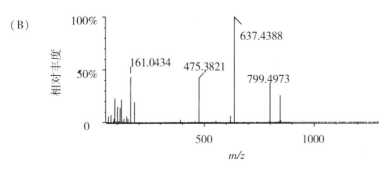

图1−41　化合物30负模式下一级扫描图（A）及二级碎片质谱图（B）

化合物31：准分子离子峰[M−H+HCOOH]⁻为 $m/z = 991.5534$（$C_{48}H_{82}O_{18}$），保留时间为22.84 min。对其进行子离子分析（图1−42），$m/z = 945.5648$ 推测为其［M−H]⁻峰，$m/z = 783.5071$ 推测为［M−H]⁻峰丢失一分子 glc 产生，$m/z = 637.4426$ 推测为［M−H]⁻峰同时丢失一分子 glc 和一分子 rha 产生，$m/z = 475.3846$ 推测为［M−H]⁻峰同时丢失两分子 glc 和一分子 rha 产生。根据该化合物的精确分子量、质谱行为和文献[10]，推测该化合物为人参皂苷 Re。

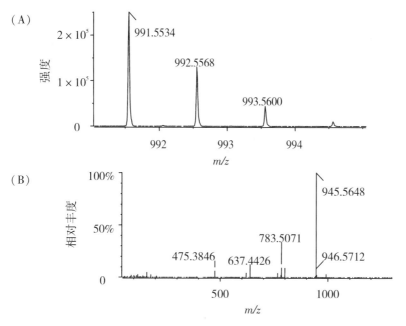

图1-42 化合物31负模式下一级扫描图（A）及二级碎片质谱图（B）

化合物32：准分子离子峰［M+H］⁺为 $m/z = 459.3829$（$C_{30}H_{50}O_3$），保留时间为23.44 min。对其进行子离子分析（图1-43），$m/z = 441.3719$，423.3589和405.3503推测分别为准分子离子峰丢失一分子、两分子和三分子 H_2O 产生。根据该化合物的精确分子量和质谱行为，推测该化合物为大豆甾醇B。

化合物37：准分子离子峰［M-H+HCOOH］⁻为 $m/z = 815.4829$（$C_{41}H_{70}O_{13}$），保留时间为28.36 min。对其进行子离子分析（图1-44），$m/z = 769.4897$ 推测为其［M-H］⁻峰，$m/z = 607.4285$ 推测为［M-H］⁻峰丢失一分子 glc 产生，$m/z = 475.3824$ 推测为［M-H］⁻峰同时丢失一分子 $C_5H_8O_4$ 和一分子 glc 产生。根据该化合物的精确分子量、质谱行为和文献[11]，推测该化合物为三七皂苷 R_2 同分异构体。

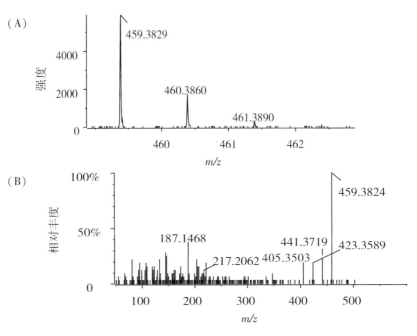

图 1-43 化合物 32 正模式下一级扫描图（A）及二级碎片质谱图（B）

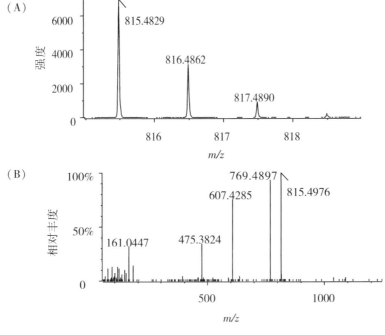

图 1-44 化合物 37 负模式下一级扫描图（A）及二级碎片质谱图（B）

化合物40：准分子离子峰$[M-H+HCOOH]^-$为 $m/z=815.4833$（$C_{41}H_{70}O_{13}$），保留时间为29.89 min。对其进行子离子分析（图1-45），$m/z=769.4859$ 推测为其$[M-H]^-$峰，$m/z=637.4426$ 推测为$[M-H]^-$峰丢失一分子 $C_5H_8O_4$ 产生，$m/z=619.4323$ 推测为$[M-H]^-$峰同时丢失一分子 $C_5H_8O_4$ 和一分子 H_2O 产生，$m/z=475.3841$ 推测为$[M-H]^-$峰同时丢失一分子 $C_5H_8O_4$ 和一分子 glc 产生。根据该化合物的精确分子量、质谱行为和文献[11,8]，推测该化合物为三七皂苷 R_2 同分异构体。

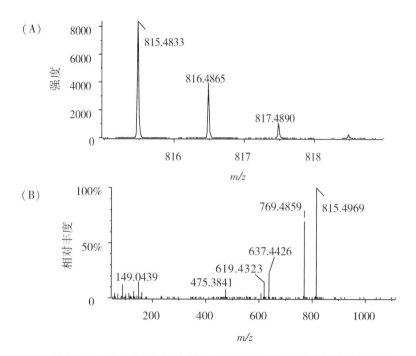

图1-45　化合物40负模式下一级扫描图（A）及二级碎片质谱图（B）

化合物41：准分子离子峰$[M-H+HCOOH]^-$为 $m/z=961.5414$（$C_{47}H_{80}O_{17}$），保留时间为31.00 min。对其进行子离子分析（图1-46），$m/z=915.5530$ 推测为其$[M-H]^-$峰，$m/z=783.5005$ 推测为$[M-H]^-$峰丢失一分子 $C_5H_8O_4$ 产生，$m/z=637.4370$ 推测为$[M-H]^-$峰同时丢失一分子 $C_5H_8O_4$ 和一分子 $C_6H_{10}O_4$ 产生，$m/z=475.3778$ 推测为$[M-H]^-$峰同时丢失一分子 $C_5H_8O_4$、一分子 $C_6H_{10}O_4$ 和一分子 glc 产生。根据该化合物的精确分子量、质谱行为和文献[7]，推测该化合物为 Saponin 2。

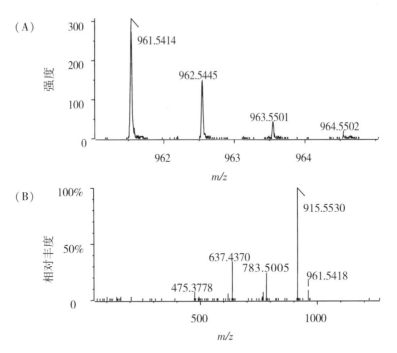

图 1-46　化合物 41 负模式下一级扫描图（A）及二级碎片质谱图（B）

化合物 42：准分子离子峰 $[M-H+HCOOH]^-$ 为 $m/z=815.4807$（$C_{41}H_{70}O_{13}$），保留时间为 31.30 min。对其进行子离子分析（图 1-47），$m/z=769.5366$ 推测为其 $[M-H]^-$ 峰，$m/z=637.4407$ 推测为 $[M-H]^-$ 峰丢失一分子 $C_5H_8O_4$ 产生，$m/z=475.3810$ 推测为 $[M-H]^-$ 峰同时丢失一分子 $C_5H_8O_4$ 和一分子 glc 产生。根据该化合物的精确分子量、质谱行为和文献[11,8]，推测该化合物为三七皂苷 R_2 同分异构体。

化合物 45：准分子离子峰 $[M-H+HCOOH]^-$ 为 $m/z=699.4343$（$C_{36}H_{62}O_{10}$），保留时间为 37.43 min。对其进行子离子分析（图 1-48），$m/z=653.4409$ 推测为其 $[M-H]^-$ 峰，$m/z=491.3824$ 推测为 $[M-H]^-$ 峰丢失一分子 glc 产生。根据该化合物的精确分子量、质谱行为和文献[8]，推测其为三七皂苷 R_8／三七皂苷 R_9 及其同分异构体。

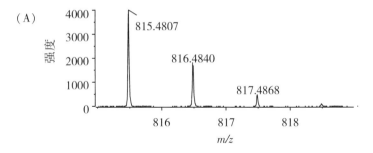

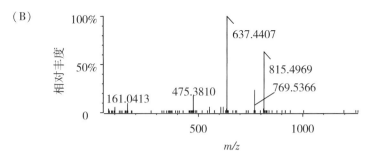

图 1 - 47 化合物 42 负模式下一级扫描图（A）及二级碎片质谱图（B）

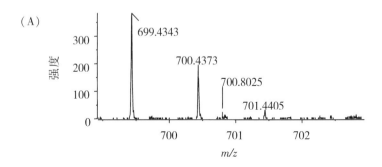

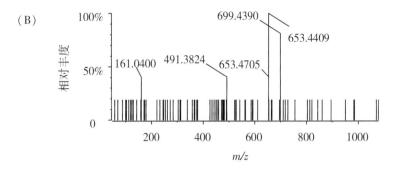

图 1 - 48 化合物 45 负模式下一级扫描图（A）及二级碎片质谱图（B）

化合物 47：准分子离子峰 [M − H + HCOOH]⁻ 为 $m/z = 845.4937$（$C_{42}H_{72}O_{14}$），保留时间为 39.35 min。对其进行子离子分析（图 1 − 49），$m/z = 799.5020$ 推测为其 [M − H]⁻ 峰，$m/z = 637.4407$ 推测为 [M − H]⁻ 峰丢失一分子 glc 产生，$m/z = 475.3817$ 推测为 [M − H]⁻ 峰丢失两分子 glc 产生。根据该化合物的精确分子量、质谱行为和文献[11]，推测该化合物为人参皂苷 Rf。

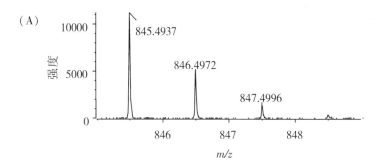

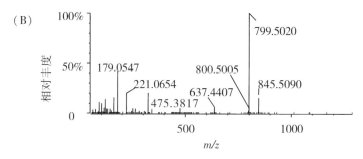

图 1 − 49   化合物 47 负模式下一级扫描图（A）及二级碎片质谱图（B）

化合物 48：准分子离子峰 [M − H + HCOOH]⁻ 为 $m/z = 815.4838$）$C_{41}H_{70}O_{13}$），保留时间为 39.58 min。对其进行子离子分析（图 1 − 50），$m/z = 769.4898$ 推测为其 [M − H]⁻ 峰，$m/z = 637.4423$ 推测为 [M − H]⁻ 峰丢失一分子 $C_5H_8O_4$ 产生，$m/z = 475.3836$ 推测为 [M − H]⁻ 峰同时丢失一分子 $C_5H_8O_4$ 和一分子 glc 产生。根据该化合物的精确分子量、质谱行为和文献[11,8]，推测该化合物为三七皂苷 R_2 同分异构体。

化合物 49：准分子离子峰 [M + Na]⁺ 为 $m/z = 1263.6353$（$C_{59}H_{100}O_{27}$），保留时间为 41.38 min（图 1 − 51）。根据该化合物的精确分子量和文献[11]，推测该化合物为三七皂苷 R_4。

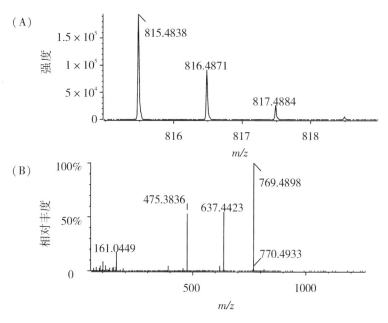

图1-50 化合物48负模式下一级扫描图（A）及二级碎片质谱图（B）

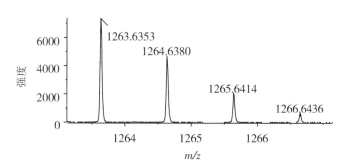

图1-51 化合物49正模式下一级扫描图

化合物50：准分子离子峰 $[M - H + HCOOH]^-$ 为 $m/z = 829.4997$（$C_{42}H_{72}O_{13}$），保留时间为42.50 min。对其进行子离子分析（图1-52），$m/z = 783.5060$ 推测为其 $[M - H]^-$ 峰，$m/z = 637.4417$ 推测为 $[M - H]^-$ 峰丢失一分子 $C_6H_{10}O_4$ 产生，$m/z = 619.4320$ 推测为 $[M - H]^-$ 峰同时丢失一分子 $C_6H_{10}O_4$ 和一分子 H_2O 产生，$m/z = 475.3834$ 推测为 $[M - H]^-$ 峰同时丢失一分子 $C_6H_{10}O_4$ 和一分子 glc 产生。根据该化合物的精确分子量、质谱行为和文献[8]，推测该化合物为人参皂苷 Rg_2。

化合物51：准分子离子峰 $[M - H + HCOOH]^-$ 为 $m/z = 683.4405$（$C_{36}H_{62}O_9$），保留时间为42.78 min。对其进行子离子分析（图1-53），$m/z = 637.4439$ 推测为其 $[M - H]^-$ 峰，$m/z = 475.3838$ 推测为 $[M - H]^-$ 峰丢失一分子 glc 产生。根据该化合物的精确分子量、质谱行为和文献[12]，推测该化合物为三七皂苷 B_1。

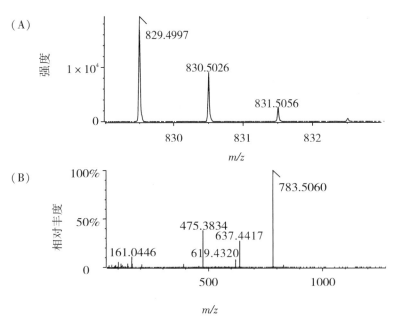

图 1 - 52 化合物 50 负模式下一级扫描图（A）及二级碎片质谱图（B）

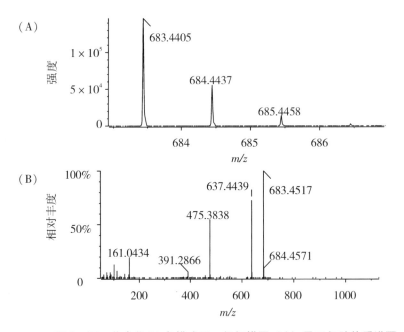

图 1 - 53 化合物 51 负模式下一级扫描图（A）及二级碎片质谱图（B）

化合物 52：准分子离子峰 ［M + Na］⁺ 为 $m/z = 1263.6350$（$C_{59}H_{100}O_{27}$），保留时间为 43.51 min（图 1 - 54）。根据该化合物的精确分子量和文献[11]，推测该化合物为三七皂苷 Fa。

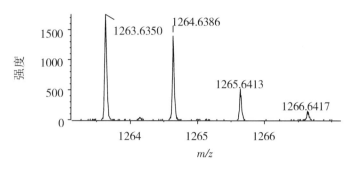

图 1 – 54 化合物 52 正模式下一级扫描图

化合物 53：准分子离子峰 [M + Na]$^+$ 为 $m/z = 1263.6351$（$C_{59}H_{100}O_{27}$），保留时间为 45.77 min（图 1 – 55）。根据该化合物的精确分子量和文献[13]，推测该化合物为人参皂苷 Ra$_3$。

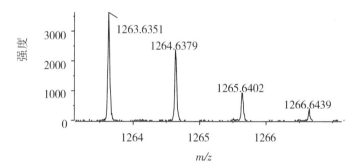

图 1 – 55 化合物 53 正模式下一级扫描图

化合物 54：准分子离子峰 [M – H + HCOOH]$^-$ 为 $m/z = 1153.6077$（$C_{54}H_{92}O_{23}$），保留时间为 45.89 min。对其进行子离子分析（图 1 – 56），$m/z = 1107.6228$ 推测为其 [M – H]$^-$ 峰，$m/z = 945.5644$ 推测为 [M – H]$^-$ 峰丢失一分子 glc 产生，$m/z = 783.5072$ 推测为 [M – H]$^-$ 峰丢失两分子 glc 产生。其保留时间及裂解行为与人参皂苷 Rb$_1$ 对照品一致，故确证该化合物为人参皂苷 Rb$_1$。

化合物 55：准分子离子峰 [M – H + HCOOH]$^-$ 为 $m/z = 1123.5952$（$C_{53}H_{90}O_{22}$），保留时间为 47.96 min。对其进行子离子分析（图 1 – 57），$m/z = 1077.6148$ 推测为其 [M – H]$^-$ 峰，$m/z = 945.5338$ 推测为 [M – H]$^-$ 峰丢失一分子 ara 产生，$m/z = 783.4980$ 推测为 [M – H]$^-$ 峰同时丢失一分子 glc 和一分子 ara 产生。根据该化合物的精确分子量、质谱行为和文献[14]，推测该化合物为人参皂苷 Rc。

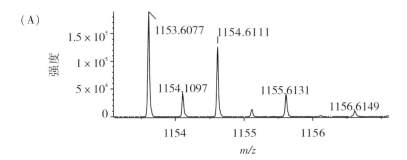

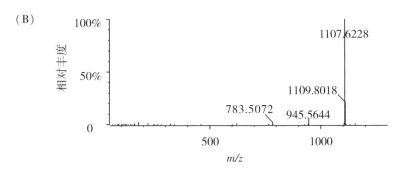

图 1-56　化合物 54 负模式下一级扫描图（A）、二级碎片质谱图（B）

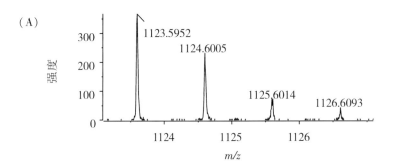

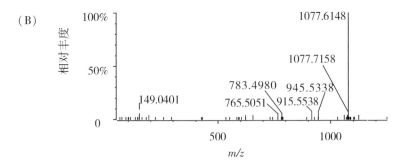

图 1-57　化合物 55 负模式下一级扫描图（A）及二级碎片质谱图（B）

　　化合物56：准分子离子峰［M + Na］⁺为 m/z = 807.4495（$C_{41}H_{68}O_{14}$），保留时间为 49.09 min。对其进行子离子分析（图1 – 58），m/z = 627.3805 推测为［M + Na］⁺峰同时丢失一分子 glc 和一分子 H_2O 产生。其保留时间及裂解行为及黄芪甲苷Ⅲ对照品一致，故确证该化合物为黄芪甲苷Ⅳ。

（A）

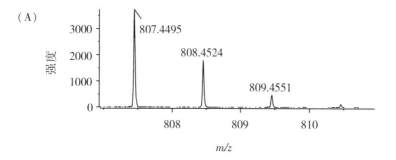

（B）

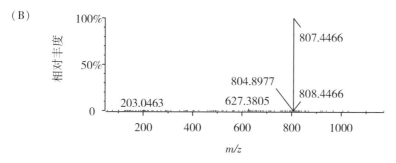

图1 – 58　化合物56正模式下一级扫描图（A）及二级碎片质谱图（B）

　　化合物57：准分子离子峰［M + Na］⁺为 m/z = 807.4502（$C_{41}H_{68}O_{14}$），保留时间为 49.79 min。对其进行子离子分析（图1 – 59），m/z = 495.3434 推测为［M + Na］⁺峰同时丢失一分子 glc、一分子 xyl 和一分子 H_2O 产生。根据该化合物的精确分子量和质谱行为，推测该化合物为黄芪甲苷Ⅲ。

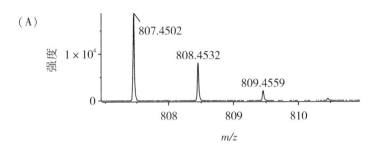

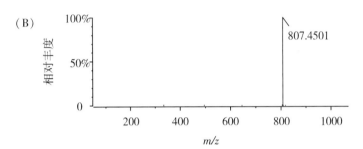

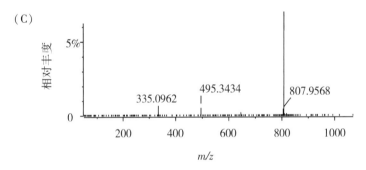

图 1-59 化合物 57 正模式下一级扫描图（A）、二级碎片质谱图（B）
及二级质谱图局部放大（C）

化合物 58：准分子离子峰 $[M-H+HCOOH]^-$ 为 $m/z = 1123.5961$ （$C_{53}H_{90}O_{22}$），
保留时间为 50.00 min。对其进行子离子分析（图 1-60），$m/z = 1077.6143$ 推测为
其 $[M-H]^-$ 峰，$m/z = 945.5768$ 推测为 $[M-H]^-$ 峰丢失一分子 ara 产生，$m/z =$
783.5182 推测为 $[M-H]^-$ 峰同时丢失一分子 glc 和一分子 ara 产生。根据该化合
物的精确分子量、质谱行为和文献[14]，推测该化合物为人参皂苷 Rb₂。

化合物 59：准分子离子峰 $[M-H+HCOOH]^-$ 为 $m/z = 683.4391$ （$C_{36}H_{62}O_9$），
保留时间为 50.78 min。对其进行子离子分析（图 1-61），$m/z = 637.4461$ 推测为
其 $[M-H]^-$ 峰，$m/z = 475.3828$ 推测为 $[M-H]^-$ 峰丢失一分子 glc 产生。根据该
化合物的精确分子量、质谱行为和文献[12]，推测该化合物为人参皂苷 Rh₁。

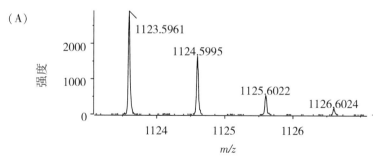

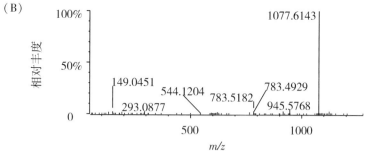

图1-60　化合物58负模式下一级扫描图（A）及二级碎片质谱图（B）

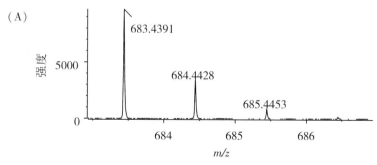

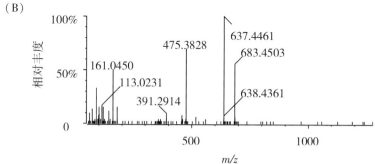

图1-61　化合物59负模式下一级扫描图（A）及二级碎片质谱图（B）

　　化合物 60：准分子离子峰 [M − H + HCOOH]⁻ 为 $m/z = 1123.5961$（$C_{53}H_{90}O_{22}$），保留时间为 51.91 min。对其进行子离子分析（图 1−62），$m/z = 1077.6112$ 推测为其 [M − H]⁻ 峰，$m/z = 945.5824$ 推测为 [M − H]⁻ 峰丢失一分子 ara 产生，$m/z = 783.4980$ 推测为 [M − H]⁻ 峰同时丢失一分子 glc 和一分子 ara 产生。根据该化合物的精确分子量、质谱行为和文献[14]，推测该化合物为人参皂苷 Rb₃。

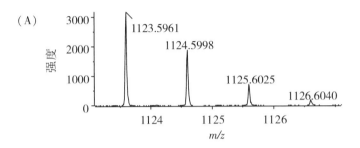

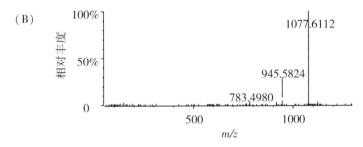

图 1−62　化合物 60 负模式下一级扫描图（A）及二级碎片质谱图（B）

　　化合物 61：准分子离子峰 [M − H + HCOOH]⁻ 为 $m/z = 1195.6172$（$C_{56}H_{94}O_{24}$），保留时间为 52.56 min。对其进行子离子分析（图 1−63），$m/z = 1149.6374$ 推测为其 [M − H]⁻ 峰，$m/z = 1107.6223$ 推测为 [M − H]⁻ 峰丢失一分子 Ac 产生，$m/z = 1089.5652$ 推测为 [M − H]⁻ 峰同时丢失一分子 Ac 和一分子 H₂O 产生，$m/z = 945.5859$ 推测为 [M − H]⁻ 峰同时丢失一分子 Ac 和一分子 glc 产生，$m/z = 783.5279$ 推测为 [M − H]⁻ 峰同时丢失一分子 Ac 和两分子 glc 产生。根据该化合物的精确分子量、质谱行为和文献[10]，推测该化合物为 quinquenoside R₁。

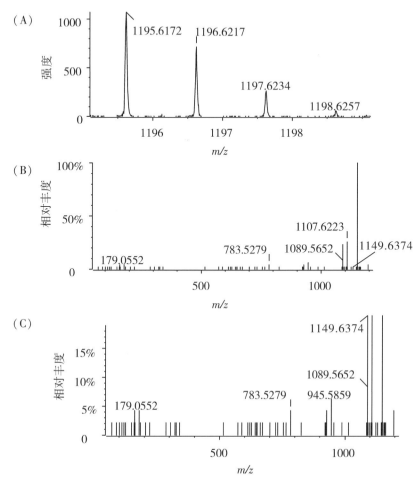

图 1 - 63　化合物 61 负模式下一级扫描图（A）、二级碎片质谱图（B）
及二级质谱图局部放大（C）

化合物 62：准分子离子峰 $[M - H + HCOOH]^-$ 为 $m/z = 975.5581（C_{48}H_{82}O_{17}）$，保留时间为 53.55 min。对其进行子离子分析（图 1 - 64），$m/z = 929.5724$ 推测为其 $[M - H]^-$ 峰，$m/z = 767.5067$ 推测为 $[M - H]^-$ 峰丢失一分子 glc 产生，$m/z = 605.4541$ 推测为 $[M - H]^-$ 峰丢失两分子 glc 产生。根据该化合物的精确分子量和质谱行为，推测该化合物为三七皂苷 $R_3/R_6/M/N$。

化合物 64：准分子离子峰 $[M - H + HCOOH]^-$ 为 $m/z = 991.5524（C_{48}H_{82}O_{18}）$，保留时间为 54.11 min。对其进行子离子分析（图 1 - 65），$m/z = 945.5630$ 推测为其 $[M - H]^-$ 峰，$m/z = 783.5032$ 推测为 $[M - H]^-$ 峰丢失一分子 glc 产生，$m/z = 621.4447$ 推测为 $[M - H]^-$ 峰丢失两分子 glc 产生。根据该化合物的精确分子量、质谱行为和文献[10]，推测该化合物为人参皂苷 Rd。

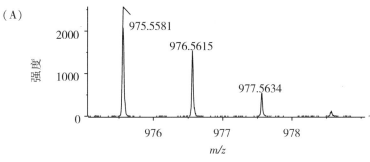

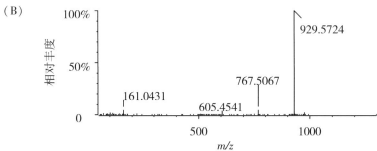

图 1-64　化合物 62 负模式下一级扫描图（A）及二级碎片质谱图（B）

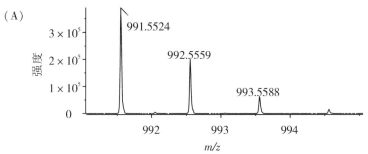

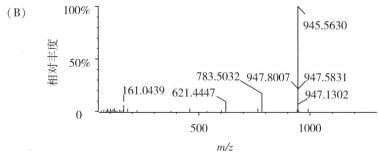

图 1-65　化合物 64 负模式下一级扫描图（A）及二级碎片质谱图（B）

化合物 65：准分子离子峰［M + Na］⁺ 为 $m/z = 849.4599$（$C_{43}H_{70}O_{15}$），保留时间为 55.63 min。对其进行子离子分析（图 1-66），$m/z = 669.3918$ 推测为［M + Na］⁺峰同时丢失一分子 glc 和一分子 H_2O 产生。根据该化合物的精确分子量、质谱行为和文献[5]，推测该化合物为黄芪甲苷Ⅱ/Trojanoside A。

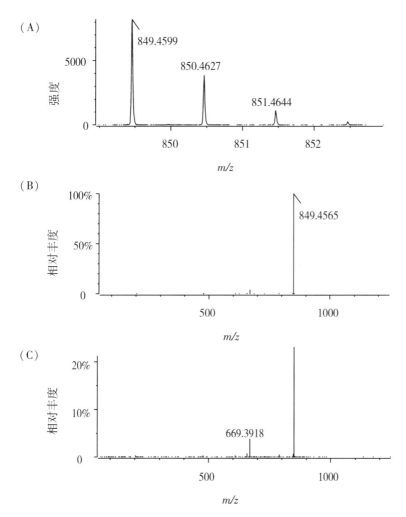

图 1-66 化合物 65 正模式下一级扫描图（A）、二级碎片质谱图（B）
及二级质谱图局部放大（C）

化合物 66：准分子离子峰［M − H + HCOOH］⁻ 为 $m/z = 991.5534$（$C_{48}H_{82}O_{18}$），保留时间为 56.75 min。对其进行子离子分析（图 1-67），$m/z = 945.5626$ 推测为其［M − H］⁻峰，$m/z = 783.5033$ 推测为［M − H］⁻峰丢失一分子 glc 产生，$m/z = 621.4448$ 推测为［M − H］⁻峰丢失两分子 glc 产生。根据该化合物的精确分子量、质谱行为和文献[10]，推测该化合物为绞股蓝皂苷ⅩⅦ。

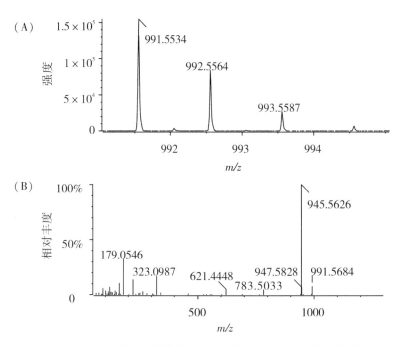

图 1-67 化合物 66 负模式下一级扫描图 (A) 及二级碎片质谱图 (B)

化合物 67：准分子离子峰 $[M-H+HCOOH]^-$ 为 $m/z=961.5425$（$C_{47}H_{80}O_{17}$），保留时间为 57.74 min。对其进行子离子分析（图 1-68），$m/z=915.5553$ 推测为其 $[M-H]^-$ 峰，$m/z=783.5046$ 推测为 $[M-H]^-$ 峰丢失一分子 $C_5H_8O_4$ 产生，$m/z=621.4453$ 推测为 $[M-H]^-$ 峰同时丢失一分子 $C_5H_8O_4$ 和一分子 glc 产生。根据该化合物的精确分子量、质谱行为和文献[10]，推测该化合物为绞股蓝皂苷 IX。

化合物 68：准分子离子峰 $[M-H+HCOOH]^-$ 为 $m/z=683.4388$（$C_{36}H_{62}O_9$），保留时间为 58.10 min。对其进行子离子分析（图 1-69），$m/z=637.4388$ 推测为其 $[M-H]^-$ 峰，$m/z=475.3804$ 推测为 $[M-H]^-$ 峰丢失一分子 glc 产生，457.3678 推测为 $[M-H]^-$ 峰同时丢失一分子 glc 和一分子 H_2O 产生。根据该化合物的精确分子量、质谱行为和文献[15]，推测该化合物为人参皂苷 F_1。

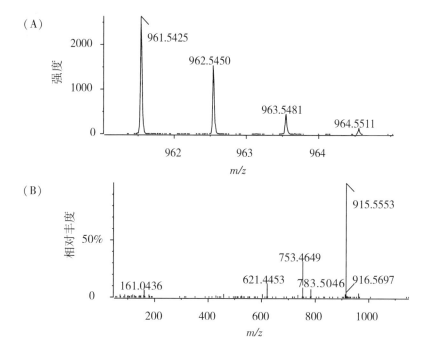

图 1-68　化合物 67 负模式下一级扫描图（A）及二级碎片质谱图（B）

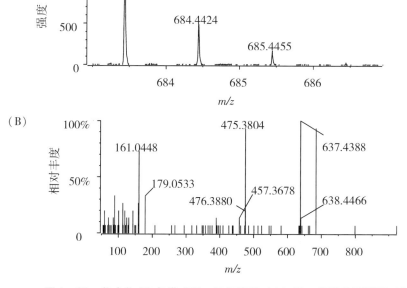

图 1-69　化合物 68 负模式下一级扫描图（A）及二级碎片质谱图（B）

化合物 69：准分子离子峰 [M − H + HCOOH]⁻ 为 $m/z = 961.5433$（$C_{47}H_{80}O_{17}$），保留时间为 58.90 min。对其进行子离子分析（图 1 − 70），$m/z = 915.5549$ 推测为其 [M − H]⁻ 峰，$m/z = 783.5090$ 推测为 [M − H]⁻ 峰丢失一分子 $C_5H_8O_4$ 产生，$m/z = 621.4482$ 推测为 [M − H]⁻ 峰同时丢失一分子 $C_5H_8O_4$ 和一分子 glc 产生。根据该化合物的精确分子量、质谱行为和文献[7]，推测该化合物为三七皂苷 Fe。

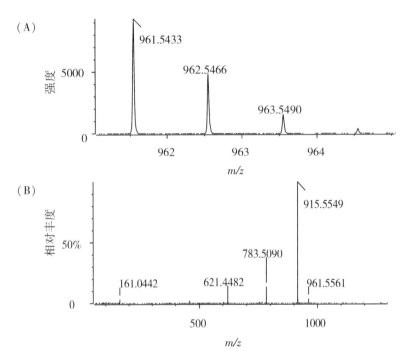

图 1 − 70 化合物 69 负模式下一级扫描图（A）及二级碎片质谱图（B）

化合物 70：准分子离子峰 [M + Na]⁺ 为 $m/z = 791.4549$（$C_{41}H_{68}O_{13}$），保留时间为 60.23 min。对其进行子离子分析（图 1 − 71），$m/z = 479.3543$ 推测为 [M + Na]⁺ 峰同时丢失一分子 glc、一分子 xyl 和一分子 H_2O 产生。根据该化合物的精确分子量和质谱行为，推测该化合物为金翼黄芪皂苷 A。

化合物 71：准分子离子峰 [M − H + HCOOH]⁻ 为 $m/z = 829.4996$（$C_{42}H_{72}O_{13}$），保留时间为 62.94 min。对其进行子离子分析（图 1 − 72），$m/z = 783.5070$ 推测为其 [M − H]⁻ 峰，$m/z = 621.4466$ 推测为 [M − H]⁻ 峰丢失一分子 glc 产生，$m/z = 459.3902$ 推测为 [M − H]⁻ 峰丢失两分子 glc 产生。根据该化合物的精确分子量、质谱行为和文献[10]，推测该化合物为人参皂苷 F_2。

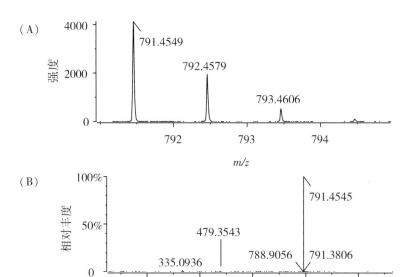

图1-71 化合物70正模式下一级扫描图（A）及二级碎片质谱图（B）

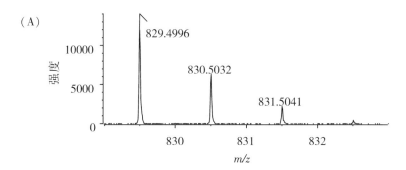

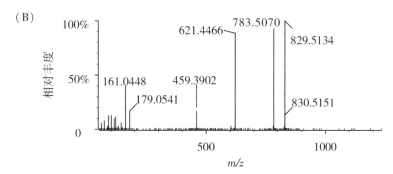

图1-72 化合物71负模式下一级扫描图（A）及二级碎片质谱图（B）

化合物73: 准分子离子峰 $[M+Na]^+$ 为 $m/z=891.4708$ ($C_{45}H_{72}O_{16}$), 保留时间为 63.71 min。对其进行子离子分析 (图1-73), $m/z=711.4055$ 推测为 $[M+Na]^+$ 峰同时丢失一分子 glc 和一分子 H_2O 产生, $m/z=651.3800$ 推测为 $[M+Na]^+$ 峰同时丢失一分子 glc、一分子 H_2O 和一分子 AcOH 产生。根据该化合物的精确分子量、质谱行为和文献[5], 推测该化合物为黄芪甲苷I。

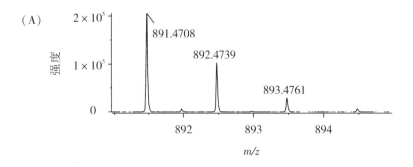

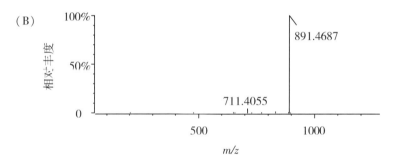

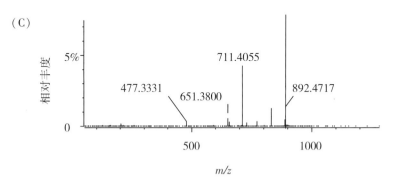

图1-73 化合物73正模式下一级扫描图 (A)、二级碎片质谱图 (B)
及二级质谱图局部放大 (C)

化合物75：准分子离子峰［M－H＋HCOOH］⁻为 $m/z=829.4993$（$C_{42}H_{72}O_{13}$），保留时间为 65.71 min。对其进行子离子分析（图 1－74），$m/z=783.5078$ 推测为其［M－H］⁻峰，$m/z=621.4479$ 推测为［M－H］⁻峰丢失一分子 glc 产生，$m/z=459.3896$ 推测为［M－H］⁻丢失两分子 glc 产生。根据该化合物的精确分子量、质谱行为和文献[14]，推测该化合物为人参皂苷 Rg₃。

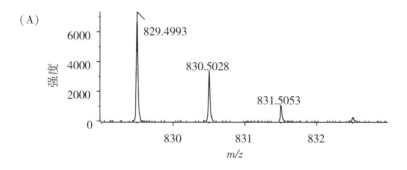

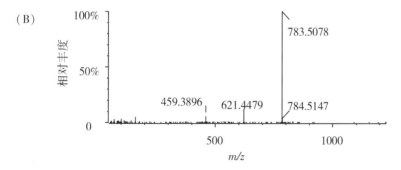

图 1－74　化合物 75 负模式下一级扫描图（A）及二级碎片质谱图（B）

化合物76：准分子离子峰［M＋Na］⁺为 $m/z=891.4709$（$C_{45}H_{72}O_{16}$），保留时间为 65.82 min。对其进行子离子分析（图 1－75），$m/z=711.4063$ 推测为［M＋Na］⁺峰同时丢失一分子 glc 和一分子 H_2O 产生。根据该化合物的精确分子量、质谱行为和文献[5]，推测该化合物为异黄芪甲苷Ⅰ。

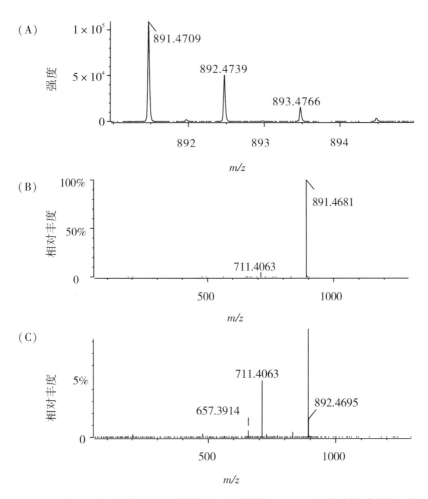

图 1-75 化合物 76 正模式下一级扫描图（A）、二级碎片质谱图（B）
及二级质谱图局部放大（C）

化合物 85：准分子离子峰 [M + Na]$^+$ 为 m/z = 933.4814（C$_{47}$H$_{74}$O$_{17}$），保留时间为 73.80 min。对其进行子离子分析（图 1-76），m/z = 873.4577 推测为 [M + Na]$^+$ 峰丢失一分子 AcOH 产生，m/z = 693.3875 推测为 [M + Na]$^+$ 峰同时丢失一分子 glc、一分子 H$_2$O 和一分子 AcOH 产生。根据该化合物的精确分子量、质谱行为和文献[5]，推测该化合物为乙酰黄芪皂苷 I。

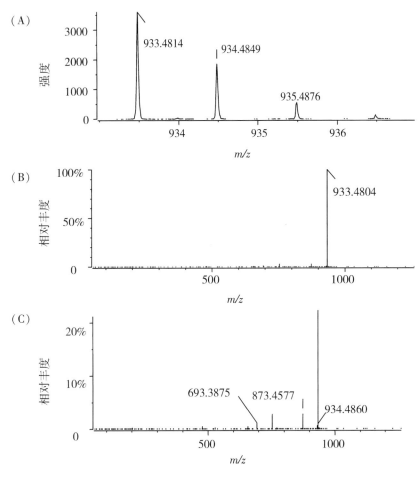

图 1 - 76　化合物 85 正模式下一级扫描图（A）、二级碎片质谱图（B）
及二级质谱图局部放大（C）

化合物 86：准分子离子峰 [M - H + HCOOH]⁻ 为 $m/z = 667.4443$（$C_{36}H_{62}O_8$），保留时间为 74.54 min。对其进行子离子分析（图 1 - 77），$m/z = 621.4504$ 推测为其 [M - H]⁻ 峰，$m/z = 459.4031$ 推测为 [M - H]⁻ 峰丢失一分子 glc 产生。根据该化合物的精确分子量、质谱行为和文献[14]，推测该化合物为三七皂苷 R_7。

化合物 88：准分子离子峰 [M - H + HCOOH]⁻ 为 $m/z = 667.4411$（$C_{36}H_{62}O_8$），保留时间为 76.07 min。对其进行子离子分析（图 1 - 78），$m/z = 621.4384$ 推测为其 [M - H]⁻ 峰。根据该化合物的精确分子量、质谱行为和文献[10]，推测该化合物为人参皂苷 Rh_2。

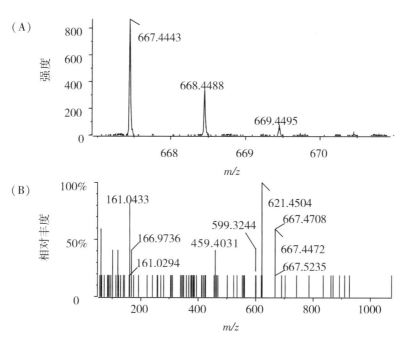

图1-77 化合物86负模式下一级扫描图（A）及二级碎片质谱图（B）

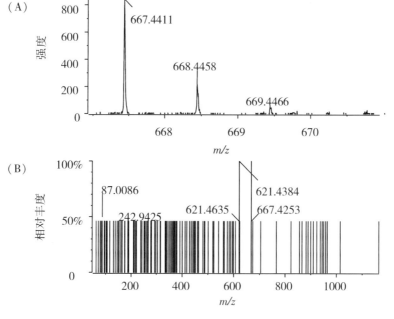

图1-78 化合物88负模式下一级扫描图（A）及二级碎片质谱图（B）

（五）萜类

1. 环烯醚萜苷类

化合物35：准分子离子峰［M+Na］$^+$为 $m/z=517.1675$（$C_{24}H_{30}O_{11}$），保留时间为 26.11 min。对其进行子离子分析（图1-79），$m/z=369.1141$ 推测为［M+Na］$^+$丢失一分子 $C_9H_8O_2$ 产生，$m/z=351.1027$ 推测为［M+Na］$^+$同时丢失一分子 $C_9H_8O_2$ 和一分子 H_2O 产生，$m/z=189.0520$ 推测为［M+Na］$^+$同时丢失一分子 $C_9H_8O_2$、一分子 H_2O 和一分子 glc 产生。其保留时间及裂解行为与哈巴俄苷对照品一致，故确证该化合物为哈巴俄苷。

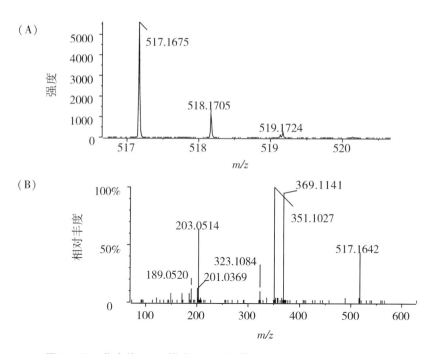

图1-79　化合物35正模式下一级扫描图（A）及二级碎片质谱图（B）

化合物36：准分子离子峰［M-H］$^-$为 $m/z=539.1768$（$C_{25}H_{32}O_{13}$），保留时间为 26.73 min。对其进行子离子分析（图1-80），$m/z=345.1203$ 推测为准分子离子峰丢失一分子阿魏酸产生。根据该化合物的精确分子量和质谱行为，推测该化合物为 8-O-阿魏酰基哈帕苷。

化合物77：准分子离子峰［M+Na］$^+$为 $m/z=893.2832$（$C_{43}H_{50}O_{19}$），保留时间为 66.31 min。对其进行子离子分析（图1-81），$m/z=715.2177$ 推测为［M+Na］$^+$峰丢失一分子 $C_{10}H_{10}O_3$ 产生，$m/z=537.1552$ 推测为［M+Na］$^+$峰丢失两分

子 $C_{10}H_{10}O_3$ 产生。根据该化合物的精确分子量和质谱行为，推测该化合物为 Scrophuloside A_4。

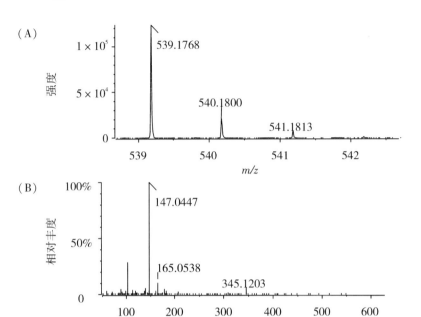

图 1-80　化合物 36 负模式下一级扫描图（A）及二级碎片质谱图（B）

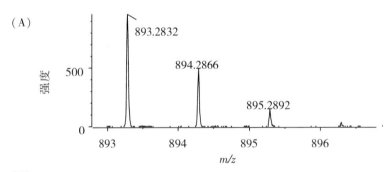

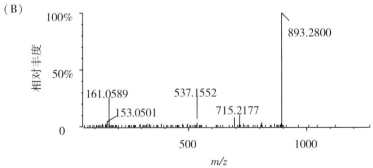

图 1-81　化合物 77 正模式下一级扫描图（A）及二级碎片质谱图（B）

化合物78：准分子离子峰［M + Na］$^+$为 $m/z = 863.2723$（$C_{42}H_{48}O_{18}$），保留时间为 67.06 min。对其进行子离子分析（图 1 - 82），$m/z = 685.2296$ 推测为［M + Na］$^+$峰丢失一分子 $C_{10}H_{10}O_3$ 产生。根据该化合物的精确分子量和质谱行为，推测该化合物为 Scrolepidoside B$_4$。

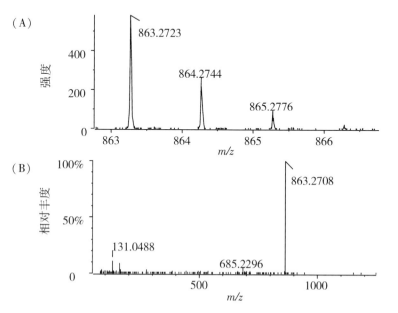

图 1 - 82 化合物 78 正模式下一级扫描图（A）及二级碎片质谱图（B）

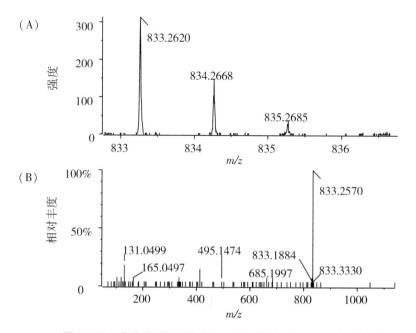

图 1 - 83 化合物 79 正模式下一级扫描图（A）及二级碎片质谱图（B）

化合物 79：准分子离子峰 [M + Na]$^+$ 为 $m/z = 833.2620$（$C_{41}H_{46}O_{17}$），保留时间为 67.82 min。对其进行子离子分析（图 1 - 83），$m/z = 685.1997$ 推测为 [M + Na]$^+$ 峰丢失一分子 $C_9H_8O_2$ 产生，$m/z = 495.1474$ 推测为 [M + Na]$^+$ 峰同时丢失一分子 $C_9H_8O_2$、一分子 glc 和一分子 H_2O 产生。根据该化合物的精确分子量和质谱行为，推测该化合物为 Scropolioside B。

2. 二萜醌类

此类化合物因具有醌式结构，在二级质谱图中通常会出现丢失 1 ～ 2 分子 CO 的碎片离子峰，现以丹参酮ⅡA 为例进行说明（图 1 - 84）。

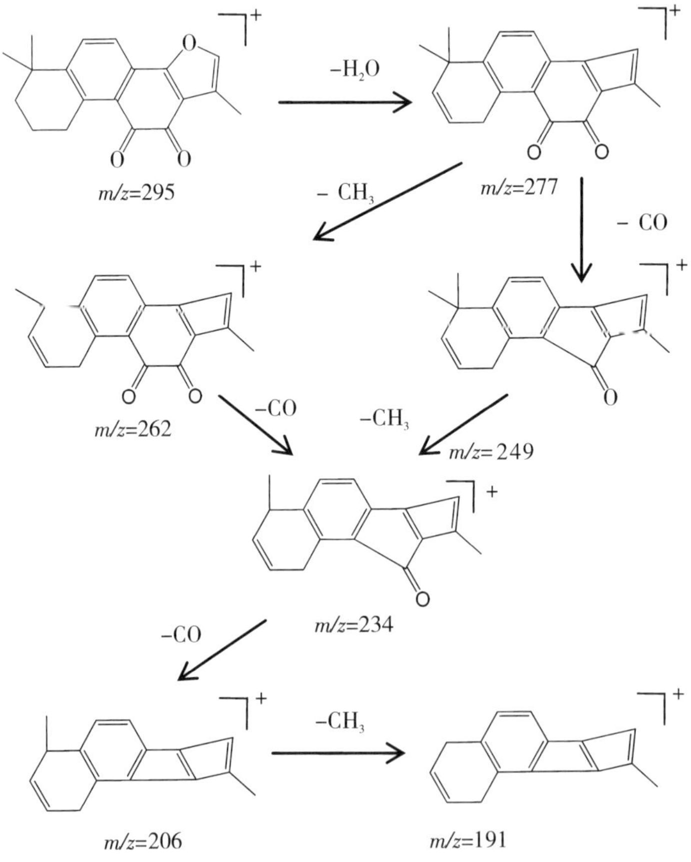

图 1 - 84　丹参酮ⅡA 的裂解途径

化合物 44：准分子离子峰 [M + H]$^+$ 为 $m/z = 313.1435$（$C_{19}H_{20}O_4$），保留时间为 34.06 min。对其进行子离子分析（图 1 - 85），$m/z = 269.1510$ 推测为准分子离子峰丢失一分子 CO_2 产生。根据该化合物的精确分子量、质谱行为和文献[16]，推测该化合物为丹参酚醌Ⅱ。

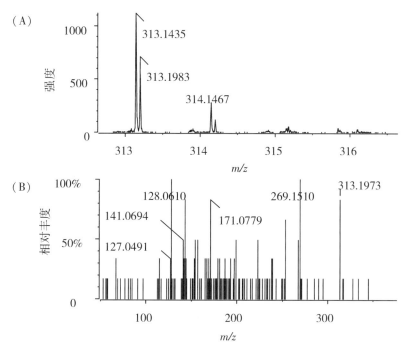

图1-85　化合物44正模式下一级扫描图（A）及二级碎片质谱图（B）

化合物63：准分子离子峰［M+H］$^+$为$m/z=311.1277$（$C_{19}H_{18}O_4$），保留时间为53.93 min。对其进行子离子分析（图1-86），$m/z=293.1151$和275.1054推测分别为准分子离子峰丢失一分子和两分子H_2O产生，$m/z=265.0837$推测为准分子离子峰同时丢失一分子H_2O和一分子CO产生，$m/z=251.1048$推测为准分子离子峰同时丢失一分子H_2O和一分子C_3H_6产生，$m/z=247.1123$推测为准分子离子峰同时丢失一分子H_2O和两分子CO产生，$m/z=207.0818$推测为准分子离子峰同时丢失一分子H_2O和一分子CO_2产生。根据该化合物的精确分子量、质谱行为和文献[3,17]，推测该化合物为丹参酮II_B。

化合物72：准分子离子峰［M+H］$^+$为$m/z=279.1015$（$C_{18}H_{14}O_3$），保留时间为63.55 min。对其进行子离子分析（图1-87），$m/z=261.0895$推测为准分子离子峰丢失一分子H_2O产生，$m/z=233.0952$推测为准分子离子峰同时丢失一分子H_2O和一分子CO产生，$m/z=205.1002$推测为准分子离子峰同时丢失一分子H_2O和两分子CO产生，$m/z=190.0667$推测为准分子离子峰同时丢失一分子H_2O、两分子CO和一分子CH_3产生。根据该化合物的精确分子量、质谱行为和文献[3]，推测该化合物为15，16-二氢丹参酮I。

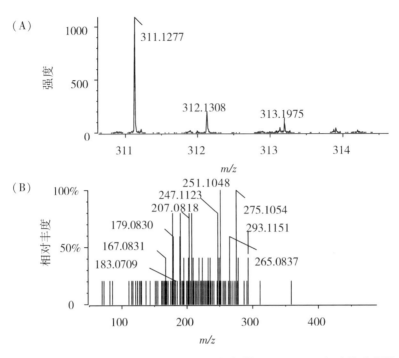

图 1-86 化合物 63 正模式下一级扫描图（A）及二级碎片质谱图（B）

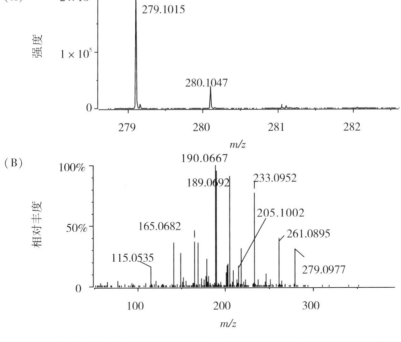

图 1-87 化合物 72 正模式下一级扫描图（A）及二级碎片质谱图（B）

化合物80：准分子离子峰［M＋H］$^+$为 $m/z=339.1225$（$C_{20}H_{18}O_5$），保留时间为68.73 min。对其进行子离子分析（图1－88），$m/z=279.0981$推测为准分子离子峰丢失一分子$C_2H_4O_2$产生，$m/z=261.0962$推测为准分子离子峰同时丢失一分子$C_2H_4O_2$和一分子H_2O产生，$m/z=233.0939$推测为准分子离子峰同时丢失一分子$C_2H_4O_2$、一分子H_2O和一分子CO产生，$m/z=205.0982$推测为准分子离子峰同时丢失一分子$C_2H_4O_2$、一分子H_2O和两分子CO产生，$m/z=190.0759$推测为准分子离子峰同时丢失一分子$C_2H_4O_2$、一分子H_2O、两分子CO和一分子CH_3产生。根据该化合物的精确分子量、质谱行为和文献[3,17]，推测该化合物为丹参酸甲酯。

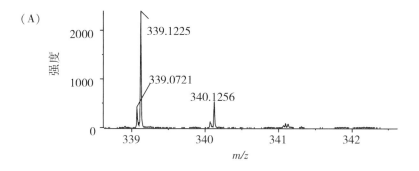

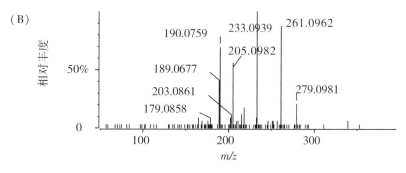

图1－88　化合物80正模式下一级扫描图（A）及二级碎片质谱图（B）

化合物83：准分子离子峰［M＋H］$^+$为 $m/z=297.1488$（$C_{19}H_{20}O_3$），保留时间为72.71 min。对其进行子离子分析（图1－89），$m/z=279.1364$推测为准分子离子峰丢失一分子H_2O产生，$m/z=251.1425$推测为准分子离子峰同时丢失一分子H_2O和一分子CO产生，$m/z=221.0949$推测为准分子离子峰同时丢失一分子H_2O和一分子HCOH产生。其保留时间及裂解行为与隐丹参酮对照品一致，故确证该化合物为隐丹参酮。

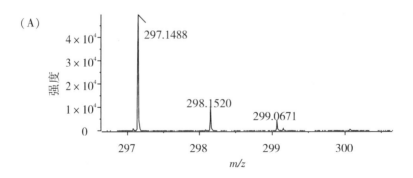

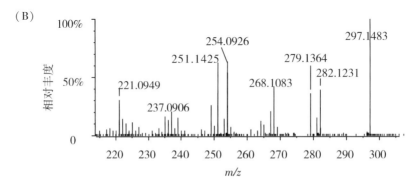

图 1 - 89 化合物 83 正模式下一级扫描图 (A) 及二级碎片质谱图 (B)

化合物 84：准分子离子峰 [M + H]$^+$ 为 $m/z = 277.0859$（$C_{18}H_{12}O_3$），保留时间为 72.86 min。对其进行子离子分析（图 1 - 90），$m/z = 249.0890$，221.0952 和 193.0997 推测分别为准分子离子峰丢失一分子、两分子和三分子 CO 产生，$m/z = 178.0771$ 推测为准分子离子峰同时丢失三分子 CO 和一分子 CH_3 产生。其保留时间及裂解行为与丹参酮 I 对照品一致，故确证该化合物为丹参酮 I。

化合物 87：准分子离子峰 [M + H]$^+$ 为 $m/z = 301.2159$（$C_{20}H_{28}O_2$），保留时间为 75.41 min。对其进行子离子分析（图 1 - 91），$m/z = 283.0500$ 推测为准分子离子峰丢失一分子 H_2O 产生，$m/z = 259.1650$ 推测为准分子离子峰同时丢失一分子 H_2O 和一分子 CO 产生。根据该化合物的精确分子量和质谱行为，推测该化合物为柳杉酚。

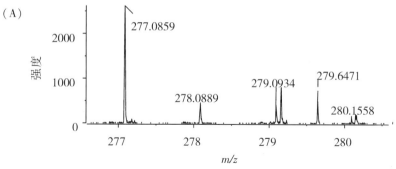

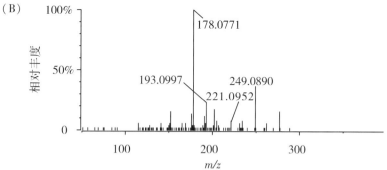

图1-90 化合物84正模式下一级扫描图（A）及二级碎片质谱图（B）

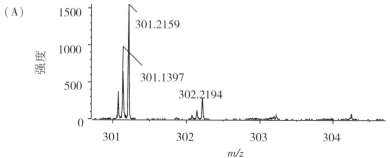

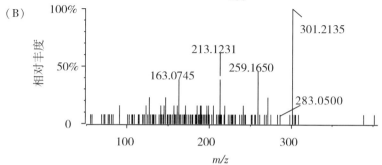

图-91 化合物87正模式下一级扫描图（A）及二级碎片质谱图（B）

化合物 89：准分子离子峰 $[M + H]^+$ 为 $m/z = 279.1012$（$C_{18}H_{14}O_3$），保留时间为 76.09 min。对其进行子离子分析（图 1 - 92），$m/z = 261.0913$ 推测为准分子离子峰丢失一分子 H_2O 产生，$m/z = 233.0949$ 推测为准分子离子峰同时丢失一分子 H_2O 和一分子 CO 产生，$m/z = 205.1010$ 推测为准分子离子峰同时丢失一分子 H_2O 和两分子 CO 产生，$m/z = 190.0766$ 推测为准分子离子峰同时丢失一分子 H_2O、两分子 CO 和一分子 CH_3 产生。根据该化合物的精确分子量、质谱行为和文献[3]，推测该化合物为 1，2 - 二氢丹参醌 I。

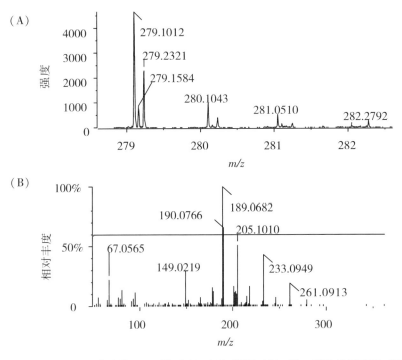

图 1 - 92　化合物 89 正模式下一级扫描图（A）及二级碎片质谱图（B）

化合物 90：准分子离子峰 $[M + H]^+$ 为 $m/z = 313.1433$（$C_{19}H_{20}O_4$），保留时间为 79.92 min。对其进行子离子分析（图 1 - 93），$m/z = 149.0220$ 推测为准分子离子峰丢失一分子 $C_9H_8O_3$ 产生。根据该化合物的精确分子量、质谱行为和文献[16 - 17]，推测该化合物为丹参酚醌 I。

化合物 91：准分子离子峰 $[M + H]^+$ 为 $m/z = 295.1329$（$C_{19}H_{18}O_3$），保留时间为 81.60 min。对其进行子离子分析（图 1 - 94），$m/z = 277.1224$ 推测为准分子离子峰丢失一分子 H_2O 产生，$m/z = 262.0973$ 推测为准分子离子峰同时丢失一分子 H_2O 和一分子 CH_3 产生，$m/z = 249.1268$ 推测为准分子离子峰同时丢失一分子 H_2O 和一分子 CO 产生，$m/z = 234.1036$ 推测为准分子离子峰同时丢失一分子 H_2O、一分子 CO 和一分子 CH_3 产生，$m/z = 206.1088$ 推测为准分子离子峰同时丢失一分子

H_2O、两分子 CO 和一分子 CH_3 产生，$m/z = 191.0844$ 推测为准分子离子峰同时丢失一分子 H_2O、两分子 CO 和两分子 CH_3 产生。其保留时间及裂解行为与丹参酮 II$_A$ 对照品一致，故确证该化合物为丹参酮 II$_A$。

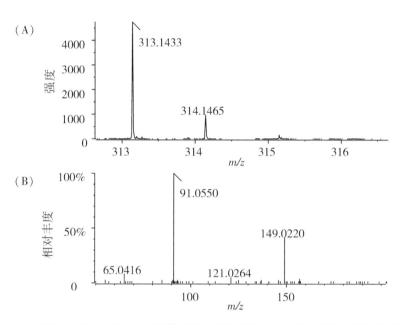

图 1-93　化合物 90 正模式下一级扫描图（A）及二级碎片质谱图（B）

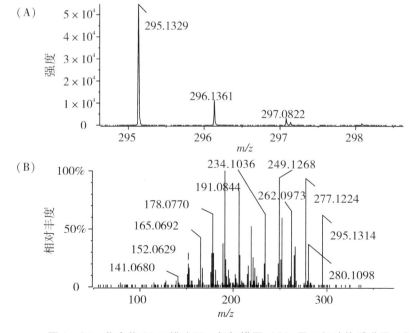

图 1-94　化合物 91 正模式下一级扫描图（A）及二级碎片质谱图（B）

化合物 92：准分子离子峰 $[M+H]^+$ 为 $m/z = 283.1690$（$C_{19}H_{22}O_2$），保留时间为 84.36 min。对其进行子离子分析（图 1-95），$m/z = 265.1560$ 推测为准分子离子峰丢失一分子 H_2O 产生，$m/z = 240.1122$ 推测为准分子离子峰同时丢失一分子 CO 和一分子 CH_3 产生。根据该化合物的精确分子量、质谱行为和文献[3]，推测该化合物为次甲丹参醌。

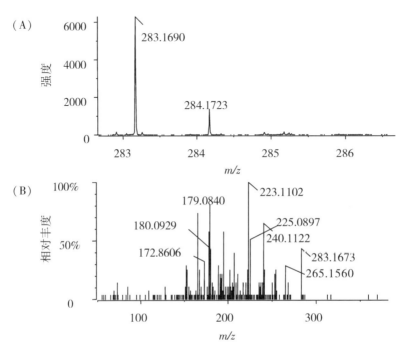

图 1-95　化合物 92 正模式下一级扫描图（A）及二级碎片质谱图（B）

3. 三萜类

化合物 74：准分子离子峰 $[M-H+HCOOH]^-$ 为 $m/z = 533.3484$（$C_{30}H_{48}O_5$），保留时间为 65.69 min。对其进行子离子分析（图 1-96），$m/z = 487.3467$ 推测为其 $[M-H]^-$ 峰，$m/z = 423.3391$ 推测为 $[M-H]^-$ 峰丢失一分子 HCOOH 产生。根据该化合物的精确分子量和质谱行为，推测该化合物为 2α，3β，19/24 - 三羟基乌苏 -12- 烯 -28-（羧）酸。

化合物 81：准分子离子峰 $[M+Na]^+$ 为 $m/z = 511.3388$（$C_{30}H_{48}O_5$），保留时间为 68.90 min。对其进行子离子分析（图 1-97），$m/z = 467.3569$ 推测为 $[M+Na]^+$ 峰丢失一分子 CO_2 产生。根据该化合物的精确分子量和质谱行为，推测该化合物为 2α，3β，19/24 - 三羟基乌苏 -12- 烯 -28-（羧）酸。

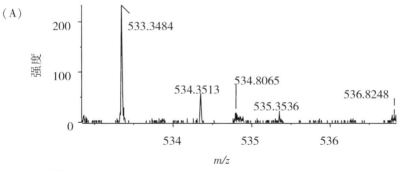

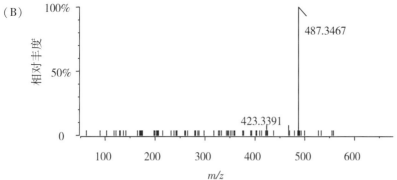

图1-96　化合物74负模式下一级扫描图（A）及二级碎片质谱图（B）

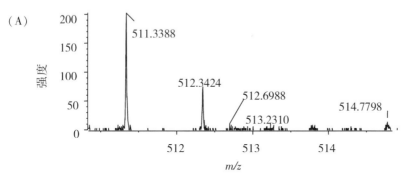

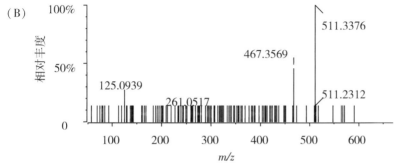

图1-97　化合物81正模式下一级扫描图（A）及二级碎片质谱图（B）

(六) 其他成分

化合物2：准分子离子峰 [M + H]⁺ 为 $m/z = 104.1071$ ($C_5H_{13}NO$)，保留时间为 1.18 min。对其进行子离子分析 (图 1 - 98)，$m/z = 60.0850$ 推测为准分子离子峰丢失一分子 C_2H_5O 产生。根据该化合物的精确分子量和质谱行为，推测该化合物为胆碱。

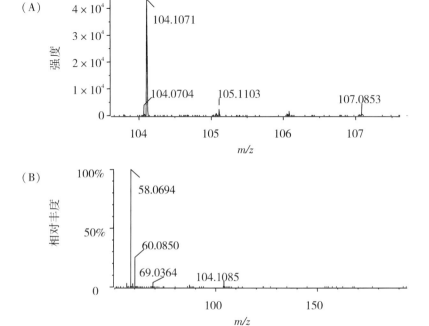

图 1 - 98　化合物2正模式下一级扫描图 (A) 及二级碎片质谱图 (B)

化合物7：准分子离子峰 [M - H]⁻ 为 $m/z = 137.0265$ ($C_7H_6O_3$)，保留时间为 2.99 min。对其进行子离子分析 (图 1 - 99)，$m/z = 108.0211$ 推测为准分子离子峰丢失一分子 CHO 产生。其保留时间及裂解行为与原儿茶醛对照品一致，故确证该化合物为原儿茶醛。

化合物82：准分子离子峰 [M - H]⁻ 为 $m/z = 277.1812$ ($C_{17}H_{26}O_3$)，保留时间为 70.23 min。对其进行子离子分析 (图 1 - 100)，$m/z = 144.9442$ 推测为准分子离子峰丢失一分子 C_9H_9O 产生，$m/z = 118.9645$ 推测为准分子离子峰丢失一分子 $C_9H_{19}O_2$ 产生。根据该化合物的精确分子量、质谱行为及文献[18]，推测该化合物为人参炔三醇。

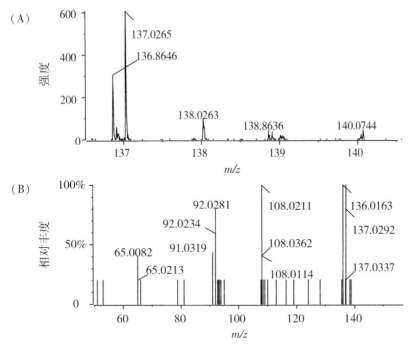

图1-99　化合物7负模式下一级扫描图（A）及二级碎片质谱图（B）

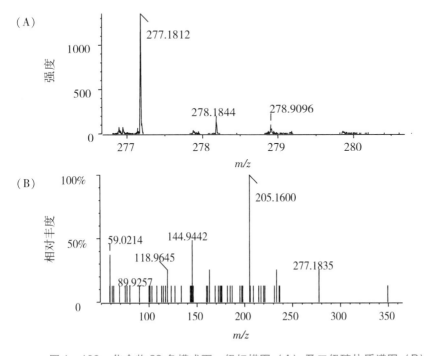

图1-100　化合物82负模式下一级扫描图（A）及二级碎片质谱图（B）

第四节 本章小结

　　本章采用 UFLC-Q-TOF-MS/MS 技术，对复方血栓通胶囊中的化学成分进行了全面分析，阐明了其化学物质基础。通过与对照品对照，确证了 15 种化合物；通过精确分子量和碎片裂解方式，指证了 77 种化合物，共计 92 种化合物。包括氨基酸、酚酸、黄酮、异黄酮、皂苷、甾醇、环烯醚萜苷、二萜醌类、三萜等多种化学成分。本研究还对各化合物进行了药材归属，结果表明：酚酸类成分主要来源于丹参和玄参，黄酮和异黄酮类成分主要来源于黄芪，皂苷类成分主要来源于三七和黄芪。该研究结果为复方血栓通胶囊质量标准的提高及药效物质基础研究奠定了基础。

参考文献

［1］徐立伟，尚明英，李军，等. 黄芪当归合剂水煎液醋酸乙酯萃取部位化学成分 HPLC – ESI – TOF MS 分析［J］. 中国中药杂志，2008，33（21）：2508 – 2512.

［2］QIAO C，LIU X，CUI X，et al. High performance anion-exchange chromatography coupled with diode array detection for the determination of dencichine in panax notoginseng and related species［J］. Journal of separation science，2013，36：2401 – 2406.

［3］ZHU Z，ZHANG H，ZHAO L，et al. Rapid separation and identification of phenolic and diterpenoid constituents from Radix Salvia miltiorrhizae by high-performance liquid chromatography diode-array detection，electrospray ionization time-of-flight mass spectrometry and electrospray ionization quadrupole ion trap mass spectrometry［J］. Rapid communications in mass spectrometry，2007，21（12）：1855 – 1865.

［4］WU Q，YUAN Q，LIU E H，et al. Fragmentation study of iridoid glycosides and phenylpropanoid glycosides in Radix Scrophulariae by rapid resolution liquid chromatography with diode-array detection and electrospray ionization time-of-flight mass spectrometry［J］. Biomedical chromatography，2010，24（8）：808 – 819.

［5］李锐，付铁军，及元乔，等. 膜荚黄芪与蒙古黄芪化学成分的高效液相色谱 – 质谱研究［J］. 分析化学，2005，33（12）：1676 – 1680.

［6］张亚洲，徐凤，梁静，等. 蒙古黄芪中异黄酮类化学成分研究［J］. 中国中药杂志，2012，37（21）：3243 – 3248.

［7］WANG C Z, MC ENTEE E, WICKS S, et al. Phytochemical and analytical studies of panax notoginseng（Burk.）F. H. Chen［J］. Journal of natural medicines, 2006, 60（2）: 97 – 106.

［8］YANG W Z, YE M, QIAO X, et al. A strategy for efficient discovery of new natural compounds by integrating orthogonal column chromatography and liquid chromatography/mass spectrometry analysis: Its application in panax ginseng, panax quinquefolium and panax notoginseng to characterize 437 potential new ginsenosides［J］. Analytica chimica acta, 2012, 739（8）: 56 – 66.

［9］SMIT H F, VAN DEN BERG A J J, KROES B H, et al. Inhibition of T – lymphocyte proliferation by cucurbitacins from picrorhiza scrophulariaeflora［J］. Journal of natural products, 2000, 63（9）: 1300 – 1302.

［10］WAN J Y, LIU P, WANG H Y, et al. Biotransformation and metabolic profile of American ginseng saponins with human intestinal microflora by liquid chromatography quadrupole time – of – flight mass spectrometry［J］. Journal of chromatography A, 2013, 1296（4）: 83 – 92.

［11］YANG W Z, BO T, J I S, et al. Rapid chemical profiling of saponins in the flower buds of panax notoginseng by integrating MCI gel column chromatography and liquid chromatography/mass spectrometry analysis［J］. Food chemistry, 2013, 193: 762 – 769.

［12］CHEN G, YANG M, LU Z, et al. Microbial transformation of 20（S） – protopanaxatriol – type saponins by Absidia coerulea［J］. Journal of natural products, 2007, 70（7）: 1203 – 1206.

［13］DAI C, LIANG Y, HAO H, et al. Global detection and identification of components from Yunnan Baiyao based on liquid chromatography hybrid ion trap time-of-flight mass spectrometry［J］. Journal of separation science, 2013, 36: 1935 – 1944.

［14］MAO Q, YANG J, CUI X M, et al. Target separation of a new anti – tumor saponin and metabolic profiling of leaves of panax notoginseng by liquid chromatography with eletrospray ionization quadrupole time-of-flight mass spectrometry［J］. Journal of pharmaceutical and biomedical analysis, 2012, 59: 67 – 77.

［15］LIAO P Y, WANG D, ZHANG Y J, et al. Dammarane-type glycosides from steamed notoginseng［J］. Journal of agricultural and food chemistry, 2008, 56（5）: 1751 – 1756.

［16］IKESHIRO Y, MASE I, TOMITA Y. Abietane type diterpenoids from salvia miltiorrhiza [J]. Phytochemistry, 1989, 28 (11): 3139 –3141.

[17] 刘劼, 杨黄浩, 黎先春, 等. 高效液相色谱 – 电喷雾飞行时间质谱分析丹参中的丹参酮类化合物 [J]. 质谱学报, 2008, 29 (5): 261 –267.

[18] LIANG C, DING Y, KIM J A, et al. Polyacetylenes from panax stipuleanatus and their cytotoxic effects on human cancer cells [J]. Notes, 2011, 32 (9): 3513.

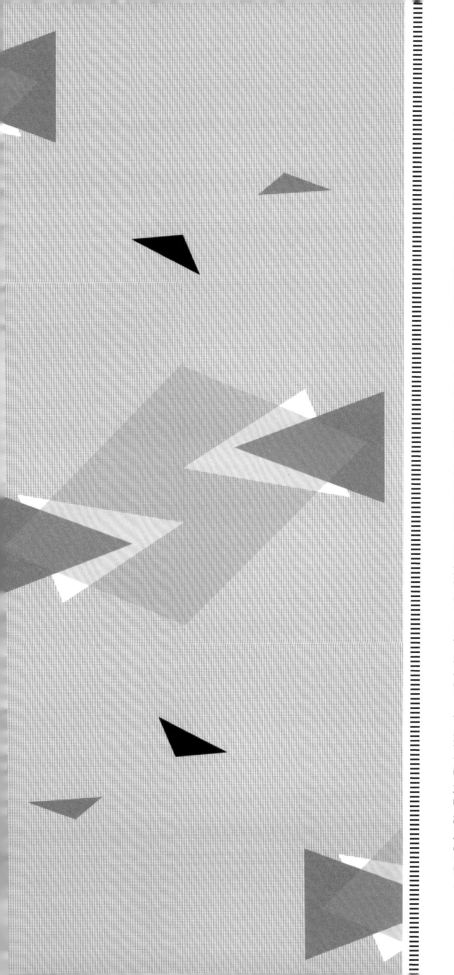

第二章 基于指纹图谱与药效相关联的药效物质基础与组方规律研究

第一节　研 究 概 述

中医治病注重辨证论治，方剂配伍则注重君臣佐使，通过多味中药的相互配合来实现对机体失衡状态的修正。然而，由于东西方文化的差异，对于中药复杂体系来说，传统的"君臣佐使"理论，尚未被西方医学界接受。目前，国内外通过药效实验科学解释中药组方配伍规律，尚处于发轫阶段。

中药是典型的复杂体系，具有多成分与多作用靶点的特点。近年来，随着研究的不断深入，中药指纹图谱技术已成为当前中药质量研究的一个热点。中药指纹图谱技术在原料药材的筛选、生产工艺的优化、成品质量的监控等方面起到了一定的积极作用。但是，我们必须清醒地认识到：目前的指纹图谱质量控制技术还存在明显的不足，即存在指纹图谱与药效相脱节、药效物质基础不明确的问题，这限制了其发展和应用。因此，建立与药效相关联且能够真正反映中药疗效的指纹图谱技术，是事关中药复杂体系质量控制的共性问题。

本章以复方血栓通胶囊为研究载体，围绕如何建立中药复杂体系基于指纹图谱与药效相关联的质量控制关键技术而展开研究，通过分析中药指纹图谱特征与药效的相关性，解释复方血栓通胶囊的组方配伍规律，明确其药效成分群，即药效物质基础。这属于中药现代化研究的前沿课题，为其他中药复杂体系的质量控制提供了研究思路与范例，具有理论意义和实用价值。

第二节　HPLC 指纹图谱的优化及化学成分归属

2010 年，复方血栓通胶囊 HPLC 指纹图谱申请国家发明专利获得授权，专利号为 ZL 200510033778. 3[1]。专利指纹图谱方法存在某些不足，包括：供试品制备方法繁琐且固相萃取（SPE）小柱水淋洗步骤导致水溶性成分流失；使用长度为 250 mm 的常规色谱柱，分析时间较长且流动相耗费较多；指纹图谱所提供的化学信息及化学解释均较少，在同时监控四味药材的基础上，仅检测丹参的脂溶性醌类成分，而未检测其水溶性酚酸类特征成分，及未对所含成分进行质谱确证等。本节对现有专利指纹图谱方法进行优化并系统地研究其中的化学成分，为下一步工作即复方血栓通胶囊基于指纹图谱与药效相关联的质量控制关键技术的建立奠定基础。

【实验材料】

（一）实验样品

10 批次成品的批号及两批次半成品见表 2-1，均由广东众生药业股份有限公司提供。

表 2-1 复方血栓通胶囊成品及半成品批号

样 品 名 称	批 号
复方血栓通胶囊成品	100606
复方血栓通胶囊成品	101207
复方血栓通胶囊成品	110111
复方血栓通胶囊成品	110401
复方血栓通胶囊成品	110512
复方血栓通胶囊成品	110535
复方血栓通胶囊成品	110610
复方血栓通胶囊成品	1106144
复方血栓通胶囊成品	110737
复方血栓通胶囊成品	110817
三七浸膏	111015
三味药材浸膏	111110

（二）实验仪器

十万分之一电子分析天平（德国 Sartorius 公司，$BP_{21}1D$ 型）；超纯水器（美国密理博 Millipore 公司，Simplicity）；旋转蒸发仪（德国 Laborota 公司，4001 型）；烘箱（德国 Memmert 公司，UFB400 型）；数控超声波清洗器（昆山超声仪器有限公司，KQ-250DE 型）；Ultimate 3000 DGLC 高效液相色谱仪（美国 Dionex 公司，DGP-3600SD 双三元泵、SRD-3600 脱气机、WPS-3000SL 自动进样器、TCC3000-RS 柱温箱、DAD 检测器、Chromeleon6.8 数据处理软件）；P680 高效液相色谱仪（美国 Dionex 公司，ASI-100 自动进样器、ATH-585 柱温箱、P680 四元梯度泵、PDA-100 检测器）；Agilent 高效液相色谱-质谱联用仪（Agilent 1200RRLC-6410 三重四级杆串联质谱仪）。

色谱柱：Dionex Acclaim® 120 C_{18}（3 μm, 150 mm × 4.6 mm）；Dionex Acclaim® 120 C_{18}（3 μm, 150 mm × 3.0 mm）；Agilent Proshell 120 EC – C_{18}（2.7 μm, 150 mm × 3.0 mm）；Ultimate XB – C_{18}（3 μm, 150 mm × 3.0 mm）；Dionex Acclaim® PolarAdvantage Ⅱ C_{18}（3 μm, 150 mm × 4.6 mm）；Dionex Acclaim® PolarAdvantage Ⅱ C_{18}（5 μm, 250 mm × 4.6 mm）。

（三）实验试药

液相色谱所用试剂甲醇、乙腈、磷酸、甲酸为色谱纯；其余所用试剂甲醇为分析纯；水为超纯水。所用对照品见表 2 – 2，所有对照药材见表 2 – 3。

表 2 – 2　对照品列表

品　　名	英文名称	批　号	提供者
丹参素钠	sodium danshensu	110855 – 200806	中国药品生物制品检定所
原儿茶醛	protocatechuic aldehyde	0810 – 200004	中国药品生物制品检定所
人参皂苷 Re	ginsenoside Re	110754 – 200822	中国药品生物制品检定所
人参皂苷 Rg_1	ginsenoside Rg_1	110703 – 201027	中国药品生物制品检定所
人参皂苷 Rb_1	ginsenoside Rb_1	110704 – 200921	中国药品生物制品检定所
三七皂苷 R_1	notoginsenoside R_1	110745 – 200313	中国药品生物制品检定所
黄芪甲苷	astragaloside Ⅳ	110762 – 200613	中国药品生物制品检定所
隐丹参酮	cryptotanshinone	110852 – 200806	中国药品生物制品检定所
丹参酮Ⅰ（鉴别）	tanshinone Ⅰ	0867 – 200205	中国药品生物制品检定所
丹参酮Ⅱ_A	tanshinone Ⅱ_A	110766 – 200518	中国药品生物制品检定所
丹酚酸 B	salvianolic acid B	111562 – 200908	中国食品药品检定研究院
迷迭香酸	rosmarinic acid	111871 – 201102	中国食品药品检定研究院
哈巴俄苷	harpagoside	111730 – 200604	中国药品生物制品检定所
毛蕊异黄酮 – 7 – O – β – D – 葡萄糖苷	calycosin-7-O-β-D-glucoside	111006	上海融禾医药科技有限公司
毛蕊异黄酮	calycosin	E – 0156	上海同田生物科技有限公司
刺芒柄花素 – 7 – 葡萄糖苷	ononin	110930	上海融禾医药科技有限公司
芒柄花素	formononetin	111703 – 200501	中国药品生物制品检定所

表2-3 对照药材列表

品　　名	英文名称	批　　号	提　供　者
三七对照药材	radix *et rhizome notoginseng*	120941-200807	中国药品生物制品检定所
丹参对照药材	radix *salviae miltiorrhizae*	120903-200408	中国药品生物制品检定所
黄芪（蒙古黄芪）对照药材	radix *astragali*	120974-2000609	中国药品生物制品检定所
玄参对照药材	radix *scrophazariae*	121008-2000505	中国药品生物制品检定所

【实验部分】

（一）优化的复方血栓通胶囊指纹图谱分析方法

1. 色谱条件与系统适用性试验

以十八烷基硅烷键合硅胶为填充剂［Dionex Acclaim® 120 C_{18}（3 μm，150 mm ×4.6 mm)］；以乙腈为流动相A，以0.05%磷酸溶液为流动相B，按表2-4的规定进行梯度洗脱；采用二极管阵列检测器（DAD）进行图谱采集，检测波长为203 nm、270 nm；流速为1.0 mL/min，柱温25 ℃；理论板数按三七皂苷 R_1 计算应不低于10000。

表2-4 优化的复方血栓通胶囊指纹图谱流动相洗脱梯度

时间/min	流动相 A/%	流动相 B/%
0～50	15→34	85→66
50～95	34→75	66→25

2. 对照品溶液的制备

取人参皂苷 Rg_1、人参皂苷 Rb_1、三七皂苷 R_1、丹参酮 II_A、丹酚酸B对照品适量，精密称定，加50%甲醇制成每毫升含人参皂苷 Rg_1 500 μg、人参皂苷 Rb_1 500 μg、三七皂苷 R_1 100 μg、丹参酮 II_A 20 μg、丹酚酸B 40 μg的混合对照品溶液。

3. 供试品溶液的制备

取本品内容物约0.5g，精密称定，置具塞锥形瓶中加70%的甲醇20 mL，密塞，超声处理30 min，过滤，将滤纸及残渣置同一锥形瓶中，再加入甲醇20 mL，超声处理30 min，过滤，合并两次滤液，减压回收溶剂至近干，加50%甲醇使溶解，定量转移至10 mL量瓶，加50%甲醇至刻度，摇匀，用0.22 μm的微孔滤膜滤过，取续滤液，即得。

4. 测定法

分别精密吸取对照品、供试品溶液各10 μL，注入液相色谱仪，按上述色谱条件进行测定，记录95 min的色谱图。

5. 相似度评价

按《中药色谱指纹图谱相似度评价系统》（2009版）计算，供试品指纹图谱与对照指纹图谱的相似度不低于0.90。

6. 试验结果

10批复方血栓通胶囊样品的指纹图谱见图2-1，其相似度评价结果见表2-5、表2-6，生成的对照指纹图谱见图2-2、图2-3。

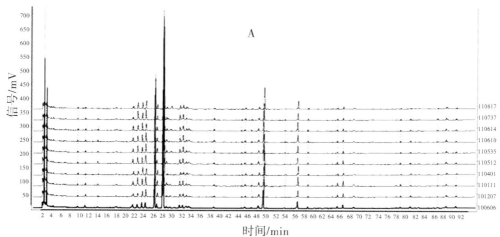

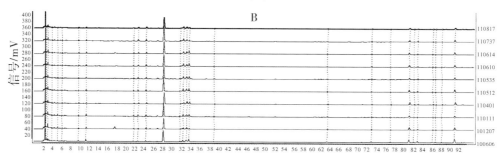

图2-1 10批复方血栓通胶囊指纹图谱相似度评价结果

（A：203 nm 吸收波长；B：270 nm 吸收波长）

表2-5 10批复方血栓通胶囊成品的相似度评价结果(203 nm)

批 号	100606	101207	110111	110401	110512	110535	110610	110614	110737	110817	对照指纹图谱
100606	1.000	0.997	0.997	0.993	0.998	0.997	0.996	0.996	0.994	0.996	0.998
101207	0.997	1.000	0.997	0.993	0.998	0.997	0.997	0.996	0.989	0.996	0.998
110111	0.997	0.997	1.000	0.995	0.997	0.998	0.998	0.998	0.990	0.997	0.999
110401	0.993	0.993	0.995	1.000	0.990	0.993	0.993	0.996	0.981	0.997	0.995
110512	0.998	0.998	0.997	0.990	1.000	0.999	0.998	0.995	0.996	0.995	0.999
110535	0.997	0.997	0.998	0.993	0.999	1.000	0.999	0.998	0.993	0.997	0.999
110610	0.996	0.997	0.998	0.993	0.998	0.999	1.000	0.999	0.992	0.997	0.999
110614	0.996	0.996	0.998	0.996	0.995	0.998	0.999	1.000	0.988	0.998	0.999
110737	0.994	0.989	0.990	0.981	0.996	0.993	0.992	0.988	1.000	0.989	0.994
110817	0.996	0.996	0.997	0.997	0.995	0.997	0.997	0.998	0.989	1.000	0.998
对照指纹图谱	0.998	0.998	0.999	0.995	0.999	0.999	0.999	0.999	0.994	0.998	1.000

表2-6 10批复方血栓通胶囊成品的相似度评价结果(270 nm)

批号	100606	101207	110111	110401	110512	110535	110610	110614	110737	110817	对照指纹图谱
100606	1.000	0.942	0.940	0.974	0.967	0.966	0.971	0.977	0.959	0.959	0.976
101207	0.942	1.000	0.970	0.972	0.970	0.963	0.955	0.960	0.937	0.959	0.973
110111	0.940	0.970	1.000	0.979	0.990	0.986	0.981	0.976	0.960	0.990	0.989
110401	0.974	0.972	0.979	1.000	0.995	0.988	0.985	0.987	0.957	0.982	0.993
110512	0.967	0.970	0.990	0.995	1.000	0.994	0.991	0.990	0.963	0.989	0.996
110535	0.966	0.963	0.986	0.988	0.994	1.000	0.995	0.995	0.974	0.991	0.996
110610	0.971	0.955	0.981	0.985	0.991	0.995	1.000	0.995	0.978	0.990	0.995
110614	0.977	0.960	0.976	0.987	0.990	0.995	0.995	1.000	0.977	0.986	0.995
110737	0.959	0.937	0.960	0.957	0.963	0.974	0.978	0.977	1.000	0.986	0.980
110817	0.959	0.959	0.990	0.982	0.989	0.991	0.990	0.986	0.986	1.000	0.994
对照指纹图谱	0.976	0.973	0.989	0.993	0.996	0.996	0.995	0.995	0.980	0.994	1.000

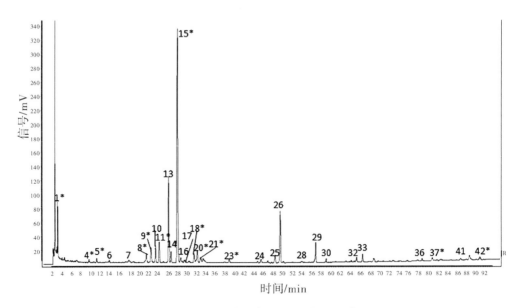

图2-2　优化的复方血栓通胶囊 HPLC 指纹图谱（203 nm）

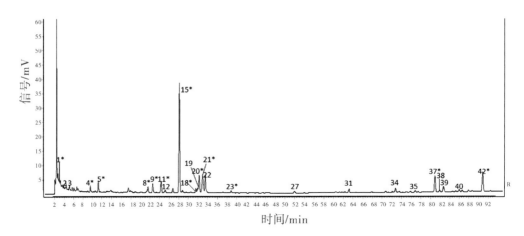

图2-3　优化的复方血栓通胶囊 HPLC 指纹图谱（270 nm）

7. 结果分析

该指纹图谱供试品制备方法采用比原指纹图谱更简化的前处理方式，在流动相中加入适量磷酸；采用高效短柱缩短分析时间，在双波长检测下得到有 42 个特征峰的指纹图谱。因此，该方法与复方血栓通胶囊原专利指纹图谱方法相比更便捷，化学信息更全面，更好地监控复方血栓通胶囊的质量。

（二）优化指纹图谱方法学考察

1. 精密度试验

精密吸取同一份复方血栓通胶囊供试品溶液（批号：110401）10 μL，连续进样6次，记录203 nm和270 nm吸收波长下的 HPLC 图，采用《中药色谱指纹图谱相似度评价系统2009版》进行评价，相似度均大于0.99，结果（图2-4、表2-7、图2-5、表2-8）表明仪器精密度好。

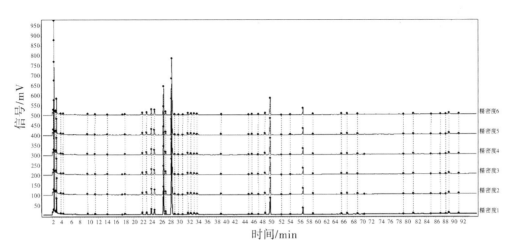

图2-4 指纹图谱精密度试验（203 nm）

表2-7 指纹图谱精密度试验相似度评价结果（203 nm）

精密度	精密度 1	精密度 2	精密度 3	精密度 4	精密度 5	精密度 6
精密度 1	1.000	1.000	1.000	1.000	1.000	1.000
精密度 2	1.000	1.000	1.000	1.000	1.000	1.000
精密度 3	1.000	1.000	1.000	1.000	1.000	1.000
精密度 4	1.000	1.000	1.000	1.000	1.000	1.000
精密度 5	1.000	1.000	1.000	1.000	1.000	1.000
精密度 6	1.000	1.000	1.000	1.000	1.000	1.000

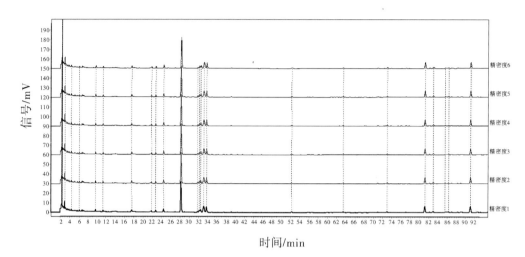

图 2-5 指纹图谱精密度试验 (270 nm)

表 2-8 指纹图谱精密度试验相似度评价结果 (270 nm)

精密度	精密度 1	精密度 2	精密度 3	精密度 4	精密度 5	精密度 6
精密度 1	1.000	1.000	1.000	1.000	1.000	1.000
精密度 2	1.000	1.000	1.000	1.000	1.000	1.000
精密度 3	1.000	1.000	1.000	1.000	1.000	1.000
精密度 4	1.000	1.000	1.000	1.000	1.000	1.000
精密度 5	1.000	1.000	1.000	1.000	1.000	1.000
精密度 6	1.000	1.000	1.000	1.000	1.000	1.000

2. 稳定性试验

取同一份复方血栓通胶囊供试品溶液（批号：110401），分别在 0 h，4 h，8 h，12 h，24 h，48 h 进样分析，记录 203 nm 和 270 nm 吸收波长下的 HPLC 图，采用《中药色谱指纹图谱相似度评价系统》（2009 版）进行评价，两个波长下的指纹图谱相似度均大于 0.99，结果（图 2-6、表 2-9、图 2-7、表 2-10）表明供试品溶液在放置 48 h 内稳定性好。

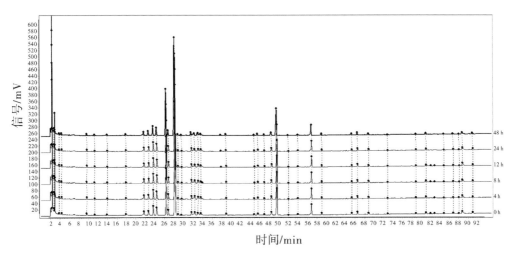

图 2 - 6   指纹图谱稳定性试验（203 nm）

表 2 - 9   指纹图谱稳定性试验相似度评价结果（203 nm）

稳定性	稳定性 0 h	稳定性 4 h	稳定性 8 h	稳定性 12 h	稳定性 24 h	稳定性 48 h
稳定性 0 h	1.000	1.000	1.000	1.000	1.000	1.000
稳定性 4 h	1.000	1.000	1.000	1.000	1.000	1.000
稳定性 8 h	1.000	1.000	1.000	1.000	1.000	1.000
稳定性 12 h	1.000	1.000	1.000	1.000	1.000	1.000
稳定性 24 h	1.000	1.000	1.000	1.000	1.000	1.000
稳定性 48 h	1.000	1.000	1.000	1.000	1.000	1.000

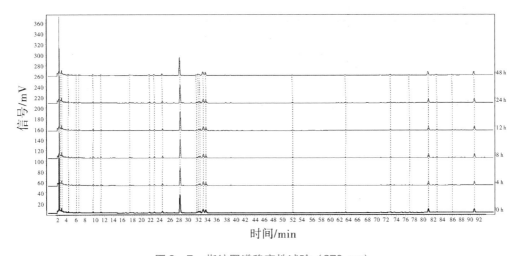

图 2 - 7   指纹图谱稳定性试验（270 nm）

表 2 - 10　指纹图谱稳定性试验相似度评价结果（270 nm）

稳定性	稳定性 0 h	稳定性 4 h	稳定性 8 h	稳定性 12 h	稳定性 24 h	稳定性 48 h
稳定性 0 h	1.000	1.000	1.000	1.000	1.000	0.999
稳定性 4 h	1.000	1.000	1.000	1.000	1.000	0.999
稳定性 8 h	1.000	1.000	1.000	1.000	1.000	0.999
稳定性 12 h	1.000	1.000	1.000	1.000	1.000	0.999
稳定性 24 h	1.000	1.000	1.000	1.000	1.000	0.999
稳定性 48 h	0.999	0.999	0.999	0.999	1.000	1.000

3. 重复性试验

取同一批复方血栓通胶囊（批号：110401），按"供试品溶液的制备"中的方法平行操作，制备 6 份复方血栓通胶囊供试品溶液，分别进样分析，记录 203 nm 和 270 nm 吸收波长下的 HPLC 图，采用《中药色谱指纹图谱相似度评价系统》（2009 版）进行评价，两个波长下的指纹图谱相似度均大于 0.99，结果（图 2 - 8、表 2 - 11、图 2 - 9、表 2 - 12）表明该方法重复性好。

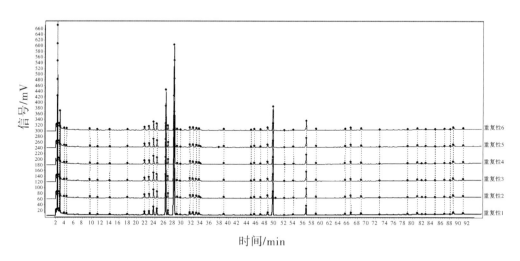

图 2 - 8　指纹图谱重复性试验（203 nm）

表2-11 指纹图谱重复性试验相似度评价结果 (203 nm)

重复性	重复性1	重复性2	重复性3	重复性4	重复性5	重复性6
重复性1	1.000	0.999	1.000	1.000	1.000	1.000
重复性2	1.000	1.000	1.000	1.000	1.000	1.000
重复性3	1.000	1.000	1.000	1.000	1.000	1.000
重复性4	1.000	1.000	1.000	1.000	1.000	1.000
重复性5	1.000	1.000	1.000	1.000	1.000	1.000
重复性6	1.000	1.000	1.000	1.000	1.000	1.000

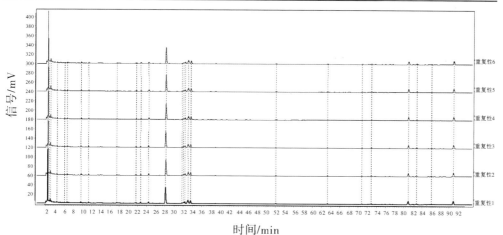

图2-9 指纹图谱重复性试验 (270 nm)

表2-12 指纹图谱重复性试验相似度评价结果 (270 nm)

重复性	重复性1	重复性2	重复性3	重复性4	重复性5	重复性6
重复性1	1.000	0.999	1.000	1.000	1.000	1.000
重复性2	1.000	1.000	1.000	1.000	1.000	1.000
重复性3	1.000	1.000	1.000	1.000	1.000	1.000
重复性4	1.000	1.000	1.000	1.000	1.000	0.999
重复性5	1.000	1.000	1.000	1.000	1.000	1.000
重复性6	1.000	1.000	1.000	0.999	1.000	1.000

4. 中间精密度试验

取同一批复方血栓通胶囊 (批号: 1001028), 分别在不同日期、不同分析人员一起等变动因素条件下测定，检测复方血栓通胶囊 HPLC – DAD 指纹图谱，采用《中药色谱指纹图谱相似度评价系统》（2009 版）进行评价。在不同分析日期、不同分析人员变动的条件下，相似度均大于 0.99，结果（图 2 - 10、表 2 - 13、图 2 - 11、表 2 - 14、图 2 - 12、表 2 - 15、图 2 - 13、表 2 - 16）表明该方法中间精密度好。

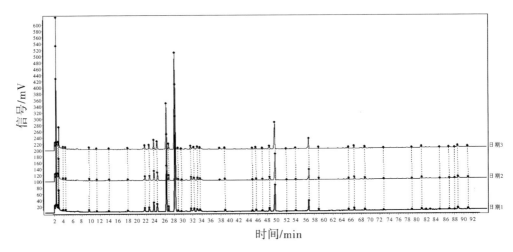

图 2 - 10　指纹图谱不同分析日期试验（203 nm）

表 2 - 13　指纹图谱不同分析日期试验相似度评价结果（203 nm）

分析日期	分析日期1	分析日期2	分析日期3
分析日期1	1.000	1.000	1.000
分析日期2	1.000	1.000	1.000
分析日期3	1.000	1.000	1.000

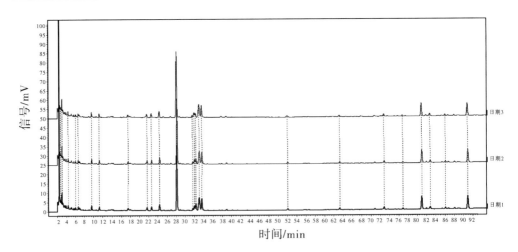

图 2 - 11　指纹图谱不同分析日期试验（270 nm）

表2-14 指纹图谱不同分析日期试验相似度评价结果（270 nm）

分析日期	分析日期1	分析日期2	分析日期3
分析日期1	1.000	1.000	0.999
分析日期2	1.000	1.000	1.000
分析日期3	0.999	1.000	1.000

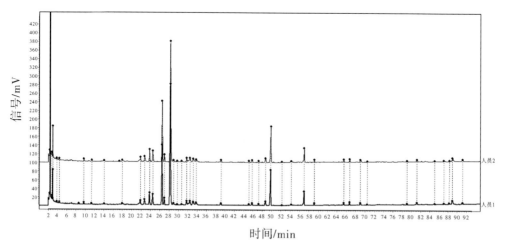

图2-12 指纹图谱不同分析人员试验（203 nm）

表2-15 指纹图谱不同分析人员试验相似度评价结果（203 nm）

分析人员	分析人员1	分析人员2
分析人员1	1.000	1.000
分析人员2	1.000	1.000

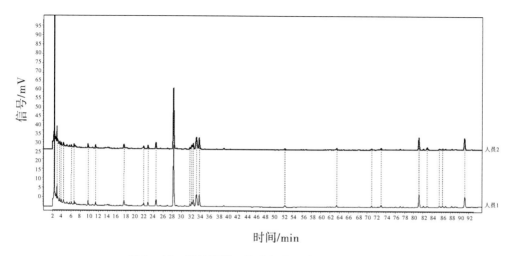

图2-13 指纹图谱不同分析人员试验（270 nm）

表2-16　指纹图谱不同分析人员试验相似度评价结果（270 nm）

分析人员	分析人员 1	分析人员 2
分析人员 1	1.000	0.999
分析人员 2	0.999	1.000

（三）成品与原料药材的相关性

通过对比复方血栓通胶囊成品及与其相关的三七提取液、丹参提取液、黄芪提取液、玄参提取液之间色谱峰的保留时间、紫外吸收光谱图，进行成品与原料药材的相关性考察。

1. 色谱条件与系统适应性试验

见"优化的复方血栓通胶囊指纹图谱方法"项。

2. 供试品溶液的制备

按"优化的复方血栓通胶囊指纹图谱方法"中的供试品的制备方法，制备复方血栓通胶囊、各味药材及各味药材的阴性对照供试品溶液。

3. 测定法

分别精密吸取成品供试品溶液及各味药材供试品溶液、各味药材阴性对照供试品溶液 10 μL，注入双梯度高效液相色谱仪，采用 DAD 检测器检测光谱图，记录 95 min 色谱图。

4. 试验结果

通过对比分析，在 203 nm、270 nm 共检测出的 42 个共有色谱峰中，归属三七的峰有 15 个，归属丹参的峰有 16 个，归属黄芪的峰有 6 个，归属玄参的峰有 3 个，归属于三味药材浸膏、三七浸膏的峰各 1 个，全面监控了成品处方中的四味药材（图 2-14、图 2-15、图 2-16、图 2-17、图 2-18）。

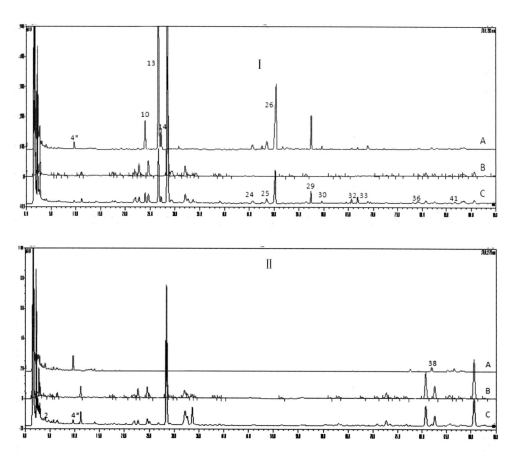

图 2-14 复方血栓通胶囊指纹图谱、三七对照药材及三七阴性色谱

（Ⅰ：203 nm；Ⅱ：270 nm；A：三七对照药材；B：三七阴性；C：成品）

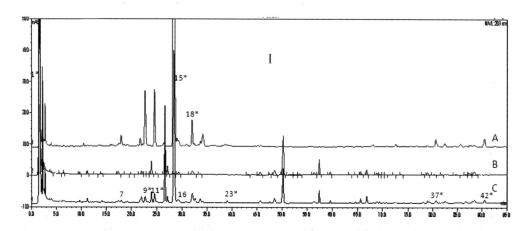

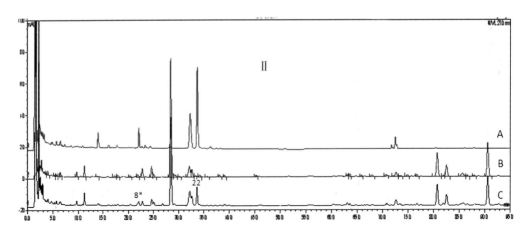

图 2-15　复方血栓通胶囊指纹图谱、丹参对照药材及丹参阴性色谱

（Ⅰ：203 nm；Ⅱ：270 nm；A：丹参对照药材；B：丹参阴性；C：成品）

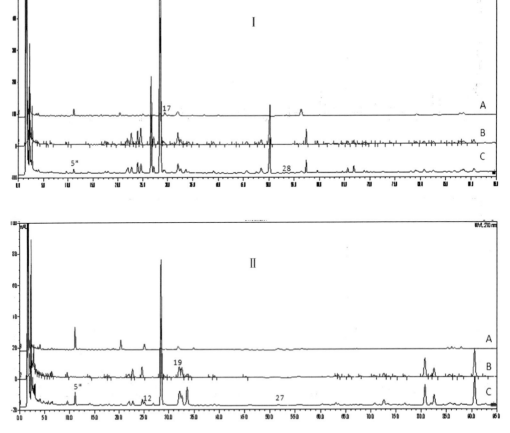

图 2-16　复方血栓通胶囊指纹图谱、黄芪对照药材及黄芪阴性色谱

（Ⅰ：203 nm；Ⅱ：270 nm；A：黄芪对照药材；B：黄芪阴性；C：成品）

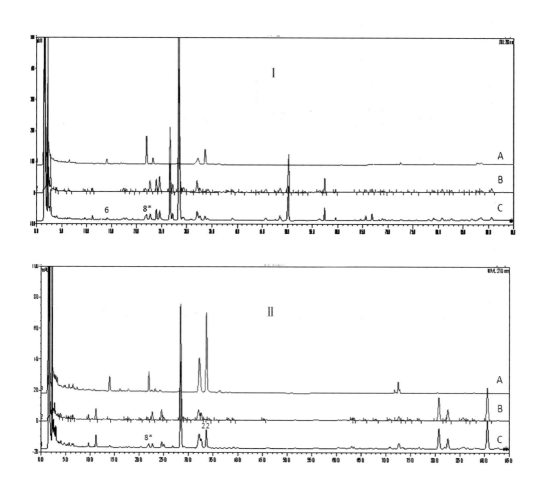

图2-17 复方血栓通胶囊指纹图谱、玄参对照药材及玄参阴性色谱

（Ⅰ：203 nm；Ⅱ：270 nm；A：玄参对照药材；B：玄参阴性；C：成品）

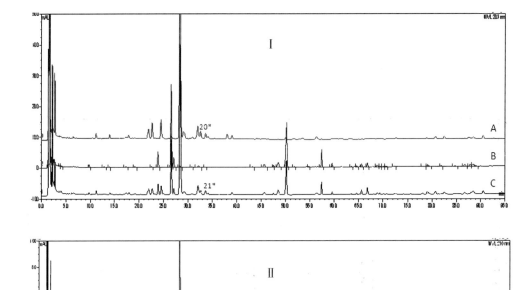

图 2-18　复方血栓通胶囊指纹图谱、三七药材浸膏及三味药材浸膏色谱

（Ⅰ：203 nm；Ⅱ：270 nm；A：三味药材浸膏；B：三七药材浸膏；C：成品）

（四）指纹图谱化学成分归属

1. 化学对照品对照分析

通过对比 HPLC 指纹图谱中对照品与成品之间色谱峰的保留时间、紫外吸收光谱图，确证其中的成分。

（1）色谱条件与系统适应性试验：见"优化的复方血栓通胶囊指纹图谱分析方法"项。

（2）混合对照品溶液的制备：取毛蕊异黄酮苷、芒柄花苷、哈巴俄苷、芒柄花素、隐丹参酮、丹参酮 Ⅱ$_A$、丹参酮 Ⅰ 对照品适量加入 50% 甲醇得混合对照品 A 溶液；取丹参素、原儿茶醛、迷迭香酸、丹酚酸 B 对照品适量加入 50% 甲醇得混合对照品 B 溶液；取三七皂苷 R$_1$、人参皂苷 Rg$_1$、人参皂苷 Re、人参皂苷 Rb$_1$ 对照品适量加入 50% 甲醇得混合对照品 C 溶液。

（3）成品供试品溶液的制备：见"优化的复方血栓通胶囊指纹图谱分析方法"项。

（4）测定法：分别精密吸取对照品溶液、成品供试品溶液各 10 μL，注入双梯度高效液相色谱仪，采用 DAD 检测器检测光谱图，记录色谱图。

（5）试验结果：通过成品色谱峰与各对照品色谱峰的保留时间定位以紫外吸收光谱图比较（图 2 - 19 和表 2 - 17），确定复方血栓通胶囊指纹图谱的 1* 号、3 号、5* 号、9* 号、10 号、12 号、13 号、14 号、15* 号、22 号、26 号、27 号、37* 号、38 号、42* 号峰，分别为丹参素、原儿茶醛、毛蕊异黄酮苷、迷迭香酸、三七皂苷 R_1、芒柄花苷、人参皂苷 Rg_1、人参皂苷 Re、丹酚酸 B、哈巴俄苷、人参皂苷 Rb_1、芒柄花素、隐丹参酮、丹参酮 I、丹参酮 II_A。

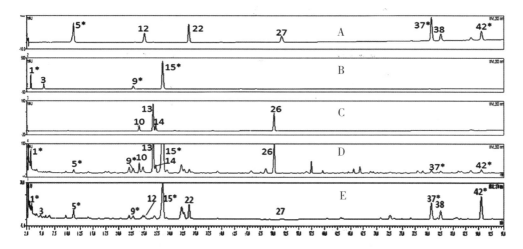

图 2 - 19　混合对照品色谱与成品色谱

　［A：混合对照品 A；B：混合对照品 B；C：混合对照品 C；D：复方血栓通胶囊色谱（203 nm）；E：复方血栓通胶囊色谱（270 nm）］

　1*：丹参素（Danshensu）；3：原儿茶醛（Protocatechuic aldehyde）；5*：毛蕊异黄酮苷（Calycosin - 7 - glucoside）；9*：迷迭香酸（Rosmarinic acid）；10：三七皂苷 R_1（Notoginsenoside R_1）；12：芒柄花苷（Ononin）；13：人参皂苷 Rg_1（Ginsenoside Rg_1）；14：人参皂苷 Re（Ginsenoside Re）；15*：丹酚酸 B（Salvianolic acid B）；22：哈巴俄苷（Harpagoside）；26：人参皂苷 Rb_1（Ginsenoside Rb_1）；27：芒柄花素（Formononetin）；37*：隐丹参酮（Cryptotanshinone）；38：丹参酮 I（Tanshinone I）；42*：丹参酮 II_A（Tanshinone II_A）

表 2-17 成品与对照品紫外吸收光谱图对比

名 称	对 照 品	复方血栓通胶囊成品
丹参素		
原儿茶酸		
毛蕊异黄酮苷		
迷迭香酸		

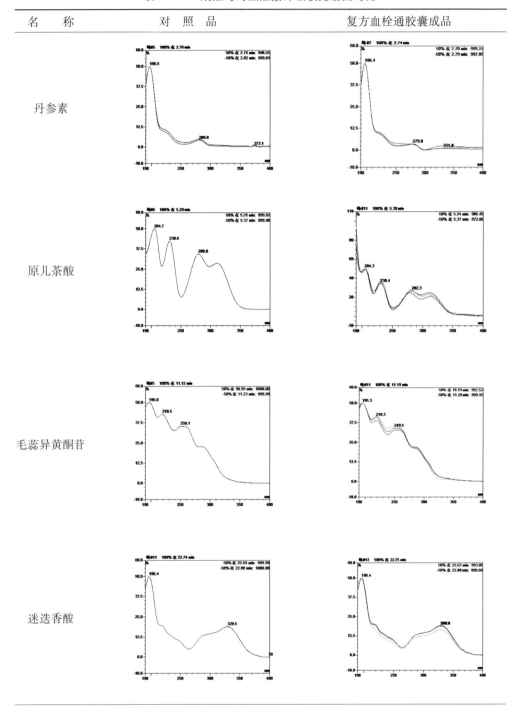

续上表

名　　称	对　照　品	复方血栓通胶囊成品

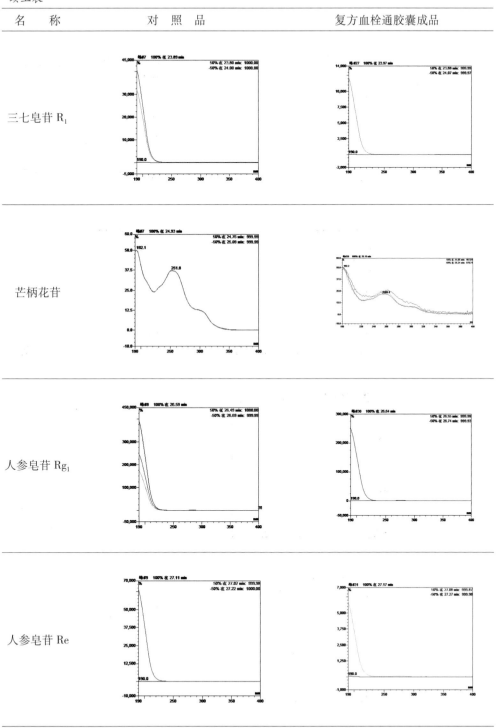

三七皂苷 R_1

芒柄花苷

人参皂苷 Rg_1

人参皂苷 Re

续上表

名　　称	对　照　品	复方血栓通胶囊成品

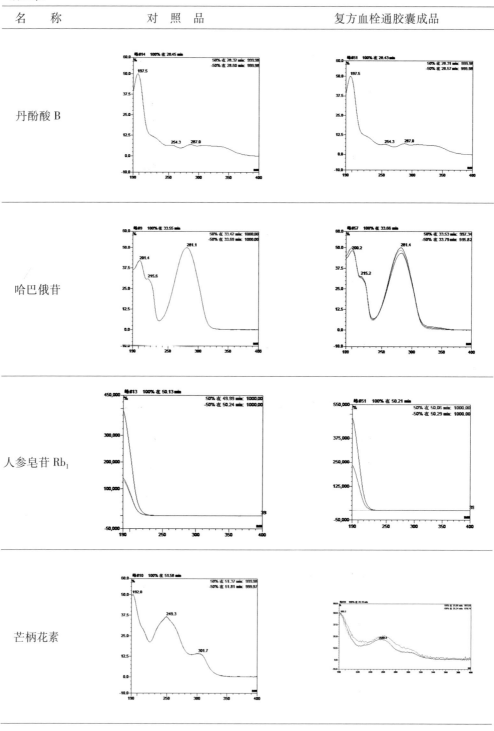

丹酚酸 B

哈巴俄苷

人参皂苷 Rb₁

芒柄花素

续上表

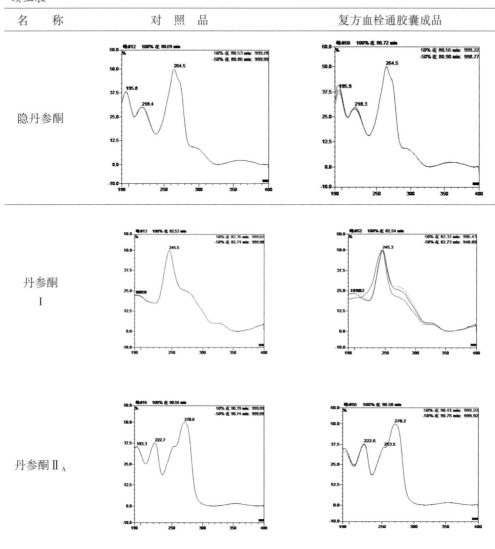

名　　　称	对　照　品	复方血栓通胶囊成品
隐丹参酮		
丹参酮 I		
丹参酮 II A		

2. UFLC-Q-TOF-MS/MS 成分分析

（1）检测条件。运用日本岛津公司超快速高效液相色谱仪，联接美国 AB SCI-EX 公司 Triple TOF 5600 三重四级杆 – 飞行时间质谱仪检测。色谱柱：Agilent C_{18}（2.1 mm×100 mm，1.8 μm），柱温40 ℃；流动相：以乙腈为流动相 A，以 0.2% 甲酸溶液为流动相 B，按表 2 – 18 进行梯度洗脱；流速：0.2 mL/min；进样量：5 μL。

表 2 - 18　UFLC 方法（分析泵）的流动相洗脱梯度

时间/min	流动相 A/%	流动相 B/%
0—50	15→34	85→66
50—95	34→75	66→25

（2）质谱工作参数。离子源参数：离子喷雾电压 5500 V；离子源气体 1 55 psi；离子源气体 2 55 psi；温度 550 ℃；气帘气 35 psi；碰撞气压 10 psi；入口电压 60 V。ESI 电喷雾源，采用正、负离子模式进行检测。

（3）供试品溶液的制备。按"优化的复方血栓通胶囊指纹图谱分析方法"项中供试品的制备方法，稀释 50 倍制备成品供试品溶液，取 3.1 中混合对照品 A、B、C 各 0.5 mL，再加入 0.5 mL 含黄芪甲苷对照品 0.5 mg 的溶液、0.5 mL 含毛蕊异黄酮对照品 0.1 mg 的溶液，混合成混合对照品 D，成品供试品溶液和混合对照品 D 各稀释 50 倍，即得。

（4）试验结果。复方血栓通供试品在 Q-TOF-MS/MS 正、负两种模式下，分别进行一级和二级扫描。复方血栓通胶囊以及相关对照品质谱检测总离子流图见图 1 -1、图 1 -2。通过紫外吸收光谱图对比、质谱中分子离子峰和碎片离子峰的精确分子量匹配、保留时间推测、同位素峰匹配、参考文献等信息的多角度比较，指认出复方血栓通胶囊指纹图谱 42 个共有峰中 22 个色谱峰的成分归属（表 2 - 19）。具体结构解析过程见第一章，其中酚酸类 6 个、皂苷类 5 个、异黄酮类 4 个、二萜醌类 3 个、异黄烷苷 1 个、环烯醚萜类 1 个、苯丙素苷类 1 个，炔醇类 1 个。

表 2 - 19　复方血栓通胶囊 HPLC 指纹图谱色谱峰归属

编号	保留时间	纯　　度	归属药材	色谱峰指认名称
1	3.0	+	丹参	丹参素
2	3.9	-	三七	
3	5.6	-	丹参	原儿茶醛
4	9.6	-	三七	
5*	11.3	-	黄芪	毛蕊异黄酮 - 7 - O - β - D - 葡萄糖苷
6	13.9	-	玄参	
7	17.8	-	丹参	紫草酸
8	21.6	-	玄参	安格洛苷 C
9*	22.6	-	丹参	迷迭香酸
10	23.6	+	三七	三七皂苷 R₁
11*	24.3	-	丹参	丹酚酸 A

续是表

编号	保留时间	纯 度	归属药材	色谱峰指认名称
12	25.2	–	黄芪	芒柄花苷
13	26.3	+	三七	人参皂苷 Rg₁
14	26.8	+	三七	人参皂苷 Re
15*	28.1	+	丹参	丹酚酸 B
16	28.8	+	丹参	
17	29.5	–	黄芪	9，10 – 二甲基氧紫檀烷 – 3 – 葡萄吡喃糖苷
18*	31.6	–	丹参	
19	32.0	–	黄芪	毛蕊异黄酮
20	32.3	–	三味药材浸膏	
21	33.0	–	三七浸膏	
22	33.5	–	玄参	哈巴俄苷
23*	38.8	–	丹参	
24	45.5	+	三七	
25	48.4	+	三七	
26	49.5	+	三七	人参皂苷 Rb₁
27	52.0	–	黄芪	芒柄花素
28	54.0	–	黄芪	
29	56.8	–	三七	人参皂苷 Rd
30	58.9	+	三七	
31	63.2	–	丹参	
32	65.2	–	三七	

续是表

编号	保留时间	纯　　度	归属药材	色谱峰指认名称
33	66.5	+	三七	
34	72.8	-	丹参	
35	76.8	-	丹参	
36	78.8	-	三七	
37*	80.9	-	丹参	隐丹参酮
38	81.9	-	三七	人参炔三醇
39	82.7	-	丹参	丹参酮 I
40	86.0	-	丹参	
41	86.8	-	三七	
42*	90.8	+	丹参	丹参酮 II_A

　　注：通过五点光谱图检测，"＋"为纯度不低于95%的色谱峰，"－"为纯度低于95%的色谱峰。

　　本节工作完善了复方血栓通胶囊现有的指纹图谱方法，构建了优化的复方血栓通胶囊指纹图谱并达到了系统地分析其各类成分的目的，为本品的质量监控提供了有效的手段，且为阐明复方血栓通胶囊的药效物质基础提供了科学依据。

　　通过对样品前处理方法、流动相、流动相洗脱梯度、色谱柱等条件进行优化，获得优化的指纹图谱，共检出42个特征色谱峰，完成了系统的方法学考察，方法操作简便，专属性强，分析时间短，重现性好；并通过相关药材提取物对照法，将指纹图谱的42个共有峰进行药材归属，结果表明指纹图谱与药材相关性良好。采用化学对照品对照法并结合 UFLC-Q-TOF-MS/MS 技术对优化后的指纹图谱进行色谱峰归属，结果确证了16个特征峰的化学成分，指证了6个特征峰的化学成分，获得更多的化学信息。

　　优化后的复方血栓通胶囊指纹图谱能够较全面地检出三七、丹参、黄芪和玄参四味原料药材的主要特征成分，在检测的10批成品中，采用归一化法，得到共有峰的峰面积之和占总峰面积的90%以上，且已知成分的峰面积占共有峰总峰面积的

75% 以上，提升了复方血栓通胶囊的质量评价层次。

第三节 活血化瘀药效学研究及指标的筛选

复方血栓通胶囊由三七、黄芪、丹参、玄参四味药材组成，临床上用于治疗血瘀兼气阴两虚证的心绞痛和视网膜静脉阻塞，具有活血化瘀，益气养阴之功效。药理研究表明复方血栓通胶囊可有效缓解血管阻塞及血液黏滞[2-4]。

本节利用急性大鼠血瘀模型考察复方血栓通胶囊对血液流变、凝血功能、氧化应激、能量代谢等方面的改善作用，从而明确其多靶点、多途径的活血化瘀药效作用特点。在此基础上通过考察剂量与药效的关系筛选出稳定、灵敏的药效学指标，为指纹图谱－药效关联分析提供方法和实验依据。

【实验材料】

（一）实验动物

SD 大鼠，SPF 级，雄性，由广东省医学实验动物中心供给，合格证号：SCXK－（粤）2008－0002，60 只，体重 180～220 g。

（二）实验药品与试剂

三七浸膏（批号：111015）和三味药（黄芪、丹参、玄参）浸膏（批号：111110）是由广东众生药业股份有限公司提供，按照 25∶21 的比例混合，用生理盐水分别配制为 38 mg/mL，76 mg/mL 和 152 mg/mL 药液，其中 38 mg/mL 为人体临床用药等效剂量；0.1% 盐酸肾上腺素注射液，规格 1 mg∶1 mL，广药白云山明兴制药有限公司，国药准字：H44020575，批号：201110329，用生理盐水稀释至 0.4 mg/mL，现用现配；阿司匹林（Asp）肠溶片，吉林市鹿王制药公司，国药准字 H22025784，批号：BTA7WH2；氯化钠注射液（0.9%），广东利泰制药股份有限公司，批号：11100852；二水合柠檬酸三钠，广州化学试剂厂，批号：20030904－1；水合氯醛（水合三氯乙醛），天津市科密欧化学试剂有限公司，批号：20111114。

总抗氧化能力（T－aoc）检测试剂盒、丙二醛（MDA）检测试剂盒、谷胱甘肽过氧化物酶（GSH－px）检测试剂盒、髓过氧化物酶（MPO）检测试剂盒、Na^+－Ka^+ ATP 酶和 Ca^{2+} ATP 酶检测试剂盒、蛋白浓度（BCA）检测试剂盒，均购自南京建成生物工程研究所。

（三）实验仪器

涡旋振荡器：Scientific Industries Vortex - Genie 2；十万分之一电子天平：sartorius BP211D；超低温冰箱：海尔 BCD - 568W；冷冻离心机：Eppendorf 5430R；北京普利生 LBY - NJ4 血小板聚集仪；Sysmex CA - 510 全自动血凝分析仪；北京普利生 LBY - N6B 全自动自清洗血流变仪；北京普利生 LBY - XC40 全自动动态血沉测试仪进行血沉检测。

（四）实验环境

经中山大学生命科学学院动物伦理委员会批准，实验动物饲养于广东省中山大学海洋与中药实验室 SPF 级动物房，许可证号：SCXK - （粤）2009 - 0020。观察室温度 20～23 ℃，相对湿度 50%～65%，颗粒饲料，在实验动物适应新环境一周后开始实验。实验过程中采取适当的方法减轻对动物的伤害。药效指标检测在广州医药工业研究院药物非临床评价研究中心动物医学部、广东省中山大学海洋与中药实验室进行。

【实验方法】

（一）实验分组及给药

分组：随机分为 6 组，分别为空白对照组，急性血瘀模型组，阳性对照阿司匹林（Asp）组，复方血栓通胶囊低剂量组、中剂量组、高剂量组。

给药：Asp 组 100 mg/kg，复方血栓通胶囊低剂量组 380 mg/kg，中剂量组 760 mg/kg，高剂量组 1520 mg/kg，其中，复方血栓通胶囊低剂量 380 mg/kg 为人体临床等效剂量。实验动物在饲养环境中适应一周后开始给药，每天灌胃给药一次，给药体积均为 10 mL/kg，空白对照组与模型组灌胃给予同体积生理盐水，连续给药 10 天。

（二）大鼠急性血瘀模型建立

第 10 天给药后 30 min，除空白对照组外，其余各组大鼠均皮下注射盐酸肾上腺素 0.8 mg/kg，空白组大鼠皮下注射等量生理盐水，2 h 后除空白对照组外其余各组大鼠均浸入 0～4 ℃ 冰水内进行冷刺激 5 min，2 h 后再次皮下注射等量盐酸肾上腺素 0.8 mg/kg[5-8]，处置后禁食不禁水 12 h 后，进行最后一次给药。

（三）大鼠血液取样及其药效指标检测

大鼠末次给药 1 h 后 10% 水合氯醛 0.35 mL/100 g 腹腔注射麻醉，腹主动脉采血，枸橼酸钠 1∶9 抗凝，血样处理及检测全部按照标准操作规程进行，所取血液全部用于血液流变和凝血功能相关药效指标检测[9-12]。

取 1.5 mL 抗凝血液放入 TDL-5M 冷冻离心机进行离心（3820 r/m，2000 g，15 min，20 ℃）得血浆，一部分血浆放入 Sysmex CA-510 全自动血凝分析仪检测活化部分凝血活酶时间（APTT）及凝血酶原时间（PT），一部分血浆放入北京普利生 LBY-N6B 全自动自清洗血流变仪检测毛细管血浆粘度（PV）；取 0.9 mL 抗凝血液放入北京普利生 LBY-N6B 全自动自清洗血流变仪进行全血粘度（WBV，$5\ s^{-1}$，$30\ s^{-1}$，$50\ s^{-1}$，$15\ s^{-1}$，$200\ s^{-1}$）、红细胞聚集及红细胞电泳指数检测；取 0.9 mL 抗凝血液放入 TDL-5M 冷冻离心机进行离心（3820 r/m，2000 g，15 min，20 ℃）并放入北京普利生 LBY-XC40 全自动动态血沉测试仪进行红细胞压积检测；取 3.0 mL 抗凝血液放入 TDL-5M 冷冻离心机进行第一次离心（500 r/m，20 ℃，10 min）得富血小板血浆（PRP），取出富血小板血浆并将剩余部分再次离心（3000 r/m，20 ℃，10 min）得贫血小板血浆（PPP），5 μL ADP（300 μmol/L）用于诱导血小板聚集，300 μL PRP 与 300 μL PPP 放入北京普利生 LBY-NJ4 血小板聚集仪检测血小板最大聚集率（MPAR）。

（四）大鼠心肌组织匀浆制备及其药效指标检测

腹主动脉取血后，立即取出大鼠新鲜心脏组织并立即用低温生理盐水冲洗干净置于冰盒中，在冰上（保持低温）用锋利的剪刀将大鼠心脏组织尽可能剪碎，将该剪碎的组织转移至 5 mL 离心管（置于冰上），加入生理盐水（组织和生理盐水的体积比为 1:9）用匀浆机（IKA T10 basic）搅拌 3 次（每次 30 s，间隔 5 s），获得 10% 心脏组织匀浆，离心（2750 r/m，4 ℃，10 min），取上清分装至 6 个 1.5 mL 离心管，每管 0.2 mL，置 -80 ℃ 冰箱中保存。为保证低温，所有操作均在冰上进行。

检测时取出组织匀浆上清液，冻融后，严格按照总抗氧化能力（T-aoc）、丙二醛（MDA）、谷胱甘肽过氧化物酶（GSH-px）、髓过氧化物酶（MPO）、Na^{+}-Ka^{+} ATP 酶和 Ca^{2+} ATP 酶、蛋白浓度（BCA）检测试剂盒（南京建成生物工程研究所）说明书进行操作。

（五）数据处理方法

所得计量资料均以 $\bar{x} \pm s$ 表示，采用 SPSS 18.0 版本运用单因素方差分析（ANOVA）及 t 检验的方法进行数据分析，p 值小于 0.05 及 p 值小于 0.01 被认为存在统计学差异。

【实验结果】

（一）血液流变及凝血功能

1. 全血粘度 （5 s^{-1}，30 s^{-1}，50 s^{-1}，150 s^{-1}，200 s^{-1}）

全血粘度升高是血液高凝状态的宏观体现，是血瘀的特征之一。实验结果（表2-20、图2-20至图2-24）表明：模型组全血粘度在5 s^{-1}，30 s^{-1}，50 s^{-1}，150 s^{-1}，200 s^{-1}切变率下均显著升高（$p < 0.01$），Asp对5 s^{-1}，30 s^{-1}，50 s^{-1}下全血粘度的升高有改善作用（$p < 0.01$，$p < 0.05$），复方血栓通胶囊低剂量对5 s^{-1}全血粘度的升高有改善作用（$p < 0.05$），中剂量对5 s^{-1}，30 s^{-1}，50 s^{-1}，150 s^{-1}全血粘度的升高有改善作用（$p < 0.01$，$p < 0.05$），高剂量可改善全部5个切变率下全血粘度的升高（$p < 0.01$，$p < 0.05$）。复方血栓通胶囊低剂量、中剂量、高剂量在各切变率下对全血粘度的改善作用依次增强，呈现一定的量效关系。

血液由于其中的血细胞具有变形性、黏附性和聚集性而属于非牛顿液体，具有非牛顿液体的粘度特征，即血液粘度随切变率的变化而变化，全血低切粘度在一定程度上代表了红细胞的聚集性，而全血高切粘度则在一定程度上代表了红细胞的变形性[13-14]。血液高凝状态的产生可能因为红细胞聚集性增加导致全血粘度增高，局部血流速度减慢，进而导致红细胞变形性降低，即高切下全血粘度增高，从而使红细胞聚集 - 解聚平衡向聚集方向移动。此外，组织缺氧时交感神经系统兴奋[15-17]，局部代谢产物（如乳酸、核苷酸）堆积，血小板黏附和聚集性增强，最终引起血液浓缩，循环血容量降低，微循环障碍[18]。由实验结果可知 Asp 及复方血栓通胶囊低、中、高剂量对全血低切粘度均有改善作用（$p < 0.01$，$p < 0.05$），即可降低血液中红细胞聚集性，从而降低了血液出现高凝状态的风险。此外，复方血栓通胶囊中、高剂量对全血高切粘度具有抑制作用（$p < 0.01$，$p < 0.05$），即可提升血液中红细胞的变形性，增强其对微小静脉及毛细血管的通过能力，从而加快局部血流速度，改善微循环障碍。

血液粘度越高，血液在血管中的流动性就越小，很容易堵塞管腔形成血栓，最终导致各种血栓性疾病（如心肌梗死、心绞痛、冠心病、脑血管疾病等）的发生[19]。复方血栓通胶囊可改善血液中红细胞的聚集性与变形性，一方面降低了血液黏稠度；另一方面增加了血液流动性，使各组织器官血液运行顺畅，从而具有活血化瘀、疏通经络的疗效。

表 2 - 20 给药后各切变率下全血粘度的改善情况

组 别	剂量/(mg·kg⁻¹)	5 s⁻¹全血粘度/(mPa·s)	30 s⁻¹全血粘度/(mPa·s)	50 s⁻¹全血粘度/(mPa·s)	150 s⁻¹全血粘度/(mPa·s)	200 s⁻¹全血粘度/(mPa·s)
空白	NS(等体积)	8.76 ± 1.47	6.68 ± 0.89	5.74 ± 0.74	4.91 ± 0.48	4.6 ± 0.37
模型	NS(等体积)	$14.19 \pm 2.01^{**}$	$8.22 \pm 0.87^{**}$	$7.36 \pm 0.86^{**}$	$5.83 \pm 0.61^{**}$	$5.67 \pm 0.54^{**}$
Asp	100	$11.08 \pm 3.57^{\#\#}$	$7.24 \pm 1.39^{\#}$	$6.51 \pm 1.18^{\#}$	5.34 ± 0.72	5.31 ± 0.81
低剂量	380	$11.89 \pm 2.16^{\#}$	7.46 ± 0.84	6.6 ± 0.88	5.42 ± 0.43	5.32 ± 0.54
中剂量	760	$10.92 \pm 1.57^{\#\#}$	$7.17 \pm 0.66^{\#}$	$6.44 \pm 0.58^{\#}$	$5.27 \pm 0.36^{\#}$	5.1 ± 0.37
高剂量	1520	$10.06 \pm 2.09^{\#\#}$	$7.05 \pm 0.55^{\#}$	$6.32 \pm 0.43^{\#}$	$5.23 \pm 0.41^{\#}$	$5.05 \pm 0.48^{\#}$

注: 与正常组比较, $* p < 0.05$, $** p < 0.01$; 与模型组比较, $\# p < 0.05$, $\#\# p < 0.01$ ($n = 10$)。

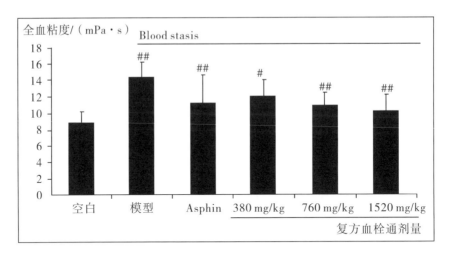

图 2-20　给药后5s^{-1}切变率下全血粘度的改善情况柱状图

注：与正常组比较，$^{*}p < 0.05$，$^{**}p < 0.01$；与模型组比较，$^{#}p < 0.05$，$^{##}p < 0.01$（$n = 10$）。

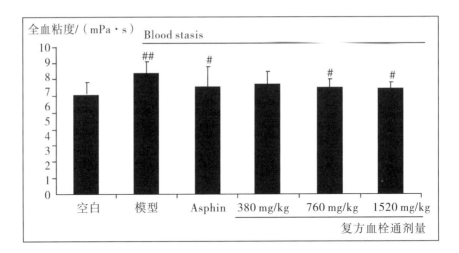

图 2-21　给药后30s^{-1}切变率下全血粘度的改善情况柱状图

注：与正常组比较，$^{*}p < 0.05$，$^{**}p < 0.01$；与模型组比较，$^{#}p < 0.05$，$^{##}p < 0.01$（$n = 10$）。

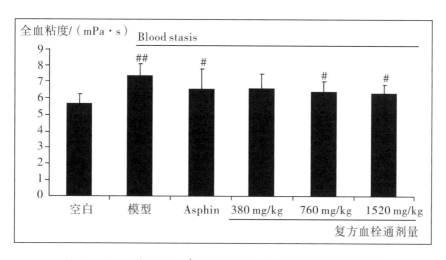

图 2-22 给药后 50 s^{-1} 切变率下全血粘度的改善情况柱状图

注：与正常组比较，* $p < 0.05$，** $p < 0.01$；与模型组比较，$^{#}$ $p < 0.05$，$^{##}$ $p < 0.01$（$n = 10$）。

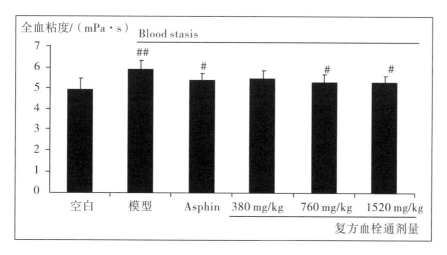

图 2-23 给药后 150 s^{-1} 切变率下全血粘度的改善情况柱状图

注：与正常组比较，* $p < 0.05$，** $p < 0.01$；与模型组比较，$^{#}$ $p < 0.05$，$^{##}$ $p < 0.01$（$n = 10$）。

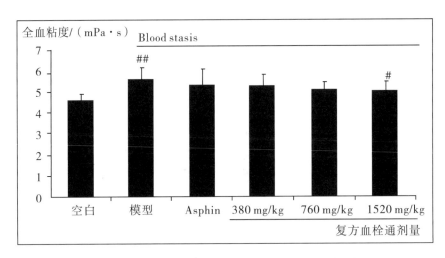

图2-24　给药后200 s^{-1}切变率下全血粘度的改善情况柱状图

注：与正常组比较，$^*p<0.05$，$^{**}p<0.01$；与模型组比较，$^#p<0.05$，$^{##}p<0.01$（$n=10$）。

2. 红细胞聚集、电泳指数

RBC聚集高表明红细胞易聚集，RBC电泳低则说明红细胞所带负电荷少，同样容易聚集，两者均可以反映血液的高凝状态。实验结果（表2-21、图2-25）表明：模型组RBC聚集显著升高（$p<0.01$），RBC电泳显著降低（$p<0.01$），Asp对RBC聚集及电泳指数均有改善作用（$p<0.01$，$p<0.05$），复方血栓通胶囊高剂量对RBC聚集的升高有改善作用（$p<0.05$），中剂量、高剂量对RBC电泳的降低有改善作用（$p<0.01$，$p<0.05$）。复方血栓通胶囊低剂量、中剂量、高剂量组对上述两项指标的改善作用依次增强，呈现一定的量效关系。

不少资料表明，心脑血管病（如冠心病、心绞痛、心肌梗塞、血栓闭塞性脉管炎或静脉栓塞等）患者的红细胞电泳速度减慢，提示它们的表面负电荷减少，相互间排斥力降低，在血液中相互聚集的机会增多，使血液黏滞性增加，故易聚集或形成血栓[20-22]。复方血栓通胶囊可提升血液中红细胞表面电荷量，调节血液流动状态，这对血瘀、血栓性疾病的病因及活血化瘀药物的作用机理的探讨具有一定的指导意义。

表2-21　给药后红细胞聚集、电泳指数改善情况

组　别	剂量/（mg·kg^{-1}）	RBC聚集	RBC电泳
空白	NS（等体积）	1.81±0.27	5.39±0.36
模型	NS（等体积）	2.54±0.25**	3.83±0.43**
Asp	100	2.09±0.51$^#$	4.74±0.85$^{##}$

续上表

组 别	剂量/ (mg·kg⁻¹)	RBC 聚集	RBC 电泳
低剂量	380	2.21 ±0.22	4.11 ±0.64
中剂量	760	2.15 ±0.29	4.53 ±0.58#
高剂量	1520	2.03 ±0.49#	4.97 ±0.36##

注：与正常组比较，* p<0.05，** p<0.01；与模型组比较，# p<0.05,## p<0.01 （n=10）。

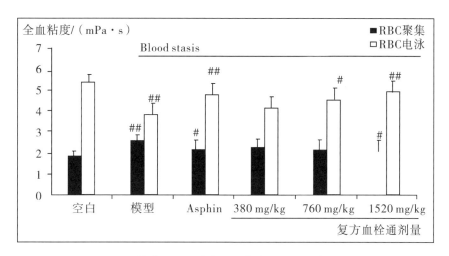

图 2-25 给药后红细胞聚集、电泳指数改善情况柱状图

注：与正常组比较，* p < 0.05，** p < 0.01；与模型组比较，# p < 0.05,## p < 0.01 （n =10）。

3. PT、APTT

PT、APTT 分别为表征外源性和内源性凝血系统的药效指标，常用来监测溶栓药物的临床疗效[23-24]。实验结果（表2-22、图2-26、图2-27）表明：模型组的 PT、APTT 均显著降低（p<0.05，p<0.01），复方血栓通胶囊高剂量对 PT、APTT 的降低有改善作用（p<0.05），Asp 对 APTT 的降低具有改善作用（p<0.05），复方血栓通胶囊低剂量、中剂量、高剂量组对 PT 和 APTT 两项指标的改善作用依次增强，呈现一定的量效关系。

凝血功能是术前必不可少的实验室检查项目，可快速了解患者有无凝血功能异常。在许多血栓性疾病诊断中，凝血功能异常作为病变的危险信号，具有很好的指导意义[25-26]。

血液中存在一组参与凝血过程的血浆因子，多为蛋白质，这些因子间形成酶促级联反应，最终导致凝血。在凝血过程中，凝血酶原具有外源性和内源性两种激活系统，前者涉及的凝血因子全部来自血液（内源性），是指心血管内膜受损，或血液流出体外通过与异常表面接触而激活因子Ⅻ。后者涉及的凝血因子并非全部存在于血液中，还包括外来凝血因子Ⅲ，又称组织因子，是由于组织损伤释放出因子Ⅲ，从而激活因子Ⅶ。两者都能启动一系列连锁反应，并在因子Ⅹ处汇合，最终形成凝血酶及纤维蛋白[27]。PT 表征了外源性凝血功能，主要反映凝血因子Ⅷ、Ⅸ及因子Ⅰ等多个凝血因子水平的高低，其缩短主要见于血液高凝状态。APTT 是内源性凝血系统敏感、简便和常用的检测指标，其缩短提示凝血过程中各阶段凝血因子均被异常激活，主要见于以下两方面：其一为血液高凝状态，如弥散性血管内凝血的高凝血期、凝血因子的活性增高等；其二为血栓性疾病，如心肌梗死、心绞痛、脑血管病变、深度静脉血栓形成、妊娠高血压综合征等[28]。本实验中模型组 PT、APTT 均显著降低（$p < 0.05$，$p < 0.01$），表明大鼠体内血液淤滞，凝血功能异常。

造模可造成大鼠血液粘度升高及血液中凝血因子的异常激活，从而使血液处于危险的高凝状态，Asp 及复方血栓通胶囊高剂量对 APTT 的降低具有改善作用（$p < 0.05$），复方血栓通胶囊高剂量对 PT 的降低具有改善作用（$p < 0.05$），表明两种药物对异常激活的凝血因子具有一定的抑制作用。由于在内源性凝血过程中形成凝血因子Ⅹ的必经步骤需要血小板磷脂的参与[27]，而外源性凝血过程则不需要，因此 Asp 及复方血栓通胶囊可能通过对血小板的抑制（$p < 0.05$）起到抑制内源性凝血功能的作用，即 APTT 的升高，其作用机理有待进一步探讨。

表 2-22　给药后 PT、APTT 改善情况

组　别	剂量/（mg·kg^{-1}）	APTT/s	PT/s
空白	NS（等体积）	13.11 ± 0.67	9.15 ± 0.33
模型	NS（等体积）	$11.89 \pm 1.01^*$	$8.39 \pm 0.26^{**}$
Asp	100	$13.05 \pm 1.13^\#$	8.68 ± 0.41
低剂量	380	12.5 ± 0.66	8.45 ± 0.28
中剂量	760	12.55 ± 0.48	8.53 ± 0.36
高剂量	1520	$12.9 \pm 0.84^\#$	$8.75 \pm 0.27^\#$

注：与正常组比较，$^*p < 0.05$，$^{**}p < 0.01$；与模型组比较，$^\#p < 0.05$，$^{\#\#}p < 0.01$（$n = 10$）。

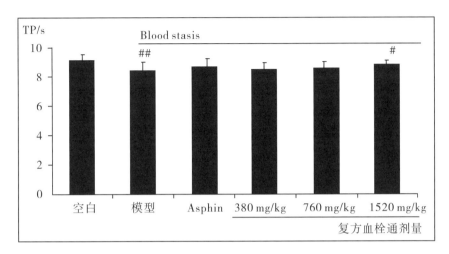

图 2 - 26　给药后 PT 改善情况柱状图

注：与正常组比较，* $p < 0.05$，** $p < 0.01$；与模型组比较，$^\#$ $p < 0.05$，$^{\#\#}$ $p < 0.01$（$n = 10$）。

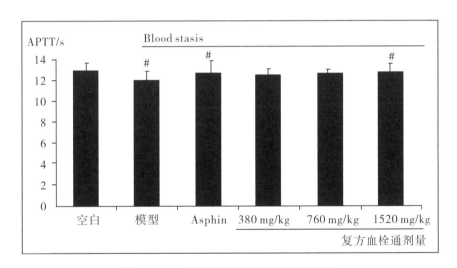

图 2 - 27　给药后 APTT 改善情况柱状图

注：与正常组比较，* $p < 0.05$，** $p < 0.01$；与模型组比较，$^\#$ $p < 0.05$，$^{\#\#}$ $p < 0.01$（$n = 10$）。

4. 血小板最大聚集率、血浆粘度

血浆粘度升高是血液中各种血浆蛋白含量紊乱引起的。血小板是人体内作为促进止血和参与凝血的主要物质，血小板聚集性增高可使血液粘度增高，从而导致血栓形成。实验结果（表 2 - 23、图 2 - 28、图 2 - 29）表明：模型组血小板最大聚集率及血浆粘度均显著升高（$p < 0.05$，$p < 0.01$），Asp 对上述两项指标均具有改善

作用（$p < 0.05$，$p < 0.01$），复方血栓通胶囊高剂量对血小板最大聚集率的升高有改善作用（$p < 0.05$），低剂量、中剂量、高剂量均对血浆粘度的升高具有改善作用（$p < 0.01$），复方血栓通胶囊低剂量、中剂量、高剂量组对血小板最大聚集率及血浆粘度两项指标的改善作用依次增强，呈现一定的量效关系。

影响血浆粘度的因素有纤维蛋白原、球蛋白、白蛋白、脂类和血糖，其中蛋白质影响较大，故可认为血浆是一种蛋白质胶体悬浮液。全血粘度增高可诱发各种炎症介质释放，引起相对的血浆蛋白浓度升高，进而使血浆粘度增高，并且白细胞增多，其变形能力低下、硬度高、体积大、黏附力强，成为血瘀证微循环中的扰乱者，最终导致毛细血管阻塞[29]。临床资料表明，许多表现有明显微循环障碍的疾病都同时伴有全血、血浆粘度增高。复方血栓通胶囊低、中、高剂量均对血浆粘度具有改善作用（$p < 0.01$），表明其在降低血液粘度的同时对血液中血浆蛋白及一些非细胞成分的紊乱也具有一定的调节作用，并通过两者的相互结合达到活血化瘀的功效。

血小板聚集功能是指血小板之间相互黏附的能力，当受到化学物质刺激或血管内皮损伤导致血液流动异常时，血小板会发生一系列关联反应，包括释放、形态改变、黏附、聚集，从而促进血栓形成，使血液高凝[30-33]。Asp 是一种常用的抗血小板聚集药物[34]，本实验中对大鼠血小板最大聚率的升高有抑制作用（$p < 0.05$）。复方血栓通胶囊高剂量对血小板最大聚率的升高同样具有抑制作用（$p < 0.05$）。

目前对血小板参与调节的凝血过程研究已经较为深入，已知其调控通路中比较重要的生物标志物有 TXA_2（血小板最具特异性的激活剂）、PGI_2 及 NO（血小板最具特异性的两种内皮源抑制剂）等[35-37]。药理实验研究发现大部分活血化瘀药物对血小板聚集都有不同程度的抑制作用，本实验结果表明复方血栓通胶囊对血小板聚集存在调控作用，但其作用机理有待进一步研究。

表 2-23　给药后血小板最大聚集率、血浆粘度改善情况

组　别	剂量（mg·kg^{-1}）	血小板最大聚集率/%	120 s^{-1}血浆粘度/（mPa·s^{-1}）
空白	NS（等体积）	41.37 ± 4.81	1.03 ± 0.03
模型	NS（等体积）	48.7 ± 5.09*	1.23 ± 0.01**
Asp	100	42.49 ± 3.67#	1.18 ± 0.03##
低剂量	380	46.92 ± 2.59	1.2 ± 0.02##
中剂量	760	45.6 ± 4.15	1.19 ± 0.02##
高剂量	1520	43.36 ± 2.69#	1.18 ± 0.02##

注：与正常组比较，* $p < 0.05$，** $p < 0.01$；与模型组比较，# $p < 0.05$，## $p < 0.01$（$n = 10$）。

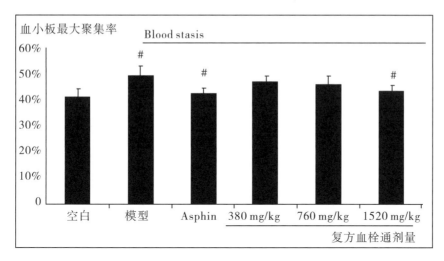

图 2-28 给药后血小板最大聚集率改善情况柱状图

注：与正常组比较，* $p < 0.05$，** $p < 0.01$；与模型组比较，$^{\#}$ $p < 0.05$，$^{\#\#}$ $p < 0.01$ （$n = 10$）。

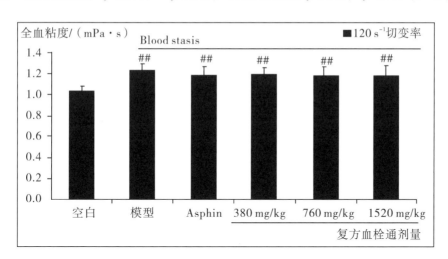

图 2-29 给药后血浆粘度改善情况柱状图

注：与正常组比较，* $p < 0.05$，** $p < 0.01$；与模型组比较，$^{\#}$ $p < 0.05$，$^{\#\#}$ $p < 0.01$ （$n = 10$）。

（二）氧化应激系统

1. 总抗氧化能力

总抗氧化能力反映了机体中抗氧化大分子、小分子和酶等多种抗氧化物的活性，其提升可快速清除体内产生的各种活性氧从而抑制活性氧诱导的氧化应激的产生[38]。研究结果（表 2-24、图 2-30）表明，急性血瘀大鼠总抗氧化能力显著降低（$p < 0.01$），给药处理后，Asp 具有一定的改善作用，复方血栓通胶囊低剂量与

Asp 药效相当，中剂量、高剂量则可显著提升总抗氧化能力（$p < 0.01$，$p < 0.05$）。复方血栓通胶囊低剂量、中剂量、高剂量对血瘀大鼠的总抗氧化能力的改善作用依次增强，呈现一定的量效关系。

抗氧化系统是一个可与免疫系统相比拟的、具有完善和复杂功能的系统，机体抗氧化能力越强，其对外界不良刺激的适应性就越强。总抗氧化能力是与机体氧化应激相关的一种敏感、可靠的药效指标，可反映体内多种抗氧化物质的综合作用[38]。在本研究中，复方血栓通胶囊可显著增强血瘀大鼠的抗氧化能力，快速清除体内的活性氧类物质，从而有效减轻肾上腺素结合冰浴刺激对大鼠造成的伤害。

表2-24　复方血栓通胶囊对总抗氧化能力的调节作用

组　　别	剂量/（mg·kg⁻¹）	T-aoc/（1/mg prot）
空白	NS（等体积）	0.92 ± 0.14
模型	NS（等体积）	$0.50 \pm 0.12^{**}$
Asp	100	0.64 ± 0.27
低剂量	380	0.66 ± 0.21
中剂量	760	$0.71 \pm 0.18^{\#}$
高剂量	1520	$0.75 \pm 0.15^{\#\#}$

注：与正常组比较，$^{*}p < 0.05$，$^{**}p < 0.01$；与模型组比较，$^{\#}p < 0.05$，$^{\#\#}p < 0.01$（$n = 10$）。

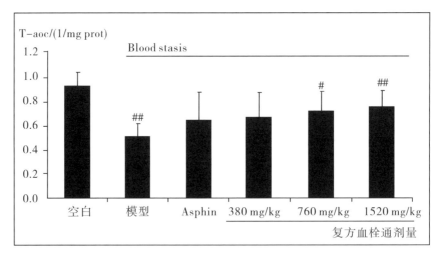

图2-30　复方血栓通胶囊对总抗氧化能力的调节作用

注：与正常组比较，$^{*}p < 0.05$，$^{**}p < 0.01$；与模型组比较，$^{\#}p < 0.05$，$^{\#\#}p < 0.01$（$n = 10$）。

2. 丙二醛

丙二醛的含量表征机体内脂质过氧化的程度，过量的丙二醛积累会严重破坏心肌细胞膜的流动性与通透性，引起胞内 Ca^{2+} 超负荷，最终导致心肌细胞的损伤甚至死亡[39]。研究结果（表2 -25、图2 -31）表明，急性血瘀大鼠心肌组织中丙二醛含量显著升高（$p < 0.01$），给药处理后，Asp 具有一定的改善作用，复方血栓通胶囊低剂量与 Asp 药效相当，中剂量、高剂量则可显著降低血瘀大鼠心肌组织中丙二醛的含量（$p < 0.01$，$p < 0.05$）。复方血栓通胶囊低剂量、中剂量、高剂量对血瘀大鼠丙二醛异常升高的抑制作用呈现一定的量效关系。

　　研究表明，在心血管病的发生、发展过程中均伴随着氧自由基的参与[40]。氧自由基通过攻击机体生物膜引发脂质过氧化反应，其产物的积累可损伤血管内皮细胞，促使动脉硬化形成[41]。丙二醛含量的检测可反映氧自由基生成和造成膜损害的程度。在本研究中，肾上腺素结合冰浴的急性刺激使大鼠机体稳态失衡，脂质过氧化严重加剧，体现为体内丙二醛含量的升高。复方血栓通胶囊可有效抑制脂质过氧化反应，间接发挥活血化瘀的疗效。

表2 -25　复方血栓通胶囊对丙二醛的调节作用

组　　别	剂量/（$mg \cdot kg^{-1}$）	MDA/（nmol/mg prot）
空白	NS（等体积）	4.34 ± 1.18
模型	NS（等体积）	6.96 ± 1.22**
Asp	100	5.67 ± 1.71
低剂量	380	5.43 ± 1.66
中剂量	760	5.19 ± 0.91#
高剂量	1520	4.76 ± 0.82##

注：与正常组比较，* $p < 0.05$，** $p < 0.01$；与模型组比较，# $p < 0.05$，## $p < 0.01$（$n = 10$）。

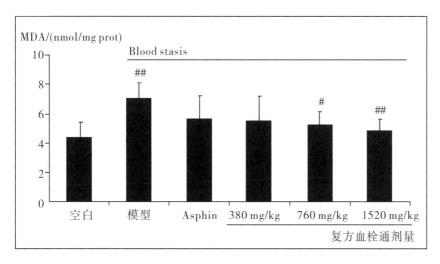

图2 -31　复方血栓通胶囊对丙二醛的调节作用

注：与正常组比较，* $p < 0.05$，** $p < 0.01$；与模型组比较，# $p < 0.05$，## $p < 0.01$（$n = 10$）。

3. 谷胱甘肽过氧化物酶

谷胱甘肽过氧化物酶是机体内广泛存在的一种含硒的生物酶，它可抑制体内自由基反应，清除由活性氧诱发的脂质过氧化物，从而维持细胞膜结构和功能的稳定[42-43]。研究结果（表2-26、图2-32）表明，急性血瘀大鼠谷胱甘肽过氧化物酶活性显著降低（$p < 0.01$），给药处理后，Asp 可在一定程度上提升其活性，而复方血栓通胶囊低剂量、中剂量、高剂量均可显著地增强血瘀大鼠心肌组织中谷胱甘肽过氧化物酶的酶活性（$p < 0.01$）。复方血栓通胶囊低剂量、中剂量、高剂量对血瘀大鼠谷胱甘肽过氧化物酶活性异常降低的改善呈现一定的量效关系。

谷胱甘肽过氧化物酶是机体抗过氧化能力的指标之一，其降低常见于心肌缺血、冠心病等心血管疾病[44-45]。在本研究中，注射肾上腺素结合冰浴的刺激使大鼠心肌负荷过重，耗氧急剧增加，供养供血不足，容易出现自由基损伤甚至引起心肌细胞凋亡，这可能与谷胱甘肽过氧化物酶活性的降低有密切关系。复方血栓通胶囊可显著提升血瘀大鼠心肌组织中谷胱甘肽过氧化物酶的活性，其药效显著优于Asp，提示其可通过调节机体的抗过氧化能力维持大鼠在血瘀后体内的稳态，间接发挥活血化瘀的疗效。

表2-26　复方血栓通胶囊对谷胱甘肽过氧化物酶的调节作用

组　　别	剂量/（mg·kg^{-1}）	GSH-px/（1/mg prot）
空白	NS（等体积）	277.70 ± 51.76
模型	NS（等体积）	150.87 ± 24.36**
Asp	100	172.36 ± 37.89
低剂量	380	213.22 ± 44.14##
中剂量	760	219.51 ± 40.69##
高剂量	1520	245.88 ± 19.66##

注：与正常组比较，* $p < 0.05$，** $p < 0.01$；与模型组比较，# $p < 0.05$，## $p < 0.01$（$n = 10$）。

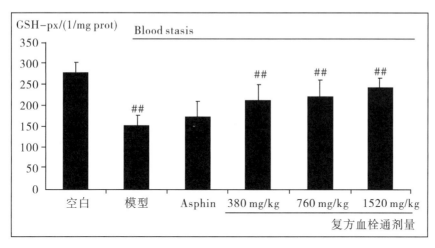

图 2-32　复方血栓通胶囊对谷胱甘肽过氧化物酶的调节作用

注：与正常组比较，$^*p < 0.05$，$^{**}p < 0.01$；与模型组比较，$^\#p < 0.05$，$^{\#\#}p < 0.01$（$n = 10$）。

4. 髓过氧化物酶

研究表明，髓过氧化物酶缺陷的个体患心血管疾病的危险性显著下降[46]。临床上，髓过氧化物酶是表征心血管炎症的指标，其水平的升高对预测早期心肌梗死的危险性具有重要意义[47]。研究结果（表 2-27、图 2-33）表明，急性血瘀大鼠髓过氧化物酶活性显著升高（$p < 0.01$），血管性炎症反应强烈，给药处理后，Asp 有一定的抑制作用，复方血栓通胶囊低剂量、中剂量与 Asp 药效相当，而高剂量则可显著抑制血瘀大鼠心肌组织中髓过氧化物酶的活性（$p < 0.05$）。复方血栓通胶囊低剂量、中剂量、高剂量对血瘀大鼠髓过氧化物酶酶活性异常升高的改善呈现一定的量效关系。

髓过氧化物酶与机体血管及血液系统稳态的破坏密切相关，可改变血管的氧化还原态，进而通过血管壁细胞的信号级联反应诱发急性或慢性血管炎[48-49]。在动脉粥样硬化发展过程中，髓过氧化物酶参与产生自由基和多种炎症反应性物质，促进斑块形成和使其不稳定性增加，进而引起多种并发症如急性冠脉综合征[47,50]。此外，髓过氧化物酶可与血小板结合并影响其生理功能，进而改变血管的正常生理功能[51]。

在本研究中，Asp 对髓过氧化物酶无显著作用，而高剂量复方血栓通胶囊能够有效抑制其活性，说明复方血栓通胶囊对急性血瘀造模所致的大鼠血管炎症有很好的改善作用，从而在活血化瘀的同时，修复机体血管系统的炎症损伤，抑制血瘀的恶性发展。

表2－27　复方血栓通胶囊对髓过氧化物酶的调节作用

组　别	剂量/（mg·kg⁻¹）	MPO/（1/mg prot）
空白	NS（等体积）	0.21 ± 0.05
模型	NS（等体积）	$0.75 \pm 0.25^{**}$
Asp	100	0.57 ± 0.26
低剂量	380	$0.65 \pm .0.24$
中剂量	760	0.63 ± 0.24
高剂量	1520	$0.43 \pm 0.12^{#}$

注：与正常组比较，$^{*}p<0.05$，$^{**}p<0.01$；与模型组比较，$^{#}p<0.05$，$^{##}p<0.01$（$n=10$）。

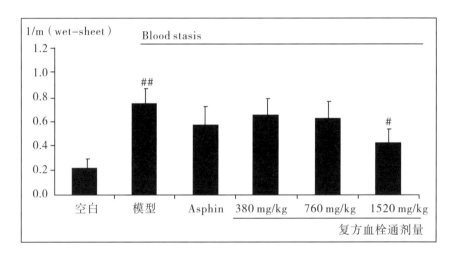

图2－33　复方血栓通胶囊对髓过氧化物酶的调节作用

注：与正常组比较，$^{*}p<0.05$，$^{**}p<0.01$；与模型组比较，$^{#}p<0.05$，$^{##}p<0.01$（$n=10$）。

（三）能量代谢系统

1. Na⁺－K⁺ ATP 酶、Ca²⁺ ATP 酶

Na⁺－K⁺ ATP 酶和 Ca²⁺ ATP 酶是机体中广泛存在的膜结合蛋白，它们利用 ATP 水解供能维持细胞内外的电化学梯度。Na⁺－K⁺ ATP 酶对机体盐－水分的平衡具有重要影响，已被证实参与了包括心血管、肾脏、神经及代谢等系统的紊乱[52]。研究结果（表2－28、图2－34）表明，急性血瘀大鼠 Na⁺－K⁺ ATP 酶活性显著降低（$p<0.01$），而 Ca²⁺ ATP 酶活性显著升高（$p<0.01$），给药处理后，Asp 对 Na⁺－K⁺ ATP 酶和 Ca²⁺ ATP 酶的活性具有改善作用，复方血栓通胶囊低剂

量、中剂量药效较 Asp 明显，可在一定程度上增强 $Na^+ - K^+$ ATP 酶活性，高剂量则具有显著提升作用（$p < 0.05$），针对 Ca^{2+} ATP 酶活性，复方血栓通胶囊低剂量、中剂量、高剂量均无明显改善作用。整体来讲，复方血栓通胶囊对血瘀大鼠 $Na^+ - K^+$ ATP 酶的调节作用要强于 Ca^{2+} ATP 酶，其低剂量、中剂量及高剂量对二者的改善均呈现一定的量效关系。

表 2-28　复方血栓通胶囊对 $Na^+ - K^+$ ATP 酶、Ca^{2+} ATP 酶调节作用

组别	剂量/（mg·kg^{-1}）	$Na^+ - K^+$ ATPase/（1/mg prot）	Ca^{2+} ATPase/（1/mg prot）
空白	NS（等体积）	11.89 ± 2.55	8.07 ± 0.82
模型	NS（等体积）	8.96 ± 0.88**	12.09 ± 3.45**
Asp	100	9.24 ± 1.46	10.67 ± 2.00
低剂量	380	10.49 ± 2.90	12.15 ± 3.63
中剂量	760	11.00 ± 2.95	11.90 ± 2.35
高剂量	1520	11.06 ± 2.40#	10.71 ± 1.64

注：与正常组比较，* $p < 0.05$，** $p < 0.01$；与模型组比较，# $p < 0.05$，## $p < 0.01$（$n = 10$）。

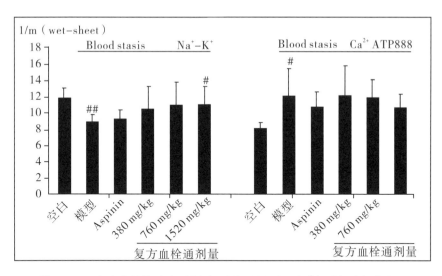

图 2-34　复方血栓通胶囊对 $Na^+ - K^+$ ATP 酶、Ca^{2+} ATP 酶调节作用

注：与正常组比较，* $p < 0.05$，** $p < 0.01$；与模型组比较，# $p < 0.05$，## $p < 0.01$（$n = 10$）。

在血瘀所致的冠心病中，除血液流变障碍之外，能量代谢的失衡同样扮演重要角色[53]。$Na^+ - K^+$ ATP 酶可维持胞内 K^+ 的高浓度及 Na^+ 的低浓度[52]，该电化学梯度的建立和维持对心肌缺血的治疗具有重要意义[54]。在静息心室肌细胞中，Ca^{2+} 的外排受 ATP 依赖的膜结合 Ca^{2+} ATP 酶和膜结合 $Na^+ - Ca^{2+}$ 交换体[55]所调节，其中高达 75% 的 Ca^{2+} 外排由膜结合 $Na^+ - Ca^{2+}$ 交换体负责[56]。在本研究中，

血瘀大鼠心肌组织中表现出 Na^+-K^+ ATP 酶活性的显著降低与 Ca^{2+} ATP 酶活性的显著升高，该现象可能由于心肌组织细胞中二者的相互影响所致：大鼠造模处理后能量消耗过量，导致其心肌细胞中 Na^+-K^+ ATP 酶活性急剧下降，胞内 Na^+ 浓度异常升高；胞内外 Na^+ 电化学浓度差的降低，使 Na^+-Ca^{2+} 交换体无法顺利完成 Ca^{2+} 外排，引起胞内 Ca^{2+} 的显著升高；为降低胞内高浓度 Ca^{2+} 的危害，Ca^{2+} ATP 酶被迫进行超负荷工作，消耗更多 ATP 完成胞内 Ca^{2+} 的外排，该能量消耗又进一步导致 Na^+-K^+ ATP 酶活性降低，最终形成 Na^+-K^+ ATP 酶和 Ca^{2+} ATP 酶之间相互影响的恶性循环。在本研究中，Asp 对 Na^+-K^+ ATP 酶和 Ca^{2+} ATP 酶均无明显调节作用，而复方血栓通胶囊则可通过调节 Na^+-K^+ ATP 酶活性来改善血瘀引起的能量代谢紊乱，降低心肌细胞中过量 Ca^{2+} 积累的危害，通过多途径多靶点的综合作用起到活血化瘀的疗效。

评价药物活血化瘀疗效，需利用相应的活体动物进行在体实验才具有实际意义。本实验以复方血栓通胶囊为载体，依据中医心肌缺血血瘀证的阴虚寒凝为主的病因、病机，选择经典大鼠急性血瘀模型，很好地契合了复方血栓通胶囊的临床适应证。

结果表明，复方血栓通胶囊可有效改善血瘀大鼠血液流变、凝血功能，调节氧化应激及能量代谢，从而具有多途径、多靶点综合作用的药效特点，具体体现在以下方面：降低血瘀大鼠全血粘度、血浆粘度；抑制血瘀大鼠血小板聚集；调节凝血功能，包括内、外源凝血系统；降低血瘀大鼠心肌组织中丙二醛含量；增强谷胱甘肽过氧化物酶活性及总抗氧化能力；降低血瘀大鼠心肌组织中髓过氧化物酶活性；调节血瘀大鼠心肌组织中 Na^+-K^+ ATP 酶及 Ca^{2+} ATP 酶活性等。

此外，复方血栓通胶囊与 Asp 相比疗效相当，两者各有优势：Asp 药效靶点较为单一，起效较快，针对性强；复方血栓通胶囊药效起效较平缓，各有效化学成分协同作用，药效靶点较多，可以兼顾预防与治疗，综合调节机体复杂生理网络的失衡。

在此基础上，以药效学实验中的各个剂量作为指纹图谱–药效关联研究的动物实验设计参考，并将全血粘度（$5\ s^{-1}$，$30\ s^{-1}$，$50\ s^{-1}$，$150\ s^{-1}$，$200\ s^{-1}$）、RBC 聚集、电泳指数、APTT、PT，血小板最大聚集率，血浆粘度等 11 个稳定性好、灵敏度高、具有一定量效关系的药效学指标用于复方血栓通胶囊指纹图谱–药效关联研究中差异样品的药效实验。

第四节 差异样品构建及其指纹图谱监测与药效学评价

复方血栓通胶囊是已经上市的中药复方制剂，由三七、黄芪、丹参、玄参四味药材组成，其来源为 GAP 认证基地，临床疗效显著且已经过化学物质基础研究。基于复方血栓通胶囊生产工艺，本研究通过对各味药材进行适当的组合、配比构建具有显著化学成分差异的差异样品，并进行差异样品动物药效实验，得到生物学药效差异，为后续的指纹图谱－药效关联分析提供数据支持。

【实验材料】

（一）实验动物

SD 大鼠，SPF 级，雄性，由广东省医学实验动物中心供给，合格证号：SCXK －（粤）2008 －0002，130 只，体重 180～220 g。

（二）实验药品与试剂

药效实验：差异样品浸膏（批号：120523），由广东众生药业股份有限公司提供，用生理盐水分别配制为 152 mg/mL 浓度的药液；0.1% 盐酸肾上腺素注射液，规格 1 mg：1 mL，上海禾丰制药有限公司，国药准字 H31021062，批号：20111109、20120315，用生理盐水稀释至 0.4 mg/mL，现用现配；阿司匹林（Asp）肠溶片，吉林市鹿王制药公司，国药准字 H22025784，批号：BTA7WH2；复方丹参滴丸（Fdd），天津天士力制药股份有限公司，国药准字 Z10950111，批号：120201；氯化钠注射液（0.9%），广东利泰制药股份有限公司，批号：11100852；二水合柠檬酸三钠，广州化学试剂厂，批号：20030904－1；水合氯醛（水合三氯乙醛），天津市科密欧化学试剂有限公司，批号：20111114。

色谱部分：液相色谱所用试剂乙腈（Burdick & Jackson，Honeywell）、磷酸（天津市科密欧化学试剂有限公司）为色谱纯，水为超纯水，其余所用试剂为分析纯。

（三）实验仪器

药效实验：涡旋振荡器（Scientific Industries Vortex － Genie 2）、十万分之一电子天平（sartorius BP211D）、超低温冰箱（海尔 BCD－568W）、冷冻离心机（Eppendorf 5430R)、北京普利生 LBY - NJ4 血小板聚集仪、Sysmex CA - 510 全自动血凝分析仪、北京普利生 LBY - N6B 全自动自清洗血流变仪、北京普利生 LBY - XC40 全自动动态血沉测试仪进行血沉检测。

色谱部分：Ultimate 3000 DGLC 高效液相色谱仪（美国 Dionex 公司，DGP - 3600SD 双三元泵、SRD - 3600 脱气机、WPS - 3000SL 自动进样器、TCC3000 - RS 柱温箱、DAD 检测器、Chromeleon6.8 数据处理软件）；十万分之一电子分析天平（德国 Sartorius 公司，BP211D 型）；超纯水器（美国密理博 Millipore 公司，Simplicity）；旋转蒸发仪（德国 Laborota 公司，4001 型）；数控超声波清洗器（昆山超声仪器有限公司，KQ - 250DE 型）；烧杯、锥形瓶、茄形瓶、滴管、移液管等玻璃仪器；色谱柱型号：Dionex Acclaim® 120 C_{18}（3 μm，150 mm × 4.6 mm）。

（四）实验环境

经中山大学生命科学学院动物伦理委员会批准，实验动物饲养于广东省中山大学海洋与中药实验室 SPF 级动物房，许可证号：SCXK - （粤）2009 - 0020，观察室温度 20 ~ 23 ℃，相对湿度 50% ~ 65%，颗粒饲料，在实验动物适应新环境一周后开始实验。在实验过程中采取适当的方法减轻对动物的伤害。药效指标检测在广州医药工业研究院药物非临床评价研究中心动物医学部、广东省中山大学海洋与中药实验室进行。

【实验方法】

（一）差异样品的构建及指纹图谱分析

1. 差异样品的构建

根据复方血栓通胶囊的处方组成，进行配方约束下四因素九水平的均匀设计[57]，每个水平表示相应药材占四位药材总量的百分比，其中三七变化为 44% ~ 64%，黄芪为 0 ~ 36%，丹参为 0 ~ 20%，玄参为 0 ~ 36%，见表 2 - 29。

表 2 - 29　复方血栓通差异样品构建方案

差异样品	三七	黄芪	玄参	丹参
1	64%	9%	27%	0
2	61.5%	22.5%	13.5%	2.5%
3	59%	36%	0	5%
4	56.5%	4.5%	31.5%	7.5%
5	54%	18%	18%	10%
6	51.5%	31.5%	4.5%	12.5%
7	49%	0	36%	15%

续上表

差异样品	三七	黄芪	玄参	丹参
8	46.5%	13.5%	22.5%	17.5%
9	44%	27%	9%	20%

2. 差异样品的制备

在构建方案表的指导下，差异样品委托东莞市众生药业股份有限公司按照《中华人民共和国药典》2010 年版 1 部中复方血栓通胶囊标准生产工艺进行制备[58]，每组浸膏质量及其所含的各药材的质量见表 2 – 30。

表2 –30　差异样品浸膏及其所含各药材质量

差异样品	浸膏总质量/g	三七质量/g	黄芪质量/g	玄参质量/g	丹参质量/g
1	400	696	98	294	0
2	405	730	267	160	30
3	401	771	471	0	65
4	405	579	46	323	77
5	400	600	200	200	111
6	402	626	383	55	152
7	411	474	0	348	145
8	404	486	141	235	183
9	402	500	307	102	227

分别取复方血栓通差异样品 1—9 号约 0.3 g，精密称定，置具塞锥形瓶中加 70% 的甲醇 20 mL，密塞，超声处理（功率 250 W，频率 40 kHz）30 min，滤过，将滤纸及残渣置同一锥形瓶中，再加入甲醇 20 mL，超声处理（功率 250 W，频率 40 kHz）30 min，过滤，合并两次滤液，减压回收溶剂至近干，加 50% 甲醇使其溶解，定量转移至 10 mL 量瓶，加 50% 甲醇至刻度，摇匀，用 0.22 μm 的微孔滤膜过滤，取续滤液，即得。

3. 差异样品指纹图谱分析及聚类分析

按照优化的复方血栓通胶囊指纹图谱方法，将制备得到的差异样品 1—9 组进行 HPLC 分析，通过 SPSS 18.0 对差异样品 1—9 组的指纹图谱按照共有峰面积大小进行聚类分析。

（二）差异样品药效学实验

1. 实验分组及给药

分组：体重 180～220 g 的 SD 大鼠 130 只，雄性，随机分为 13 组，分别为空白对照组、急性血瘀模型组、阳性对照阿司匹林（Asp）给药组、阳性对照复方丹参滴丸（Fdd）给药组、复方血栓通差异样品1—9组。

给药：参考药效学指标筛选实验，阳性对照阿司匹林给药组100 mg/kg，阳性对照复方丹参滴丸给药组800 mg/kg，复方血栓通差异样品1—9组1520 mg/kg。实验动物在饲养环境中适应一周后开始给药，每天灌胃给药一次，给药体积均为10 mL/kg，空白对照组与模型组灌胃给予同体积生理盐水，连续给药10天。

2. 大鼠急性血瘀模型建立

参见"活血化瘀药效学研究及指标的筛选"的【实验方法】。

3. 大鼠血液药效指标检测

参见"活血化瘀药效学研究及指标的筛选"【实验方法】。

4. 数据处理方法

所得计量资料均以 $\bar{x} \pm s$ 表示，采用 SPSS 18.0 版本运用单因素方差分析（ANOVA）及 T 检验的方法进行数据分析，P 值小于 0.05 或 P 值小于 0.01 被认为存在统计学差异。

【实验结果】

（一）差异样品指纹图谱分析及聚类分析

1. 指纹图谱分析

按照优化的复方血栓通胶囊指纹图谱方法，将制备得的差异样品1—9进行HPLC分析，指纹图谱见图2-35（A）和（B），其中21个已确证化学成分峰面积数据将用来结合药效实验进行指纹图谱–药效关联计算，见表2-31。

2. 聚类分析

根据HPLC得到的9份差异样品的21个共有峰的峰面积，将其导入SPSS 18.0中进行聚类分析，见图2-35（C），聚类方法采用类间平均链锁法 Between - groups linkage，距离计算方法采用相关系数距离 Pearson correlation。结果表明，当聚类重新标定距离（rescaled distance cluster combine）为5时，9批样品可分为七类：2组、3组为一类，7组、8组为一类，其余自成一类。

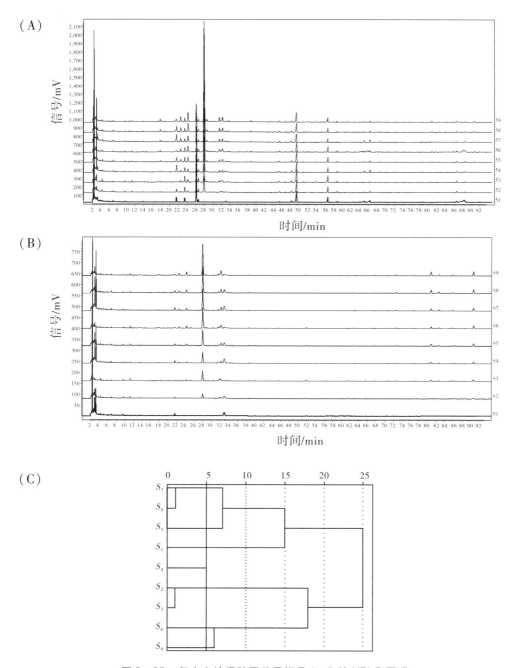

图 2-35　复方血栓通胶囊差异样品 1-9 的 HPLC 图谱
（A：203 nm；B：270 nm）及其聚类分析结果（C）

表 2-31　复方血栓通胶囊差异样品 1-9 的图谱特征

波长	203 nm	203 nm	203 nm	203 nm	203 nm	203 nm	203 nm
峰序号	P_1	P_2	P_3	P_4	P_5	P_6	P_7
1	3.469657	0	32.59619	27.83375	0	142.2595	17.18819
2	5.504858	3.663869	21.14224	32.23622	9.204978	157.4263	18.83128
峰序号	P_1	P_2	P_3	P_4	P_5	P_6	P_7
3	8.624	6.852333	0	38.94718	21.24663	186.5645	22.20814
4	3.045673	7.577144	44.22085	25.16088	22.58781	127.9925	15.72775
5	5.272476	10.12372	32.56557	27.34879	32.64699	140.0661	16.45797
6	7.609939	12.68167	18.07413	27.96695	45.64915	144.3745	17.07354
7	0	13.32355	49.84946	19.49649	44.15874	97.77023	12.04868
8	4.783877	15.5656	35.72202	21.90768	56.31236	108.695	13.11728
9	7.459186	19.80187	30.28713	24.99046	72.69708	120.1247	14.37565

波长	203 nm	203 nm	203 nm	203 nm	203 nm	270 nm	270 nm
峰序号	P_8	P_9	P_{10}	P_{11}	P_{12}	P_{13}	P_{14}
1	0	1.991166	94.47364	22.02813	0	0.392879	0
2	119.6052	3.029968	102.8326	23.20365	1.949089	0.476434	0.703211
3	258.6708	6.567938	118.8204	27.78967	3.585909	0.5049	1.686622
4	288.7507	1.329302	82.89505	20.0599	3.59884	0.794605	1.889114
5	408.8076	2.775487	89.89639	20.54526	5.120547	0.845753	2.797132
6	552.7789	4.778973	92.37746	21.37821	5.196973	0.768394	3.842657
7	544.2646	0	64.66772	16.30612	5.969572	1.139765	3.74577
8	647.7422	2.125719	68.4019	17.86664	7.639584	1.121465	4.516768
9	862.138	4.188698	76.13447	18.81802	10.31015	1.221675	6.038513

波长	270 nm	270 nm	270 nm	270 nm	270 nm	270 nm	270 nm
峰序号	P_{15}	P_{16}	P_{17}	P_{18}	P_{19}	P_{20}	P_{21}
1	0.436296	1.351865	16.99246	0.628544	0.365297	0	0
2	1.010554	3.50565	9.052047	1.930638	0.409126	1.021979	2.580606
3	1.864222	6.64944	0	3.526948	0.497083	2.115813	5.650886
4	0.384419	0	19.95471	0.330292	0.419304	2.511267	6.199453
5	0.793299	2.21511	12.33519	1.730075	0.351142	3.404362	9.051231
6	1.458096	4.956211	3.960109	2.777555	0.348049	3.766545	11.60698
7	0	0	19.94117	0	0.321597	4.083219	10.53467
8	0.465735	1.718156	13.29263	0.958943	0.317096	5.511302	14.17995
9	1.21362	4.188571	8.373249	2.364809	0.264362	5.19757	16.85369

（二）差异样品药效实验

1. 全血粘度（$5\ \text{s}^{-1}$，$30\ \text{s}^{-1}$，$50\ \text{s}^{-1}$，$150\ \text{s}^{-1}$，$200\ \text{s}^{-1}$）

实验结果（表2-32、图2-36至图2-40）表明：急性血瘀大鼠各切变率下全血粘度显著升高（$p < 0.01$，$p < 0.05$），而Asp、Fdd、差异样品1组、2组、3组、4组、5组在$5\ \text{s}^{-1}$，$30\ \text{s}^{-1}$，$50\ \text{s}^{-1}$，$150\ \text{s}^{-1}$切变率下，差异样品7组、8组在$30\ \text{s}^{-1}$切变率下及差异样品8组在$50\ \text{s}^{-1}$切变率下对大鼠全血粘度升高有显著抑制作用（$p < 0.01$，$p < 0.05$），对$200\ \text{s}^{-1}$切变率下全血粘度的升高Asp、Fdd及各差异样品1组、2组、3组、4组、5组、8组有一定的抑制作用，其余各组与模型组比较无统计学差异。

表2-32 差异样品对各切变率下全血粘度的改善作用

（单位：mPa·s）

组别	剂量/ （mg·kg）	$5\ \text{s}^{-1}$	$30\ \text{s}^{-1}$	$50\ \text{s}^{-1}$	$150\ \text{s}^{-1}$	$200\ \text{s}^{-1}$
空白 NS（等体积）		7.96 ± 0.54	6.18 ± 0.46	5.58 ± 0.37	4.78 ± 0.29	4.49 ± 0.17
模型 NS（等体积）		$10 \pm 1.14^{**}$	$7.52 \pm 0.8^{*}$	$6.75 \pm 0.66^{*}$	$5.32 \pm 0.38^{*}$	$4.92 \pm 0.34^{*}$
Asp	100	$7.58 \pm 1.59^{\#\#}$	$6.28 \pm 0.93^{\#\#}$	$5.73 \pm 0.72^{\#\#}$	$4.96 \pm 0.38^{\#}$	4.86 ± 0.39
Fdd	800	$7.34 \pm 0.83^{\#\#}$	$6.03 \pm 0.39^{\#\#}$	$5.54 \pm 0.34^{\#\#}$	$4.87 \pm 0.18^{\#\#}$	4.8 ± 0.17
S_1	1520	$8.5 \pm 1.25^{\#}$	$6.15 \pm 0.55^{\#\#}$	$5.64 \pm 0.46^{\#\#}$	$4.94 \pm 0.27^{\#\#}$	4.73 ± 0.34
S_2	1520	$7.38 \pm 0.78^{\#\#}$	$6.03 \pm 0.4^{\#\#}$	$5.53 \pm 0.36^{\#\#}$	$4.9 \pm 0.3^{\#\#}$	4.85 ± 0.26
S_3	1520	$8.49 \pm 1.33^{\#}$	$6.23 \pm 0.23^{\#\#}$	$5.7 \pm 0.16^{\#\#}$	$4.95 \pm 0.08^{\#}$	4.9 ± 0.09
S_4	1520	$7.66 \pm 0.86^{\#\#}$	$6.18 \pm 0.3^{\#\#}$	$5.71 \pm 0.24^{\#\#}$	$5 \pm 0.22^{\#}$	4.95 ± 0.17
S_5	1520	$7.53 \pm 1.09^{\#\#}$	$6.19 \pm 0.32^{\#\#}$	$5.68 \pm 0.33^{\#\#}$	$4.92 \pm 0.17^{\#\#}$	4.83 ± 0.2
S_6	1520	9.28 ± 1.69	7 ± 0.51	6.38 ± 0.34	5.24 ± 0.2	4.98 ± 0.16
S_7	1520	9.22 ± 1.57	$6.73 \pm 0.72^{\#\#}$	6.4 ± 0.64	5.22 ± 0.38	5.06 ± 0.37
S_8	1520	8.82 ± 1.23	$6.66 \pm 0.36^{\#\#}$	$6.07 \pm 0.27^{\#\#}$	5.22 ± 0.2	4.88 ± 0.14
S_9	1520	10.11 ± 0.93	7.25 ± 0.24	6.4 ± 0.18	5.38 ± 0.14	5.12 ± 0.21

注：与正常组比较，$^{*}\ p < 0.05$，$^{**}\ p < 0.01$；与模型组比较，$^{\#}\ p < 0.05$，$^{\#\#}\ p < 0.01$（$n = 10$）。

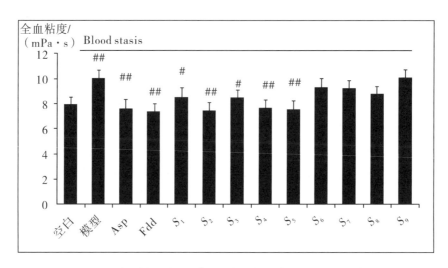

图 2-36　差异样品对 5 s⁻¹ 切变率下全血粘度的改善作用柱状图

注：Asp：阿司匹林，Fdd：复方丹参滴丸，$S_1 - S_9$ 表示复方血栓通差异样品 1-9 组，所有差异样品给药剂量均为 1520 mg·kg⁻¹·d⁻¹。与正常组比较，$^* p < 0.05$，$^{**} p < 0.01$；与模型组比较，$^\# p < 0.05$，$^{\#\#} p < 0.01$（$n = 10$）。

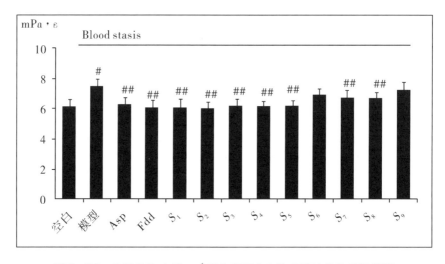

图 2-37　差异样品对 30 s⁻¹ 切变率下全血粘度的改善作用柱状图

注：Asp：阿司匹林，Fdd：复方丹参滴丸，$S_1 - S_9$ 表示复方血栓通差异样品 1-9 组，所有差异样品给药剂量均为 1520 mg·kg⁻¹·d⁻¹。与正常组比较，$^* p < 0.05$，$^{**} p < 0.01$；与模型组比较，$^\# p < 0.05$，$^{\#\#} p < 0.01$（$n = 10$）。

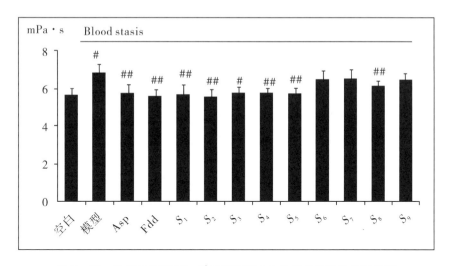

图 2 -38 差异样品对 50 s⁻¹切变率下全血粘度的改善作用柱状图

注：Asp：阿司匹林，Fdd：复方丹参滴丸，$S_1 - S_9$ 表示复方血栓通差异样品 1 - 9 组，所有差异样品给药剂量均为 1520 mg·kg⁻¹·d⁻¹。与正常组比较，$^* p < 0.05$，$^{**} p < 0.01$；与模型组比较，$^\# p < 0.05$，$^{\#\#} p < 0.01$（$n = 10$）。

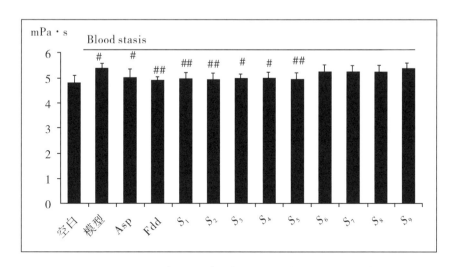

图 2 -39 差异样品对 150 s⁻¹切变率下全血粘度的改善作用柱状图

注：Asp：阿司匹林，Fdd：复方丹参滴丸，$S_1 - S_9$ 表示复方血栓通差异样品 1 - 9 组，所有差异样品给药剂量均为 1520 mg·kg⁻¹·d⁻¹。与正常组比较，$^* p < 0.05$，$^{**} p < 0.01$；与模型组比较，$^\# p < 0.05$，$^{\#\#} p < 0.01$（$n = 10$）。

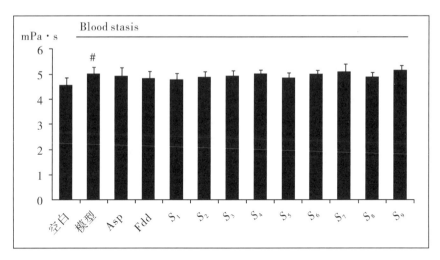

图 2－40　差异样品对 200 s^{-1} 切变率下全血粘度的改善作用柱状图

注：Asp：阿司匹林，Fdd：复方丹参滴丸，S_1－S_9 表示复方血栓通差异样品 1－9 组，所有差异样品给药剂量均为 1520 mg · kg^{-1} · d^{-1}。与正常组比较，* $p < 0.05$，** $p < 0.01$；与模型组比较，$^\#$ $p < 0.05$，$^{\#\#}$ $p < 0.01$（$n = 10$）。

2. 红细胞聚集、电泳指数

实验结果（表 2－33、图 2－41）表明，急性血瘀大鼠 RBC 聚集显著升高（$p < 0.01$），RBC 电泳显著降低（$p < 0.01$），而 Asp、Fdd、差异样品 1 组、2 组、3 组、4 组、5 组、6 组、8 组对 RBC 聚集升高有显著抑制作用（$p < 0.05$），差异样品 2 组、4 组、5 组对 RBC 电泳的降低有显著的改善作用（$p < 0.05$），其余各组与模型组比较无统计学差异。

表 2－33　差异样品对 RBC 聚集、电泳指数的改善作用

组　　别	剂量/（mg · kg^{-1}）	APTT/s	PT/s
空白	NS（等体积）	1.72 ± 0.12	4.87 ± 0.23
模型	NS（等体积）	2.12 ± 0.18**	3.69 ± 0.31**
Asp	100	1.58 ± 0.26$^{\#\#}$	4.04 ± 0.89
Fdd	800	1.62 ± 0.29$^{\#\#}$	3.89 ± 0.77
S_1	1520	1.65 ± 0.22$^{\#\#}$	4.11 ± 0.3
S_2	1520	1.56 ± 0.17$^{\#\#}$	4.25 ± 0.28$^\#$
S_3	1520	1.67 ± 0.13$^{\#\#}$	3.67 ± 0.12

续上表

组　别	剂量/ (mg·kg^{-1})	APTT/s	PT/s
S_4	1520	1.53 ± 0.16$^{\#\#}$	4.35 ± 0.44$^{\#}$
S_5	1520	1.61 ± 0.22$^{\#\#}$	4.62 ± 0.24$^{\#\#}$
S_6	1520	1.87 ± 0.3$^{\#}$	3.64 ± 0.25
S_7	1520	1.94 ± 0.35	3.62 ± 0.23
S_8	1520	1.83 ± 0.21$^{\#}$	3.57 ± 0.32
S_9	1520	2 ± 0.23	3.71 ± 0.42

注：与正常组比较，$^{*}p < 0.05$，$^{**}p < 0.01$；与模型组比较，$^{\#}p < 0.05$，$^{\#\#}p < 0.01$（$n = 10$）。

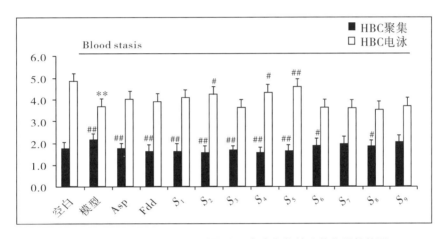

图 2 - 41　差异样品对红细胞聚集、电泳指数的改善作用柱状图

注：Asp：阿司匹林，Fdd：复方丹参滴丸，S_1 - S_9 表示复方血栓通差异样品 1 - 9 组，所有差异样品给药剂量均为 1520 mg·kg^{-1}·d^{-1}。与正常组比较，$^{*}p < 0.05$，$^{**}p < 0.01$；与模型组比较，$^{\#}p < 0.05$，$^{\#\#}p < 0.01$（$n = 10$）。

3. PT、APTT

实验结果表明（表 2 - 34、图 2 - 42、图 2 - 43），急性血瘀大鼠 PT 显著降低（$p < 0.01$）及 APTT 显著降低（$p < 0.05$），而 Asp、Fdd、差异样品各组中只有差异样品 3 组对 APTT 的降低有显著抑制作用（$p < 0.05$），其余各组除了差异样品 7 组外对 PT、APTT 均有一定的提升作用，但与模型组比较无显著性差异。

表 2-34 差异样品对 PT、APTT 的改善作用

组 别	剂量/ (mg·kg^{-1})	APTT/s	PT/s
空白	NS（等体积）	14.04 ± 1.03	8.74 ± 0.28
模型	NS（等体积）	12.29 ± 0.93*	7.98 ± 0.25**
Asp	100	13.01 ± 0.7	8.13 ± 0.3
Fdd	800	12.81 ± 1.09	8.1 ± 0.29
S_1	1520	13.26 ± 1.36	8 ± 0.18
S_2	1520	13.19 ± 0.81	7.98 ± 0.25
S_3	1520	13.79 ± 1.22#	8.14 ± 0.34
S_4	1520	13.6 ± 0.92	8.04 ± 0.23
S_5	1520	13.84 ± 1.2#	8.08 ± 0.36
S_6	1520	12.93 ± 1.51	8.1 ± 0.3
S_7	1520	13.45 ± 1.37	7.88 ± 0.16
S_8	1520	12.7 ± 1.36	8.06 ± 0.29
S_9	1520	13.15 ± 0.48	8.06 ± 0.42

注：与正常组比较，$p < 0.05$，$p < 0.01$；与模型组比较，$p < 0.05$，$p < 0.01$（$n = 10$）。

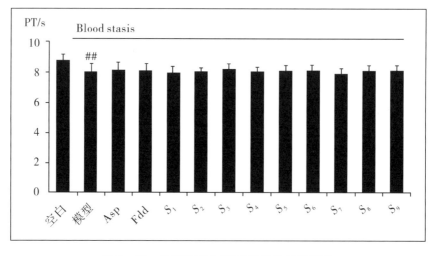

图 2-42 差异样品对 PT 的改善作用柱状图

注：Asp：阿司匹林，Fdd：复方丹参滴丸，$S_1 - S_9$ 表示复方血栓通差异样品 1-9 组，所有差异样品给药剂量均为 1520 mg·kg^{-1}·d^{-1}。与正常组比较，$p < 0.05$，$p < 0.01$；与模型组比较，$p < 0.05$，$p < 0.01$（$n = 10$）。

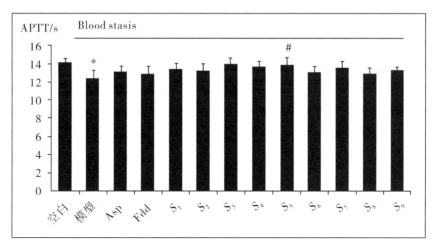

图2-43 差异样品对 APTT 的改善作用柱状图

注：Asp：阿司匹林，Fdd：复方丹参滴丸，$S_1 - S_9$ 表示复方血栓通差异样品 1 - 9 组，所有差异样品给药剂量均为 1520 mg · kg^{-1} · d^{-1}。与正常组比较，$^* p < 0.05$，$^{**} p < 0.01$；与模型组比较，$^\# p < 0.05$，$^{\#\#} p < 0.01$（$n = 10$）。

4. 血小板最大聚集率、血浆粘度

实验结果表明（表2-35、图2-44、图2-45），急性血瘀大鼠血浆粘度及血小板最大聚集率均显著升高（$p < 0.01$），而 Asp、差异样品 1 组、5 组对血小板最大聚集率的升高有显著抑制作用（$p < 0.01$），其余各组则均有一定的改善作用，Asp、Fdd、差异样品各组对血浆粘度的改善作用较弱，与模型组比较无统计学差异。

表2-35 差异样品对血浆粘度、血小板最大聚集率的影响

组 别	剂量/（mg · kg^{-1}）	血小板最大聚率	血浆粘度/120 s^{-1}mPa. s
空白	NS（等体积）	33.33 ± 4.2	0.99 ± 0.02
模型	NS（等体积）	$40.33 \pm 3.24^*$	$1.17 \pm 0.02^{**}$
Asp	100	$31.47 \pm 6.19^{\#\#}$	1.16 ± 0.01
Fdd	800	36.41 ± 3.21	1.16 ± 0.04
S_1	1520	$33.1 \pm 2.9^{\#\#}$	1.16 ± 0.03
S_2	1520	37.97 ± 1.15	1.17 ± 0.04
S_3	1520	39.32 ± 2.86	1.16 ± 0.03
S_4	1520	36.54 ± 4.82	1.18 ± 0.02
S_5	1520	$30.95 \pm 5.78^{\#\#}$	1.15 ± 0.02
S_6	1520	38.16 ± 2.99	1.19 ± 0.03
S_7	1520	40.48 ± 2.18	1.17 ± 0.03
S_8	1520	37.52 ± 3.16	1.17 ± 0.03

续上表

组　别	剂量/ （mg·kg^{-1}）	血小板最大聚率	血浆粘度 120 s^{-1}mPa.s
S_9	1520	36.53 ± 1.27	1.18 ± 0.04

注：与正常组比较，$^*p < 0.05$，$^{**}p < 0.01$；与模型组比较，$^\#p < 0.05$，$^{\#\#}p < 0.01$（$n = 10$）。

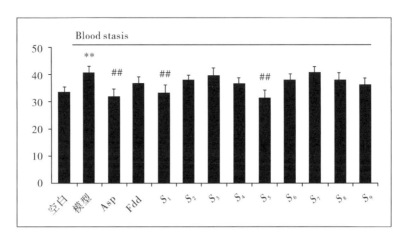

图 2 - 44　差异样品对血小板最大聚集率的影响柱状图

注：Asp：阿司匹林，Fdd：复方丹参滴丸，$S_1 - S_9$ 表示复方血栓通差异样品 1 - 9 组，所有差异样品给药剂量均为 1520 mg·kg^{-1}·d^{-1}。与正常组比较，$^*p < 0.05$，$^{**}p < 0.01$；与模型组比较，$^\#p < 0.05$，$^{\#\#}p < 0.01$（$n = 10$）。

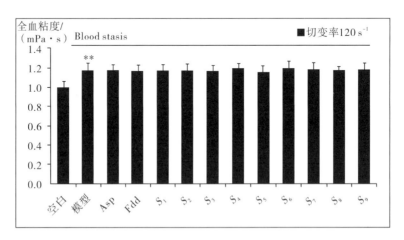

图 2 - 45　差异样品对血浆粘度的影响柱状图

注：Asp：阿司匹林，Fdd：复方丹参滴丸，$S_1 - S_9$ 表示复方血栓通差异样品 1 - 9 组，所有差异样品给药剂量均为 1520 mg·kg^{-1}·d^{-1}。与正常组比较，$^*p < 0.05$，$^{**}p < 0.01$；与模型组比较，$^\#p < 0.05$，$^{\#\#}p < 0.01$（$n = 10$）。

本次差异样品药效实验在低、中、高切变率下全血粘度、血小板聚集率、APTT、PT 及血浆粘度等 11 个药效学指标中，造模成功，空白组与模型组间具有显著性差异，并且阳性药阿司匹林与复方丹参滴丸对模型组症状起到了较好的缓解作用，其中前者可显著改善全血粘度及血小板聚集率，后者则可显著改善全血粘度及红细胞聚集性。

复方血栓通各差异样品针对上述 11 个药效学指标药效强弱各不相同，表明差异样品间药效差异明显，符合预期结果，这有助于进行指纹图谱 – 药效关联分析，阐明复方血栓通胶囊的组方配伍规律与药效物质基础。

第五节 指纹图谱与药效的关联分析：药效物质基础与组方配伍规律研究

在中药指纹图谱中，每一个特征峰代表一种化学成分，中药尤其是中药复方制剂的药效是其内各化学成分相互配合、协同作用的结果，其与指纹图谱中所含的化学信息存在着某种联系。我们将指纹图谱中所蕴含的图形信息转变成数据，即所鉴定出的所有已知化学成分色谱峰面积作为自变量，差异样品各组的药效结果作为因变量，从而方便地分析两者间的关系。

本研究通过采用灰色关联分析、岭回归 – 径向基函数神经网络分析、主成分分析、因子分析等数理统计方法进行综合分析，揭示多个自变量与一个因变量之间的关系，科学解释了复方血栓通胶囊组方配伍的合理性并明确其核心活性成分群即药效物质基础，使其质量控制更具有针对性与可控性。

【实验方法】

（一）灰色关联分析

灰色关联分析（GRA）基本步骤如下[59-62]：①确定参考数列（母序列）与比较数列（子序列）；②原始数据的无量纲化处理（均值化、极值化、标准化以及标准差化方法，本研究采用均值化）；③计算关联系数，分辨系数 ρ 取 0.5；④关联度计算并排序。

（二）主成分分析

主成分分析（PCA）的基本步骤如下[63-66]：①原始数据的无量纲化处理；②将原来具有一定相关性的多个药效指标重新组合成一组新的相互无关的主成分；

③用主成分作为新的自变量对药效因变量进行回归分析，采用逐步回归法、强迫引入法、强迫剔除法、向后引入法及向前剔除法等方法建立合适的多元线性回归方程，研究多个自变量与因变量间的关联程度。本研究中运用 SPSS 18.0 中 Analyze 项下 Data Reduction 中的 Factor Analysis 模块实现上述方法。

（三）岭回归 – 径向基函数神经网络分析

岭回归 – 径向基函数神经网络分析基本步骤如下[67-68]：①根据数据属性对数据进行无量纲化处理；②岭参数 K 的插入，求出 K 在一定范围内变化时，自变量标准回归参数 β 的估计族，并在平面坐标系上绘制标准回归系数随 K 变化的曲线，即岭迹图；③利用岭迹图方法进行变量的取舍，一般情况下对标准化岭回归系数比较稳定且绝对值很小的自变量或随着 K 的增加回归系数不稳定，震动趋于零的自变量进行剔除；④对所选的变量重新进行岭迹分析，选择合适的岭参数 K，得到各自变量的参数估计；⑤利用所选择的稳定、有效的自变量作为输入矢量直接映射到隐含层空间，并确立 RBF 神经网络中心点；⑥通过隐含层空间线性映射到因变量即输出空间，构建 RBF 神经网络，计算自变量与因变量间键结值，从而研究多个自变量与因变量间的关联程度。本研究中运用 SPSS 18.0 中 Analyze 项下 Regression 中的 Catreg 模块 Ridge 功能及 Analyze 项下 Neural Networks 中的 RBF 模块实现上述方法。

（四）因子分析

因子分析（FA）即用数量较少的因子来描述多个指标或因素之间的联系，可反映原始资料的大部分信息，其基本步骤如下[69]：①确定若干原始变量是否适合因子分析；②采用均值化法进行原始数据的无量纲化处理；③构造因子变量，旋转因子变量使其具有可解释性；④计算因子变量得分并进行综合分析。本研究中运用 SPSS 18.0 中 Analyze 项下 Data Reduction 中的 Factor Analysis 模块实现上述方法。

【实验结果】

为方便各种分析方法的计算，在进行指纹图谱 – 药效关联分析之前先对指纹图谱原始数据用均值化方法进行无量纲化处理，对药效作用原始数据中的负向指标取倒数做正向化处理，再用均值化方法进行无量纲化处理[70]，见表 2 – 36、表 2 – 37、表 2 – 38。

表2-36 均值化处理后复方血栓通胶囊差异样品指纹特征

波长	203 nm	203 nm	203 nm	203 nm	203 nm	203 nm	203 nm
峰序号	P_1	P_2	P_3	P_4	P_5	P_6	P_7
1	0.6823	0	1.1093	1.0188	0	1.0449	1.0521
2	1.0825	0.3681	0.7195	1.1799	0.2721	1.1563	1.1527
3	1.6958	0.6884	0	1.4255	0.628	1.3704	1.3594
4	0.5989	0.7612	1.5049	0.9209	0.6676	0.9401	0.9627
5	1.0368	1.017	1.1083	1.001	0.9649	1.0288	1.0074
6	1.4964	1.274	0.6151	1.0236	1.3492	1.0605	1.0451
7	0	1.3385	1.6965	0.7136	1.3052	0.7182	0.7375
8	0.9407	1.5637	1.2157	0.8019	1.6644	0.7984	0.8029
9	1.4668	1.9893	1.0307	0.9147	2.1487	0.8824	0.88

波长	203 nm	203 nm	203 nm	203 nm	203 nm	270 nm	270 nm
峰序号	P_8	P_9	P_{10}	P_{11}	P_{12}	P_{13}	P_{14}
1	0	0.669	1.0756	1.0546	0	0.4866	0
2	0.2923	1.018	1.1708	1.1108	0.4045	0.5901	0.2509
3	0.6321	2.2067	1.3528	1.3304	0.7441	0.6254	0.6019
4	0.7057	0.4466	0.9438	0.9603	0.7468	0.9843	0.6742
5	0.9991	0.9325	1.0235	0.9836	1.0626	1.0476	0.9982
6	1.3509	1.6056	1.0517	1.0234	1.0784	0.9518	1.3713
7	1.3301	0	0.7363	0.7806	1.2388	1.4118	1.3367
8	1.583	0.7142	0.7788	0.8553	1.5853	1.3891	1.6119
9	2.1069	1.4073	0.8668	0.9009	2.1395	1.5132	2.1549

波长	270 nm	270 nm	270 nm	270 nm	270 nm	270 nm	270 nm
峰序号	P_{15}	P_{16}	P_{17}	P_{18}	P_{19}	P_{20}	P_{21}
1	0.5149	0.4949	1.4719	0.397	0.9984	0	0
2	1.1926	1.2833	0.7841	1.2195	1.1182	0.3331	0.303
3	2.2	2.4342	0	2.2279	1.3585	0.6896	0.6634
4	0.4537	0	1.7285	0.2086	1.146	0.8185	0.7278
5	0.9362	0.8109	1.0685	1.0928	0.9597	1.1096	1.0627
6	1.7208	1.8144	0.343	1.7545	0.9512	1.2277	1.3627
7	0	0	1.7273	0	0.8789	1.3309	1.2368

续上表

波长	270 nm	270 nm	270 nm	270 nm	270 nm	270 nm	270 nm
峰序号	P_{15}	P_{16}	P_{17}	P_{18}	P_{19}	P_{20}	P_{21}
8	0.5496	0.629	1.1514	0.6057	0.8666	1.7964	1.6648
9	1.4322	1.5333	0.7253	1.4938	0.7225	1.6941	1.9787

表 2-37　正向化（取倒数）处理后复方血栓通差异样品药效作用

药效学指标	全血粘度 /5 s^{-1}	全血粘度 /30 s^{-1}	全血粘度 /50 s^{-1}	全血粘度 /150 s^{-1}	全血粘度 /200 s^{-1}
1	0.1176	0.1625	0.1773	0.2024	0.2114
2	0.1354	0.1658	0.1807	0.2039	0.2061
3	0.1178	0.1605	0.1756	0.2019	0.204
4	0.1306	0.1619	0.175	0.2	0.202
5	0.1327	0.1616	0.176	0.2033	0.207
6	0.1078	0.1429	0.1567	0.1907	0.2008
7	0.1084	0.1486	0.1563	0.1914	0.1975
8	0.1134	0.1501	0.1648	0.1917	0.2049
9	0.0989	0.1379	0.1562	0.186	0.1954

药效学指标	PT	APTT	血浆粘度 /120 s^{-1}mPa.s	血小板最大 聚集率	RBC 聚集	RBC 电泳
1	8	13.263	0.8593	0.0302	0.6075	4.105
2	7.975	13.188	0.8556	0.0263	0.6394	4.245
3	8.138	13.788	0.8639	0.0254	0.5984	3.665
4	8.038	13.6	0.8511	0.0274	0.6536	4.35
5	8.075	13.838	0.8677	0.0323	0.6227	4.6217
6	8.1	12.925	0.8403	0.0262	0.5345	3.6433
7	7.875	14.013	0.8584	0.0247	0.5147	3.6167
8	8.063	12.7	0.8547	0.0267	0.5464	3.5717
9	8.063	13.15	0.8457	0.0274	0.5005	3.7083

表 2 - 38　均值化处理后复方血栓通差异样品药效作用

药效学指标	全血粘度 /5 s^{-1}	全血粘度 /30 s^{-1}	全血粘度 /50 s^{-1}	全血粘度 /150 s^{-1}	全血粘度 /200 s^{-1}
1	0.996	1.0508	1.0506	1.0283	1.0403
2	1.1472	1.0724	1.0711	1.0361	1.0139
3	0.9977	1.0378	1.0404	1.0258	1.0036
4	1.1058	1.0471	1.0371	1.0164	0.9939
5	1.1243	1.0447	1.0432	1.0329	1.0188
6	0.9128	0.9238	0.9289	0.9691	0.9879
7	0.9182	0.961	0.9261	0.9726	0.9717
8	0.9603	0.9704	0.9768	0.9739	1.0083
9	0.8377	0.8918	0.9258	0.9449	0.9616

药效学指标	PT	APTT	血浆粘度 /120 s^{-1}mPa．s	血小板最大聚集率	RBC 聚集	RBC 电泳
1	0.9955	0.9909	1.0048	1.1025	1.0479	1.0399
2	0.9924	0.9853	1.0005	0.9611	1.1029	1.0754
3	1.0127	1.0301	1.0102	0.9283	1.0323	0.9285
4	1.0002	1.0161	0.9952	0.9987	1.1274	1.102
5	1.0048	1.0338	1.0146	1.1793	1.074	1.1708

药效学指标	PT	APTT	血浆粘度 /120 s^{-1}mPa．s	血小板最大聚集率	RBC 聚集	RBC 电泳
6	1.0079	0.9656	0.9826	0.9565	0.9219	0.923
7	0.9799	1.0469	1.0037	0.9016	0.8877	0.9162
8	1.0033	0.9488	0.9994	0.9728	0.9426	0.9048
9	1.0033	0.9824	0.9889	0.9991	0.8633	0.9394

（一）药材相互作用分析：组方配伍规律

由于除了空白组外所有组动物都经过造模处理，为评价 Asp、Fdd 及差异样品 1—9 组的药效，定义模型组的全部药效指标均值作为参考数列，其余 Asp 组、Fdd 组及差异样品 1—9 组作为比较数列，见表 2 - 39，利用灰色关联分析方法计算其各比较数列与参考数列间灰色关联度，关联度越高则药效越差，反之药效越强，计算结果见表 2 - 40。

表 2 - 39　各组药效作用数据及灰色关联分析分类

| 组别 | PT/s | APTT/s | WBC | | | | | 血浆粘度 | 血小板最大聚集率 | HBC 聚集 | HBC 电泳 |
			/5 s^{-1}	/30 s^{-1}	/50 s^{-1}	/150 s^{-1}	/200 s^{-1}				
模型	7.98	12.50	10.00	7.52	6.75	5.32	4.92	1.17	40.33	2.12	3.69
Asp	8.13	13.01	7.58	6.28	5.73	4.96	4.86	1.16	31.47	1.58	4.04
Fdd	8.10	12.81	7.34	6.03	5.54	4.87	4.80	1.16	36.41	1.62	3.89
S_1	8.00	13.26	8.50	6.15	5.64	4.94	4.73	1.16	33.10	1.65	3.62
S_2	7.98	13.19	7.38	6.03	5.53	4.90	4.85	1.17	37.97	1.56	3.57
S_3	8.14	13.79	8.49	6.23	5.70	4.95	4.90	1.16	39.32	1.67	3.67
S_4	8.04	13.60	7.66	6.18	5.71	5.00	4.95	1.18	36.54	1.53	3.64
S_5	8.08	13.84	7.53	6.19	5.68	4.92	4.83	1.15	30.95	1.61	3.71
S_6	8.10	12.93	9.28	7.00	6.38	5.24	4.98	1.19	38.16	1.87	4.35
S_7	7.88	13.45	9.22	6.73	6.40	5.22	5.06	1.17	40.48	1.94	4.11
S_8	8.06	12.70	8.82	6.66	6.07	5.22	4.88	1.17	37.52	1.83	4.25
S_9	8.06	13.15	10.11	7.25	6.40	5.38	5.12	1.18	36.53	2.00	4.62

注：模型组为参考数列，其余各组均为比较数列，药物的药效强弱用其对应的组内指标检测均值表示。

表 2 - 40　灰色关联度排序结果

给　药　组	关　联　度
S_7	0.8714
S_6	0.859
S_9	0.8377
S_8	0.8364
S_3	0.8065
Fdd	0.795
S_4	0.785
S_2	0.7833
S_1	0.7762
Asp	0.7338
S_5	0.7312

由表 2 - 40 可知，药效作用强弱顺序由大到小为 $S_5 > Asp > S_1 > S_2 > S_4 > Fdd > S_3 > S_8 > S_9 > S_6 > S_7$，即 5 号差异样品、Asp 药效作用最强，6 组、7 组、8 组、9 组样品药效较差，复方丹参滴丸的药效作用居中。

小剂量 Asp 为世界公认的有效抑制血小板聚集的药物，可有效缓解血液高凝状态，有证据显示阿司匹林可减少心肌梗死、中风和血管性死亡的风险[34]。复方丹参滴丸药效作用居中，亦可有效降低大鼠血液粘度，改善微循环。

参考差异样品构建方案（表 2 - 29）可知，5 组差异样品四味药材比例最接近复方血栓通胶囊原配方比例，因此药效相对较强；6 组、7 组、8 组、9 组差异样品中三七药材的含量均较低，且 7 组差异样品中缺乏黄芪药材，因此药效普遍较差；1 组、3 组虽然各缺乏一味药材但由于其中君药三七含量较多，药效居中。由以上可推测三七药材对药效作用的贡献起主要作用，下面继续运用灰关联方法进行分析验证。

由于差异样品中三七、黄芪、玄参、丹参药材含量具有差异导致各组药效也具有差异，因此计算各差异样品中四味药材的总质量的变化与每个药效指标的药效差异的关联度，关联度越高则表明该药材药效贡献越大，计算结果见表 2 - 41。

表 2 - 41　差异样品四味药材与药效指标关联度

灰色关联度	全血粘度 /5s^{-1}	全血粘度 /30s^{-1}	全血粘度 /50s^{-1}	全血粘度 /150s^{-1}	全血粘度 /200s^{-1}
三七	0.7905	0.7953	0.8020	0.8096	0.8194

续上表

灰色关联度	全血粘度/5s^{-1}	全血粘度/30s^{-1}	全血粘度/50s^{-1}	全血粘度/150s^{-1}	全血粘度/200s^{-1}
黄芪	0.5784	0.5723	0.5721	0.5607	0.5636
玄参	0.6023	0.5882	0.5960	0.5875	0.5878
丹参	0.6204	0.6037	0.6093	0.5896	0.5875

灰色关联度	PT	APTT	血浆粘度/120 s^{-1}mPa.s	血小板最大聚集率	RBC 聚集	RBC 电泳
三七	0.8252	0.8211	0.8259	0.7950	0.7838	0.7708
黄芪	0.5510	0.5474	0.5576	0.5450	0.5843	0.5806
玄参	0.5874	0.5941	0.5866	0.5531	0.6040	0.5941
丹参	0.5791	0.5702	0.5815	0.5592	0.6316	0.6187

从表 2-41 可知，三七药材与各个药效指标间的关联度在 80% 左右，其余三味药材的关联度相似在 60% 左右，三七对药效的贡献要远远高于其余三味药材，表明了三七在复方中君药的地位，是活血化瘀之要药。为了进一步解释复方血栓通胶囊组方配伍规律，现将每味药材与药效指标的关联度进行排序，直观显示每味药材与哪些药效指标关联较大，并结合药效指标的临床意义来进一步揭示四味药材间相互协调、相互促进的作用。排序结果见表 2-42。

表 2-42 四味药材与药效指标关联度排序（从上至下递减）

排序	三七	黄芪	玄参	丹参
1	血浆粘度 120 s^{-1}	RBC 聚集	RBC 聚集	RBC 聚集
2	PT	RBC 电泳	全血粘度 5 s^{-1}	全血粘度 5 s^{-1}
3	APTT	全血粘度/5 s^{-1}	全血粘度/50 s^{-1}	RBC 电泳
4	全血粘度/200 s^{-1}	全血粘度/30 s^{-1}	RBC 电泳	全血粘度/50 s^{-1}
5	全血粘度/150 s^{-1}	全血粘度/50 s^{-1}	APTT	全血粘度/30 s^{-1}
6	全血粘度/50 s^{-1}	全血粘度/200 s^{-1}	全血粘度/30 s^{-1}	全血粘度/150 s^{-1}
7	全血粘度/30 s^{-1}	全血粘度/150 s^{-1}	全血粘度/200 s^{-1}	全血粘度/200 s^{-1}
8	血小板最大聚集率	血浆粘度/120 s^{-1}	全血粘度/150 s^{-1}	血浆粘度/120 s^{-1}
9	全血粘度/5 s^{-1}	PT	PT	PT
10	RBC 聚集	APTT	血浆粘度/120 s^{-1}	APTT
11	RBC 电泳	血小板最大聚集率	血小板最大聚集率	血小板最大聚集率

从表2–42可知三七与高切变率下全血粘度、血浆粘度、凝血功能（包括PT、APTT及血小板聚集）关联密切，推测其对血液中红细胞变形性及血小板、血浆蛋白及一些凝血因子有改善作用，其余三味药物则主要针对了低切变率下的全血粘度，有效抑制红细胞聚集性的升高。

红细胞呈双凹圆盘形状，直径为$7 \sim 8 \ \mu m$，它可以通过比自己直径要小，甚至小好几倍的微血管，这一特性对微循环具有重大意义。换句话说，红细胞具有明显的变形能力及很好的弹性，若这种能力丧失，则红细胞无法通过微小的毛细血管，极易导致微循环障碍、血液堵塞、粘度增高。高切变率下的全血粘度表征红细胞变形性的强弱，三七可显著降低高切变率下的全血粘度表明其对红细胞变形性具有很好的调节作用，从而可以增强微小血管的血液流动性，改善微循环。由此可见，三七作为君药，针对复方血栓通胶囊适应证的视网膜眼底静脉栓塞、眼底瘀血有着举足轻重的作用。

此外，三七与血浆粘度、PT、APTT及血小板聚集率关联密切。PT表征外源性凝血系统功能，是监测口服抗凝剂的常用指标，APTT是内源性凝血系统较为简便、敏感的筛选试验。二者均与血液中凝血因子息息相关。正常的血小板功能是血液通畅的必要条件之一，血浆粘度的升高是由血液中大分子血浆蛋白紊乱引起，是引发血液高凝状态的重要因素。凝血因子、血小板、血浆蛋白等是血液系统中的重要组成部分，从以上结果可推测三七在改善微循环的同时可在一定程度上修复血液系统，对非细胞结构成分具有一定的调节作用。

红细胞聚集程度增加，促使血液粘度增加，同时还可能引发其他血流变指标改变，导致血液阻力增大，血液流动性减弱，甚至使某些毛细血管、微小静脉堵塞，导致循环血液灌注量不足，组织或器官缺血、缺氧及酸性代谢产物增加，后果十分严重[17]。有证据显示缺血性心脏病，心肌梗塞患者其红细胞聚集性显著增高。当切变率较低时，血液表观粘度主要取决于红细胞聚集性。此外，红细胞聚集、电泳指数也表征了红细胞聚集性的高低，从表2–42可知黄芪、丹参、玄参三味药材均与低切变率下全血粘度、红细胞聚集及电泳指数三个指标密切相关，表明三味药材可显著地降低红细胞的聚集性，全身性地调节血液流动性，降低血液粘度，从而揭示三味药材一方面很好地增强了君药三七血液微循环障碍的改善作用，另一方面针对复方血栓通胶囊适应证之一血瘀兼气阴两虚的稳定性劳累型心绞痛发挥了很好的疗效。

综合上述分析，三七可显著改善微循环障碍，调节凝血功能，缓解毛细血管及微小静脉堵塞，主要针对适应证为视网膜眼底静脉栓塞、眼底瘀血，黄芪、丹参、玄参三味药材可显著降低血液中红细胞间的聚集性，从而使血液运行顺畅，防止血液高凝状态出现，主要针对适应证为血瘀兼气阴两虚的稳定性劳累型心绞痛。四味药材针对主要适应证各有优势又相互补充，合理地发挥了多靶点、多途径的调控作用。

传统中医理论认为，三七活血化瘀为君药，丹参为臣药，破瘀血、补新生血，加强君药之活血化瘀，黄芪之大补元气与玄参之滋阴合用治疗气阴两虚为佐药。由此可知，上述分析与传统中医理论不谋而合，既继承了其辨证论治的指导思想，又以创新的思路与方法很好地解释了复方血栓通胶囊组方配伍规律，为其他中药复杂体系配伍规律研究提供了范例。

（二）指标简化：药效因子提取

本研究所涉及的药效指标有 11 个，包括全血粘度（切变率分别为 5 s^{-1}，30 s^{-1}，50 s^{-1}，150 s^{-1}，200 s^{-1}）、PT、APTT、血浆粘度（切变率为 120 s^{-1}）、血小板最大聚集率、RBC 聚集、RBC 电泳。由于指标过多，且为了避免指标间信息的重合，运用因子分析方法对 11 个指标提取公因子并对其进行解释，实现对药效指标信息简化，并可进一步解释所选取的药效指标的临床意义。计算结果见表 2-43、表 2-44、表2-45。

表 2-43 药效因子解释总方差

药效因子	方差/%	累计方差/%
药效因子 1	61.606	61.606
药效因子 2	14.197	75.803
药效因子 3	8.681	84.484
药效因子 4	7.254	91.738
药效因子 5	6.260	97.998

表 2-44 药效指标与药效因子关联性—旋转成分矩阵

药效指标	药效因子 1	药效因子 2	药效因子 3	药效因子 4	药效因子 5
RBC 聚集	0.9646	0.1895	0.0897	0.0848	0.0788
WBV/5 s^{-1}	0.9320	0.2218	0.1369	0.0500	-0.0573
WBV/30 s^{-1}	0.9024	0.0849	0.2111	0.3540	-0.0729
WBV/50 s^{-1}	0.8952	0.1588	0.0912	0.3541	0.1000
WBV/150 s^{-1}	0.8733	0.1583	0.2430	0.3596	0.0448
RBC 电泳	0.7094	0.6681	0.1774	-0.1019	-0.0787
MPAR	0.1965	0.9388	0.0400	0.2461	0.1252
APTT	0.1637	0.0353	0.9598	-0.0473	-0.1557
血浆粘度	0.3377	0.1701	0.6441	0.6305	-0.0370
WBV/200 s^{-1}	0.5963	0.3062	-0.1867	0.7006	0.0453
PT	0.0273	0.0757	-0.1442	0.0083	0.9858

表2-45 药效因子得分及差异样品综合得分

组别	药效因子1	药效因子2	药效因子3	药效因子4	药效因子5	综合得分
S_1	0.1860	0.8201	-0.6073	1.5533	-0.5988	0.25
S_2	1.5403	-0.5542	-0.6996	-0.1696	-0.9001	0.74
S_3	0.3091	-1.4263	1.2073	0.7950	1.6147	0.25
S_4	1.2594	0.0493	0.1388	-1.4871	0.0288	0.69
S_5	0.3325	1.9929	1.1165	0.2402	0.4671	0.63
S_6	-0.6231	-0.2070	-1.1009	-0.8173	0.6750	-0.53
S_7	-1.0138	-0.7583	1.3275	-0.0950	-1.8381	-0.74
S_8	-0.5457	-0.4002	-1.1856	0.9853	0.1786	-0.41
S_9	-1.4446	0.4838	-0.1967	-1.0048	0.3727	-0.89

注：根据各药效因子的方差贡献率进行计算，综合得分 = 0.61606 × 药效因子1 + 0.14197 × 药效因子2 + 0.08681 × 药效因子3 + 0.07254 × 药效因子4 + 0.0626 × 药效因子5。

由表2-43可知，从11个药效指标中提取出的5个药效因子反映了原始数据的98%的信息。由表2-44可知，药效因子1与RBC聚集，低、中切变率下血液粘度关联最为密切，药效因子2与血小板最大聚集率关联最为密切，药效因子3与APTT关联最为密切，药效因子4与高切变率下血液粘度及血浆粘度关联最为密切，药效因子5与PT关联最为密切。由于各个药效因子变量间不存在线性相关关系，彼此独立，由此可知药效因子1—5分别代表了表征血液系统功能正常的五个方面，依次是红细胞聚集性、血小板聚集性、内源性凝血系统、红细胞变形性及血浆蛋白、外源性凝血系统，因此通过因子分析使11个药效指标的临床意义没有重合，且更加明确，从而大大减少了计算工作量，为接下来的指纹图谱-药效关联计算奠定了基础。

比较各个差异样品综合得分（表2-45）可知，药效排在前三的是5组、4组、2组差异样品，6组、7组、8组、9组差异样品药效较差而1组、3组差异样品药效居中，与灰色关联分析结果基本一致，验证了计算结果的可靠性。

（三）指纹特征-药效因子关联：活性成分群阐明

在计算了四味药材与药效差异的关联性，解释了复方血栓通胶囊组方配伍规律后，进而分析了药材中各个化学成分与药效差异的关联，进一步明确其药效物质基础。由于已经将11个药效指标分解成具有明确临床意义的5个药效因子，因此接下来分别计算差异样品指纹图谱化学成分与5个药效因子间的关联性，相关药效因子得分见表2-45。

1. 药效因子 1

（1）灰色关联分析。从表 2 - 46 可得，各个自变量所代表的化学成分与药效因子 1 的关联度排序如下：$P_{10} > P_7 > P_6 > P_{19} > P_{11} > P_4 > P_3 > P_{17} > P_1 > P_{18} > P_9 > P_{15} > P_{16} > P_{13} > P_{12} > P_{20} > P_2 > P_{21} > P_8 > P_{14} > P_5$。

P_{10}，P_7，P_6，P_{19}，P_{11}，P_4 所对应的化学成分与药效间的关联度大于 0.7，提示这 6 种成分与药效关系最为密切，它们均归属于三七药材。

关联度大于 0.6（$P_3 > \cdots > P_{16}$）所对应的化学成分与药效间也有一定的关联性，这些化学成分来自黄芪和玄参两味药材。

关联度小于 0.6（$P_{13} > \cdots > P_5$）所对应的化学成分与药效的关联性较弱，但是在差异样品中，P_{13}，P_{12}，P_{20}，P_2，P_{21}，P_8，P_{14}，P_5 均是丹参中化学成分，自变量间存在较严重的共线性，加之灰色关联分析以绝对值进行分析，不能体现化学成分与药效的负相关关系，因此有必要结合下面两种方法综合考虑，以全面反映各个化学成分的药效，确定有效成分、无效成分或有害成分别为哪些物质。

表 2 - 46　差异样品药效因子 1 灰色关联分析结果

自变量	P_1	P_2	P_3	P_4	P_5	P_6	P_7
关联度	0.6421	0.5449	0.6810	0.7234	0.5283	0.7309	0.7309
自变量	P_8	P_9	P_{10}	P_{11}	P_{12}	P_{13}	P_{14}
关联度	0.5340	0.6250	0.7368	0.7250	0.5600	0.5957	0.5290
自变量	P_{15}	P_{16}	P_{17}	P_{18}	P_{19}	P_{20}	P_{21}
关联度	0.6218	0.6056	0.6666	0.6276	0.7272	0.5532	0.5423

（2）主成分分析。由于原自变量间共线性现象比较严重，导致多元线性回归分析参数估计不稳定，模型适用度差，因此需要从 21 个自变量提取主成分，把原来彼此相关的自变量转换为互相独立的新自变量，重新进行回归分析。利用主成分得分矩阵对原自变量的参数值进行还原，再通过比较各个原自变量参数值的大小来分析其对因变量的贡献程度。

主成分提取的过程如下：由共同度得到，P_{19} 在主成分分析后，能被主成分变量解释的方差为 72.3%，损失较大。除此之外，主成分几乎包含了各个原自变量至少 90% 的信息。总方差解释显示主成分 1 及主成分 2 分别解释了总方差的 60.89% 及 35.78%，因此，保留 2 个主成分，可反映原始变量的 96.67%。主成分得分矩阵见表 2 - 47。

表2-47　主成分得分矩阵

自变量	F_1（60.89%）	F_2（35.78%）
P_1	0.0416	0.1048
P_2	0.1049	0.0288
P_3	-0.0024	-0.0958
P_4	-0.0342	0.0730
P_5	0.1056	0.0304
P_6	-0.0404	0.0686
P_7	-0.0445	0.0650
P_8	0.1054	0.0298
P_9	0.0309	0.1064
P_{10}	-0.0483	0.0617
P_{11}	-0.0428	0.0661
P_{12}	0.1045	0.0318
P_{13}	0.0877	-0.0107
P_{14}	0.1053	0.0293
P_{15}	0.0304	0.1064
P_{16}	0.0344	0.1065
P_{17}	-0.0374	-0.1068
P_{18}	0.0375	0.1077
P_{19}	-0.0657	0.0249
P_{20}	0.1001	0.0205
P_{21}	0.1056	0.0315

通过计算主成分得分矩阵可得主成分得分函数：

$$F_1 = 0.0416P_1 + 0.1049P_2 + \cdots + 0.1056P_{21}$$

$$F_2 = 0.1048P_1 + 0.0288P_2 + \cdots + 0.0315P_{21}$$

SPSS 18.0 可根据主成分得分函数自动计算 9 个样本的 2 个主成分得分，并作为新变量保存为 FAC1_1、FAC2_1（表 2-48），进而以 FAC1_1、FAC2_1 作为新自变量对因变量药效因子 1 进行回归分析。

经逐步回归法可得以下回归方程：

$$Y_1 = 1 - 0.552X_{FAC1\_1} \quad (p < 0.01)$$

此外，本研究还尝试采用强迫引入法、强迫剔除法、向后引入法及向前剔除法等方法分别建立回归方程[71]。结果显示，强迫引入法、强迫剔除法和向后引入法所建立的方程，自变量 FAC2_1 对因变量药效因子 1 影响不显著（$p > 0.05$），模型稳定性差，故排除由这几种方法分析所得到的回归方程，向前剔除法所建立的回归方程与逐步回归法所得结果一致。

将因子得分函数代入上述方程后可得（原自变量的参数值见表2-47）：

$Y_1 = 1 - 0.0230P_1 - 0.0579P_2 + 0.0014P_3 + 0.0189P_4 - 0.0583P_5 + 0.0223P_6 + 0.0246P_7 - 0.0582P_8 - 0.0171P_9 + 0.0266P_{10} + 0.0236P_{11} - 0.0577P_{12} - 0.0484P_{13} - 0.0581P_{14} - 0.0168P_{15} - 0.0190P_{16} + 0.0206P_{17} - 0.0207P_{18} + 0.0363P_{19} - 0.0553P_{20} - 0.0583P_{21}$

各自变量的系数可视为权重系数，在一定程度上反映了各个自变量所对应的化学成分的相对重要性。如 P_{19}，P_{10}，P_7，P_{11}，P_6 的系数为正且绝对值相对较大，表明其对应的化学成分对药效因子1贡献较大，它们均归属于三七药材。P_5，P_{21}，P_8，P_{14}，P_2，P_{12}，P_{20} 的系数为负且绝对值相对较大，它们均归属于丹参药材。在差异样品制备中，三七药材在1—9组样品中逐次递减而丹参药材则逐次递增，从差异样品药效分析（表2-45）中可知，1—9组为差异样品。其药效因子1呈下降趋势，尤其是6组、7组、8组、9组差异样品，其药效为最差，这表明丹参药材的增加不能改善由三七药材减少造成的差异样品药效的减弱，因此在回归方程中丹参药材中化学成分的系数为负值，但这并不能说明丹参中成分对药效因子1一定起到负作用。其他自变量的系数绝对值相对较小，说明其对应的化学成分对药效因子1的影响较小。

主成分分析结果与灰色关联分析结果基本一致，二者都在一定程度上表明了三七药材对药效因子1的贡献要强于其余三味药材。见表2-48、表2-49。

表2-48 差异样品主成分得分及药效因子得分

组别	FAC1_1	FAC2_1	药效因子1	药效因子2	药效因子3	药效因子4	药效因子5
S_1	-1.4528	-0.6578	0.1860	0.8201	-0.6073	1.5533	-0.5988
S_2	-1.0251	0.2935	1.5403	-0.5542	-0.6996	-0.1696	-0.9001
S_3	-0.6484	1.8489	0.3091	-1.4263	1.2073	0.7950	1.6147
S_4	-0.5124	-0.8807	1.2594	0.0493	0.1388	-1.4871	0.0288
S_5	0.0409	-0.0408	0.3325	1.9929	1.1165	0.2402	0.4671
S_6	0.4971	0.8642	-0.6231	-0.2070	-1.1009	-0.8173	0.6750
S_7	0.4625	-1.444	-1.0138	-0.7583	1.3275	-0.0950	-1.8381
S_8	0.9927	-0.4678	-0.5457	-0.4002	-1.1856	0.9853	0.1786
S_9	1.6454	0.4845	-1.4446	0.4838	-0.1967	-1.0048	0.3727

表2-49　差异样品药效因子1主成分分析结果

自变量	P_1	P_2	P_3	P_4	P_5	P_6	P_7
偏相关系数/10^{-2}	-2.2970	-5.7882	0.1351	1.8863	-5.8318	2.2303	2.4565
自变量	P_8	P_9	P_{10}	P_{11}	P_{12}	P_{13}	P_{14}
偏相关系数/10^{-2}	-5.8180	-1.7057	2.6647	2.3628	-5.7669	-4.8433	-5.8139
自变量	P_{15}	P_{16}	P_{17}	P_{18}	P_{19}	P_{20}	P_{21}
偏相关系数/10^{-2}	-1.6760	-1.8997	2.0623	-2.0721	3.6266	-5.5261	-5.8312

（3）岭回归－径向基函数神经网络结合分析。取岭参数 K 最小值为0.02，最大值为1，增量为0.02，以横坐标为岭参数 K，纵坐标为自变量标准岭回归系数绘制岭迹图，剔除掉标准化岭回归系数比较稳定且绝对值很小的自变量及随着 K 的增加回归系数不稳定、震动趋于零的自变量，最终筛选出有效、稳定的自变量为 P_4，P_6，P_9，P_{10}，P_{14}，P_{16}，P_{17}，P_{19}，并重新进行岭回归，得到岭迹图，见图2-46。

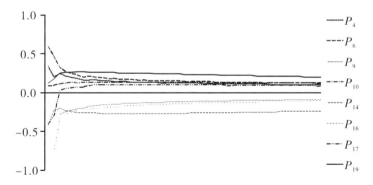

图2-46　自变量筛选后标准岭回归系数岭迹曲线

通过观察岭迹图，可知当 $K \geqslant 0.18$ 时，岭迹曲线趋于稳定，因此取 $K = 0.18$，得到所选自变量的标准岭回归系数，见表2-50。

表2-50　$K = 0.18$ 时各自变量的标准岭回归系数

自变量	P_4	P_6	P_9	P_{10}	P_{14}	P_{16}	P_{17}	P_{19}
标准岭回归系数	0.16	0.2	-0.17	0.13	-0.26	-0.2	0.1	0.26

上述自变量的标准岭回归系数大小显示了其对应化学成分的相对重要性，由表2-50可知，P_{19}，P_6，P_4，P_{10}，P_{17} 对药效因子1呈正相关关系，其中，P_{19} 系数绝对值相对较大，它与 P_6，P_4，P_{10} 均归属于三七药材。P_{14}，P_{16}，P_9 对药效因子1呈负相关关系，其中 P_{14} 系数绝对值相对较大，它归属于丹参药材。

运用上述选取的自变量构建 9 个样本的有效训练的径向基函数神经网络，计算各个自变量与因变量药效因子 1 之间的键结值及自变量的标准化重要性，见表 2 -51。

表 2 -51   各自变量与药效因子 1 的键结值及标准化重要性

自 变 量	P_4	P_6	P_9	P_{10}	P_{14}	P_{16}	P_{17}	P_{19}
键结值	5.63	5.71	-0.74	5.74	-7.75	-1.56	0.87	10.21
标准化重要性/%	40.28	37.56	41.44	37.52	57.73	38.65	36.40	100

自变量与因变量间的键结值表征了两者间相关的正负强弱，而自变量标准化重要性的大小则表征了其与因变量相关的可靠程度，即所计算的键结值的可信度。由表 2 -51 可知，P_{19} 的键结值为正且绝对值远大于其余自变量，其自变量标准化重要性为 100%，表明 P_{19} 可显著影响药效因子 1。P_{10}，P_6，P_4 的键结值为正且绝对值相对较大，上述 4 种成分均归属于三七药材。P_{14} 的键结值为负且绝对值相对较大，但由于其标准化重要性仅为 57.73%，因此推测 P_{14} 可能对药效因子 1 起到负作用。上述分析结果与岭回归分析结果基本一致。

（4）结果。药效因子 1 表征了大鼠体内全身性红细胞聚集性的强弱，宏观上体现为大鼠低、中切变率卜全血粘度。通过灰色关联分析、主成分分析、岭回归 - 径向基函数神经网络分析相互结合，基本能够反映复方血栓通差异样品指纹图谱与药效因子 1 之间的关系。

P_{19}，P_{10}，P_6，P_4 对药效因子 1 具有正作用且贡献较大，其中 P_{19} 的贡献作用为最强，它们均归属于三七药材，为主要活性成分。丹参药材中 P_{14} 对药效因子 1 可能起到副作用。

2. 药效因子 2

（1）灰色关联分析。由表 2 -52 可得，各个自变量所代表的化学成分与药效因子 2 的关联度排序如下：$P_3 > P_{10} > P_7 > P_{13} > P_6 > P_{11} > P_4 > P_{17} > P_{19} > P_9 > P_1 > P_{20} > P_{12} > P_{15} > P_2 > P_{18} > P_{21} > P_8 > P_{14} > P_5 > P_{16}$。

P_3，P_{10}，P_7，P_{13}，P_6，P_{11}，P_4，P_{17}，P_{19} 所对应的化学成分与药效间的关联度大于 0.7，提示这 9 种成分与药效关系最为密切。

P_9，P_1，P_{20}，P_{12}，P_{15}，P_2，P_{18}，P_{21}，P_8，P_{14}，P_5，P_{16} 所对应的化学成分与药效关联度介于 0.6 ~ 0.7 之间，并未达到高值，这提示这些化学物质可能对药效起到协同作用，但上述 12 种成分来自丹参及黄芪两味药材，自变量间共线性现象仍然存在，加之灰色关联分析以绝对值进行分析，不能体现化学成分与药效的负相关关系，因此有必要结合下面两种方法综合考虑，以全面反映各个化学成分的药效，确定有效成分、无效成分或有害成分分别为哪些物质。

表 2 - 52 差异样品药效因子 2 灰色关联分析结果

自变量	P_1	P_2	P_3	P_4	P_5	P_6	P_7
关联度	0.6725	0.6403	0.7433	0.7330	0.6192	0.7342	0.7356
自变量	P_8	P_9	P_{10}	P_{11}	P_{12}	P_{13}	P_{14}
关联度	0.6259	0.6767	0.7358	0.7335	0.6491	0.7350	0.6194
自变量	P_{15}	P_{16}	P_{17}	P_{18}	P_{19}	P_{20}	P_{21}
关联度	0.6458	0.6174	0.7234	0.6340	0.7180	0.6532	0.6326

（2）主成分分析。由表 2 - 53 可知，药效因子 2 与主成分 F_1 偏相关系数极小，认为两者不相关，与主成分 F_2 偏相关系数为 - 0.266，为较弱的负相关，故无法对主成分 F_1，F_2 建立多元线性方程。因此，可认为针对药效因子 2 没有影响显著的自变量存在，即并不存在某个或某些化学成分对药效因子 2 起显著影响作用。

表 2 - 53 主成分与药效因子 2 偏相关系数

主成分	F_1	F_2
偏相关系数	0.039	- 0.266

此外，由偏相关系数（表 2 - 54）可知，P_3，P_{17} 的相关系数为正且明显大于其余正相关自变量，说明其对应的化学成分对药效因子 2 的贡献较大，但由于相关系数仍较小，并不能起到决定性作用，两者归属于玄参药材。P_{19} 的相关系数为负且绝对值明显大于其余负相关自变量，说明其对应的化学成分对药效因子 2 可能起负作用，但由于绝对值仍较小，并不能对药效产生显著影响。其余自变量的系数绝对值很小，绝大部分小于 0.3，因此可认为其对应的化学成分单独对药效因子 2 的贡献均较小，呈现弱相关关系，它们之间可能具有复杂的协同起效作用。主成分分析结果与灰色关联分析结果基本一致，即玄参药材对药效因子 2 的贡献作用较强。

表 2 - 54 差异样品与药效因子 2 相关性分析结果

F_2	P_1	P_2	P_3	P_4	P_5	P_6	P_7
Pearson 系数	- 0.0806	- 0.0129	0.3447	- 0.2649	0.0025	- 0.1909	- 0.2208
F_2	P_8	P_9	P_{10}	P_{11}	P_{12}	P_{13}	P_{14}
Pearson 系数	0.0112	- 0.2308	- 0.1791	- 0.2737	0.0211	0.0737	0.0227
F_2	P_{15}	P_{16}	P_{17}	P_{18}	P_{19}	P_{20}	P_{21}
Pearson 系数	- 0.2448	- 0.3082	0.3126	- 0.2032	- 0.4232	- 0.0166	0.0216

（3）岭回归－径向基函数神经网络结合分析。取岭参数 K 最小值为 0.02，最大值为 1，增量为 0.02，以横坐标为岭参数 K，纵坐标为自变量标准岭回归系数绘制岭迹图，剔除掉标准化岭回归系数比较稳定且绝对值很小的自变量及随着 K 的增加回归系数不稳定、震动趋于零的自变量，最终筛选出有效、稳定的自变量为 P_1，P_2，P_3，P_5，P_{16}，P_{17}，P_{19}，并重新进行岭回归，得到岭迹图，见图 2－47。

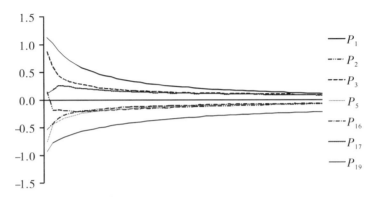

图 2－47　自变量筛选后标准岭回归系数岭迹曲线

通过观察岭迹图，可知当 $K \geqslant 0.18$ 时，岭迹曲线趋于稳定。因此，取 $K = 0.18$，得到所选自变量的标准岭回归系数，见表 2－55。

表 2－55　$K = 0.18$ 时各自变量标准岭回归系数

自变量	P_1	P_2	P_3	P_5	P_{16}	P_{17}	P_{19}
标准岭回归系数	0.51	-0.2	0.24	-0.21	-0.18	0.19	-0.52

上述自变量的标准岭回归系数大小显示了其对应化学成分的相对重要性，由表 2－55 可知，P_1，P_3，P_{17} 对药效因子 2 具有正相关关系，其中 P_1，P_3，P_{17} 系数较大，它们分别归属于黄芪、玄参药材，P_{19}，P_5，P_2，P_{16} 对药效因子 2 具有负相关关系，其中 P_{19} 系数绝对值较大，它归属于三七药材。

运用上述选取的自变量构建 9 个样本的有效训练的径向基函数神经网络，计算各个自变量与因变量药效因子 2 之间的键结值及自变量的标准化重要性，见表 2－56。

表 2－56　各自变量与药效因子 2 的键结值及标准化重要性

自变量	P_1	P_2	P_3	P_5	P_{16}	P_{17}	P_{19}
键结值	1.12	-0.04	3.28	-0.47	-1.35	2.19	-6.36
标准化重要性/%	88.03	92.50	89.75	100	92.96	80.65	99.52

自变量与因变量间的键结值表征了两者间相关的正负强弱，而自变量标准化重要性的大小则表征了其与因变量相关的可靠程度，即所计算的键结值的可信度。由表 2 - 56 可知，各自变量标准化重要性相当，P_3，P_{17} 的键结值为正且绝对值较大，对药效因子 2 具有正相关关系，两者归属于玄参药材，与岭回归分析结果稍有不同。P_{19} 的键结值为负且绝对值较大，它归属于三七药材，与岭回归分析结果一致。

（4）结果。药效因子 2 表征了大鼠体内血小板聚集性的强弱，与全身血液高凝状态密切相关。通过灰色关联分析、主成分分析、岭回归 - 径向基函数神经网络分析相互结合，基本能够反映复方血栓通差异样品指纹图谱与药效因子 2 之间的关系。

P_3，P_{17} 对药效因子 2 起到正作用且贡献较大，其中 P_3 贡献作用最强，它们均归属于玄参药材，为主要活性成分。三七药材中的 P_{19} 可能对药效因子 2 起到负作用。

3. 药效因子 3

（1）灰色关联分析。由表 2 - 57 可得，各个自变量所代表的化学成分与药效因子 3 的关联度排序如下：$P_{13} > P_{19} > P_7 > P_{10} > P_6 > P_3 > P_{11} > P_4 > P_{17} > P_{15} > P_9 > P_{18} > P_{20} > P_1 > P_{12} > P_2 > P_{21} > P_{16} > P_8 > P_{14} > P_5$。

从整体上来讲，各个自变量与药效的关联度均小于 0.7，说明针对药效因子 3 可能并无某种或某几种化学成分起到决定性作用。

P_{13}，P_{19}，P_7，P_{10}，P_6，P_3，P_{11}，P_4，P_{17}，P_{15}，P_9 所对应的化学成分与药效间的关联度介于 0.6 ~ 0.7 之间，与药效有一定的关联，说明上述化学成分对药效可能起到协同作用。

P_{18}，P_{20}，P_1，P_{12}，P_2，P_{21}，P_{16}，P_8，P_{14}，P_5 所对应的化学成分与药效关联度小于 0.6，对药效作用不明显，但 P_{20}，P_{12}，P_2，P_{21}，P_8，P_{14}，P_5 归属于丹参药材，P_{18}，P_1，P_{16} 归属于黄芪药材，自变量间共线性现象仍然存在，加之灰色关联分析以绝对值进行分析，不能体现化学成分与药效的负相关关系，因此有必要结合下面两种方法综合考虑各个化学成分的药效，确定有效成分、无效成分或有害成分分别为哪些物质。

表 2 - 57 差异样品药效因子 3 灰色关联分析结果

自变量	P_1	P_2	P_3	P_4	P_5	P_6	P_7
关联度	0.5952	0.5895	0.6369	0.6358	0.5650	0.6376	0.6390
自变量	P_8	P_9	P_{10}	P_{11}	P_{12}	P_{13}	P_{14}
关联度	0.5728	0.6064	0.6379	0.6362	0.5928	0.6568	0.5654
自变量	P_{15}	P_{16}	P_{17}	P_{18}	P_{19}	P_{20}	P_{21}
关联度	0.6179	0.5753	0.6336	0.5995	0.6502	0.5980	0.5758

（2）主成分分析。由表 2 - 58 可知，药效因子 3 与主成分 F_1 与 F_2 偏相关系数均极小，无相关关系，因此可认为对于药效因子 3 而言，不存在影响显著的自变量，即并不存在某个或某些化学成分对药效因子 3 起显著影响作用。

表 2 - 58 药效因子 3 与主成分偏相关系数

主成分	F_1	F_2
偏相关系数	- 0.080	- 0.019

此外，由偏相关系数（表 2 - 59）可知，P_{19} 的相关系数为正且明显大于其余自变量，但其相关系数仍较小，表明其可能只是相对于其余化学成分对药效因子 3 有较大的贡献作用，并不能起到决定性作用。其余自变量与药效因子 3 的相关系数绝对值均很小，大部分小于 0.1。因此，可认为其对应的化学成分单独对药效因子 3 的贡献均较小，呈弱相关关系，它们之间可能具有复杂的协同起效作用。主成分分析结果与灰色关联分析结果基本一致。

表 2 - 59 差异样品与药效因子 3 相关性分析结果

自变量	P_1	P_2	P_3	P_4	P_5	P_6	P_7
偏相关系数	- 0.2217	- 0.0114	0.0495	0.1269	- 0.0750	0.0996	0.1052

自变量	P_8	P_9	P_{10}	P_{11}	P_{12}	P_{13}	P_{14}
偏相关系数	- 0.0453	- 0.0459	0.1032	0.1078	0.0123	0.0770	- 0.0565

自变量	P_{15}	P_{16}	P_{17}	P_{18}	P_{19}	P_{20}	P_{21}
偏相关系数	- 0.0376	- 0.0601	0.0832	- 0.0165	0.2901	- 0.0200	- 0.0675

（3）岭回归 - 径向基函数神经网络结合分析。取岭参数 K 最小值为 0.02，最大值为 1，增量为 0.02，以横坐标为岭参数 K，纵坐标为自变量标准岭回归系数绘制岭迹图，剔除掉标准化岭回归系数比较稳定且绝对值很小的自变量及随着 K 的增加回归系数不稳定、震动趋于零的自变量，最终筛选出有效、稳定的自变量为 P_1，P_2，P_3，P_4，P_6，P_7，P_{10}，P_{11}，P_{12}，P_{13}，P_{17}，P_{19}，并重新进行岭回归，得到岭迹图，见图 2 - 48。

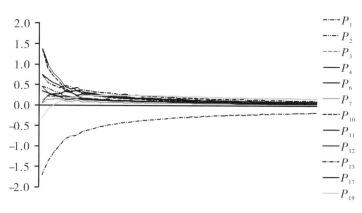

图2-48 自变量筛选后标准岭回归系数岭迹曲线

通过观察岭迹图可知,当 $K \geqslant 0.18$ 时,岭迹曲线趋于稳定,因此取 $K = 0.18$,得到所选自变量的标准岭回归系数,见表2-60。

表2-60 $K = 0.18$ 时各自变量标准岭回归系数

自变量	P_1	P_2	P_3	P_4	P_6	P_7
标准岭回归系数	-0.61	0.16	0.14	0.25	0.3	0.08
自变量	P_{10}	P_{11}	P_{12}	P_{13}	P_{17}	P_{19}
标准岭回归系数	0.25	0.15	0.27	0.34	0.12	0.23

上述自变量的标准岭回归系数大小显示了其对应化学成分的相对重要性,由表2-60可知,P_1 的系数为负且绝对值较大,表明其对应的化学成分可能对药效因子3起到负作用,它归属于黄芪药材,其余自变量的系数均为正且绝对值均较小,表明这些化学成分单独对药效的贡献均较小,它们之间可能协同起效从而发挥作用。

运用上述选取的自变量构建9个样本的有效训练的径向基函数神经网络,计算各个自变量与因变量药效因子3之间的键结值及自变量标准化重要性,见表2-61。

表2-61 各自变量与药效因子3的键结值及标准化重要性

自变量	P_1	P_2	P_3	P_4	P_6	P_7
键结值	-4.18	0.40	2.97	1.26	0.85	0.51
标准化重要性/%	100	50.96	91.37	50.47	52.94	48.38
自变量	P_{10}	P_{11}	P_{12}	P_{13}	P_{17}	P_{19}
键结值	1.05	-0.04	1.80	2.78	2.88	0.42
标准化重要性/%	49.67	49.01	59.25	48.50	85.97	50.14

自变量与因变量间的键结值表征了两者间相关的正负强弱，而自变量标准化重要性的大小则表征了其与因变量相关的可靠程度，即所计算的键结值的可信度。由表 2 - 61 可知，P_1 的键结值为负且绝对值相对较大，此外，其标准化重要性为 100% 。因此，可知 P_1 所对应的化学成分对药效因子 3 很可能起到负作用，它归属于黄芪药材。P_3，P_{17} 的键结值为正且绝对值相对较大，其标准化重要性较高，分别为 91.37% 和 85.97% ，表明两者对药效因子 3 具有较大贡献，它们归属于玄参药材。其余自变量的键结值均为正但绝对值均较小，对药效因子 3 影响很小，它们之间可能起到协同作用。上述分析结果与岭回归分析结果基本一致。

（4）结果。药效因子 3 表征了大鼠体内内源性凝血系统的正常与否，宏观体现为大鼠血浆活化部分凝血酶时间，即 APTT。通过灰色关联分析、主成分分析、岭回归 - 径向基函数神经网络分析相互结合，基本能够反映复方血栓通差异样品指纹图谱与药效因子 3 之间的关系。

P_{13}，P_3，P_{17}，P_{19} 的贡献为正且明显大于其余自变量，对药效因子 3 贡献作用较强，黄芪药材中的 P_1 可能对药效因子 3 起到负作用。但从整体上来讲，各自变量所对应的化学成分与药效因子 3 均呈现弱相关关系，各自单独对药效的贡献均较小，说明可能各化学成分起到协同作用，并不存在某个化学物质的含量对药效起决定性作用。

4. 药效因子 4

（1）灰色关联分析。从表 2 - 62 可得，各个自变量所代表的化学成分与药效因子 4 的关联度排序如下：$P_{19} > P_{11} > P_4 > P_6 > P_{10} > P_7 > P_{17} > P_3 > P_{12} > P_1 > P_{13} > P_{21} > P_{20} > P_2 > P_5 > P_8 > P_{14} > P_9 > P_{18} > P_{16} > P_{15}$ 。

只有 P_{19} 所对应的化学成分与药效间的关联度大于 0.7，它归属于三七药材，这表明其含量的高低可能在很大程度上影响着药效的强弱。

关联度介于 0.6 ～ 0.7 之间（$P_{11} > \cdots > P_{18}$）的化学成分与药效有一定关联，其中，P_{11}，P_4，P_6，P_{10}，P_7，P_{17}，P_3 的关联度大于 0.65 且接近于 0.7，这表明它们可能对药效有着较强的协同作用，它们分别归属于三七及玄参药材，P_9，P_{18} 的关联度稍大于 0.6，关联作用不强，两者归属于黄芪药材。

P_{15}，P_{16} 所对应的化学成分与药效关联度小于 0.6，对药效作用不明显，但它们均来自黄芪药材，自变量间共线性现象存在，加之灰色关联分析以绝对值进行分析，不能体现化学成分与药效间的负相关关系，因此有必要结合下面两种方法综合考虑，以全面反映各个化学成分的药效，确定有效成分、无效成分或有害成分分别为哪些物质。

表 2-62 差异样品药效因子 4 灰色关联分析结果

自变量	P_1	P_2	P_3	P_4	P_5	P_6	P_7
关联度	0.6364	0.6175	0.6510	0.6898	0.6173	0.6893	0.6888
自变量	P_8	P_9	P_{10}	P_{11}	P_{12}	P_{13}	P_{14}
关联度	0.6108	0.6027	0.6890	0.6928	0.6386	0.6350	0.6104
自变量	P_{15}	P_{16}	P_{17}	P_{18}	P_{19}	P_{20}	P_{21}
关联度	0.5793	0.5889	0.6769	0.6022	0.7077	0.6264	0.6319

（2）主成分分析。由表 2-63 可知，药效因子 4 与主成分 F_2 偏相关系数极小，认为两者不相关，与主成分 F_1 偏相关系数为 -0.369，相关性极弱，故无法对主成分 F_1，F_2 建立多元线性方程。因此，可认为对于药效因子 4 而言，不存在影响显著的自变量，即并不存在某个或某些化学成分对药效因子 4 起显著影响作用。

表 2-63 药效因子 4 与主成分偏相关系数

主成分	F_1	F_2
偏相关系数	-0.369	0.024

此外，由偏相关系数（表 2-64）可知，P_{11}，P_{10}，P_6，P_4，P_7，P_{19} 的相关系数为正且绝对值相对较大，表明其对应的化学成分对药效因子 4 的贡献较大，它们均归属于三七药材。P_2，P_8，P_{14}，P_{12}，P_{21}，P_5，P_{13}，P_{20} 的相关系数为负且绝对值相对较大，它们均归属于丹参药材，在差异样品制备中三七药材在 1—9 组样品中逐次递减而丹参药材则逐次递增，从差异样品药效分析（表 2-45）中可知，1—9 组差异样品的药效因子 4 整体呈下降趋势，尤其是 6 组、7 组、8 组、9 组差异样品，药效为最差，这表明丹参药材的增加不能改善由三七药材减少造成的差异样品药效的减弱。因此，丹参药材中化学成分的偏相关系数为负值，但这并不说明丹参中成分对药效因子 4 一定起到负作用。此外，21 个自变量与药效因子 4 的相关系数绝对值均小于 0.5，大部分小于 0.3。因此，可认为其对应的化学成分单独对药效的贡献均较小，呈现弱相关关系，它们之间可能具有复杂的协同起效作用。

主成分分析结果与灰色关联分析结果基本一致，二者都在一定程度上表明了三七药材对药效因子 4 的贡献要强于其余三味药材。

表 2 - 64　差异样品与药效因子 4 相关性分析结果

F_1	P_1	P_2	P_3	P_4	P_5	P_6	P_7
偏相关系数	- 0.0444	- 0.4115	- 0.2161	0.2113	- 0.3746	0.2114	0.2085

F_1	P_8	P_9	P_{10}	P_{11}	P_{12}	P_{13}	P_{14}
偏相关系数	- 0.4040	0.0299	0.2296	0.2669	- 0.3797	- 0.3684	- 0.3910

F_1	P_{15}	P_{16}	P_{17}	P_{18}	P_{19}	P_{20}	P_{21}
偏相关系数	- 0.0727	0.0418	- 0.0416	- 0.0340	0.1574	- 0.3178	- 0.3777

　　（3）岭回归 - 径向神经网络结合分析。取岭参数 K 最小值为 0.02，最大值为 1，增量为 0.02，以横坐标为岭参数 K，纵坐标为自变量标准岭回归系数绘制岭迹图，剔除掉标准化岭回归系数比较稳定且绝对值很小的自变量及随着 K 的增加回归系数不稳定、震动趋于零的自变量，最终筛选出有效、稳定的自变量为 P_3，P_8，P_{11}，P_{15}，P_{16}，P_{17}，P_{18}，P_{19}，并重新进行岭回归，得到岭迹图，见图 2 - 49。

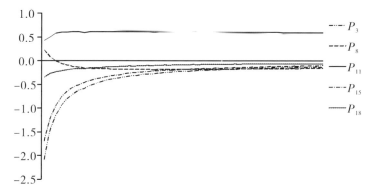

图 2 - 49　自变量筛选后标准岭回归系数岭迹曲线

　　通过观察岭迹图可知，当 $K \geqslant 0.18$ 时，岭迹曲线趋于稳定，因此取 $K = 0.18$，得到所选自变量的标准岭回归系数，见表 2 - 65。

表 2 - 65　$K = 0.18$ 时各自变量标准岭回归系数

自变量	P_3	P_8	P_{11}	P_{15}	P_{18}
标准岭回归系数	- 0.52	- 0.16	0.51	- 0.42	- 0.15

　　上述自变量的标准岭回归系数大小显示了其对应化学成分的相对重要性，由表 2 - 65 可知，仅有 P_{11} 系数为正且绝对值较大，表明其所对应化学成分对药效因子 4

可能有较大贡献，它归属于三七药材。P_3，P_{15}，P_8，P_{18}系数为负，其中P_3，P_{15}系数绝对值相对较大，对药效因子4可能起到负作用。

运用上述选取的自变量构建9个样本的有效训练的径向基函数神经网络，计算各个自变量与药效因子4之间的键结值及自变量标准化重要性，见表2-66。

表2-66　各自变量与药效因子4的键结值及标准化重要性

自变量	P_3	P_8	P_{11}	P_{15}	P_{18}
键结值	-5.10	-2.27	6.89	-5.36	-1.77
标准化重要性/%	84.27	90.72	100	94.82	89.23

自变量与因变量间的键结值表征了两者间相关的正负强弱，而自变量标准化重要性的大小则表征了其与因变量相关的可靠程度，即所计算的键结值的可信度。由表2-66可知，P_{11}的键结值为正且绝对值较大，其标准化重要性为100%，表明P_{11}很可能对药效因子4起到非常显著的正作用，它归属于三七药材。其余自变量的标准化重要性相近，其中P_{15}，P_3的键结值为负且绝对值较大，表明其对药效因子4可能起到负作用。上述分析结果与岭回归分析结果基本一致。

（4）结果。药效因子4表征了大鼠体内红细胞变形性的强弱及血液中血浆蛋白等非细胞成分含量的高低，宏观体现为大鼠血浆粘度及高切变率下全血粘度。通过灰色关联分析、主成分分析、岭回归-径向基函数神经网络分析相互结合，基本能够反映复方血栓通差异样品指纹图谱与药效因子4之间的关系。

P_{11}，P_{10}，P_6，P_4，P_7，P_{19}对药效因子4起到正作用且贡献较大，其中，P_{11}的贡献最强，它们均归属于三七药材，为主要活性成分。P_{15}，P_3可能对药效因子4起到负作用。

5. 药效因子5

（1）灰色关联分析。从表2-67可得，各个自变量所代表的化学成分与药效因子5的关联度排序如下：$P_1 > P_9 > P_{15} > P_{18} > P_{13} > P_6 > P_4 > P_{11} > P_7 > P_{10} > P_{19} > P_{16} > P_{20} > P_{21} > P_2 > P_3 > P_8 > P_{12} > P_{14} > P_5 > P_{17}$。

只有P_1所对应的化学成分与药效间的关联度大于0.8，它归属于黄芪药材，这表明该成分可能对药效因子5起到决定性作用，其含量高低在很大程度上影响着药效的强弱。

关联度介于0.7～0.8之间（$P_9 > \cdots > P_{19}$）的化学成分与药效关联性较强，其中，P_9，P_{15}，P_{18}的关联度排在前三且在0.75附近，这表明它们可能对药效有着较强的协同作用，它们同P_1均归属于黄芪药材，以上表明黄芪对于药效因子5可能具有很强的影响作用。P_6，P_4，P_{11}，P_7，P_{10}，P_{19}的关联度稍大于0.7，对药效起到一定的协同作用，它们均归属于三七药材。

P_{16}，P_{20}，P_{21}，P_2，P_3，P_8，P_{12}，P_{14}，P_5，P_{17} 所对应的化学成分与药效关系较小（介于 $0.6 \sim 0.7$ 之间），由于自变量间共线性现象依然存在，加之灰色关联分析以绝对值进行分析，不能体现化学成分与药效间的负相关关系，因此有必要结合下面两种方法综合考虑，以全面反映各个化学成分的药效，确定有效成分、无效成分或有害成分分别为哪些物质。

表 2 - 67　差异样品药效因子 5 灰色关联分析结果

自变量	P_1	P_2	P_3	P_4	P_5	P_6	P_7
关联度	0.8302	0.6679	0.6669	0.7236	0.6471	0.7239	0.7222
自变量	P_8	P_9	P_{10}	P_{11}	P_{12}	P_{13}	P_{14}
关联度	0.6586	0.7868	0.7170	0.7227	0.6552	0.7309	0.6511
自变量	P_{15}	P_{16}	P_{17}	P_{18}	P_{19}	P_{20}	P_{21}
关联度	0.7460	0.6957	0.6101	0.7322	0.7009	0.6747	0.6701

（2）主成分分析。采用主成分 FAC1_1、FAC2_1 作为自变量对因变量药效因子 5 进行回归分析，根据逐步回归法，可得以下回归方程：

$$Y_5 = 1 + 0.436 X_{\text{FAC2\_1}} \quad (p < 0.01)$$

此外，本研究还尝试采用强迫引入法、强迫剔除法、向后引入法及向前剔除法等方法分别建立回归方程。结果显示，强迫引入法、强迫剔除法和向后引入法所建立的方程，自变量 FAC1_1 对因变量药效因子 5 影响不显著（$p > 0.05$），模型稳定性差，故排除由这几种方法分析所得到的回归方程，向前剔除法所建立的回归方程与逐步回归法所得结果一致。

将因子得分函数代入上述方程后可得（原自变量的参数值见表 2 - 68）：

$Y_5 = 1 + 0.0457P_1 + 0.0125P_2 - 0.0418P_3 + 0.0318P_4 + 0.0133P_5 + 0.0299P_6 + 0.0284P_7 + 0.0130P_8 + 0.0464P_9 + 0.0269P_{10} + 0.0288P_{11} + 0.0139P_{12} - 0.0047P_{13} + 0.0128P_{14} + 0.0464P_{15} + 0.0464P_{16} - 0.0466P_{17} + 0.0470P_{18} + 0.0109P_{19} + 0.0089P_{20} + 0.0137P_{21}$

各自变量系数可视为权重系数，在一定程度上反映各个自变量所对应的化学成分的相对重要性。P_{18}，P_{16}，P_9，P_{15}，P_1，P_4，P_6，P_{11}，P_7，P_{10} 的系数为正且绝对值相对较大，表明其所对应的化学成分对药效因子 5 贡献较大，它们归属于黄芪药材与三七药材；P_3，P_{17} 的系数为负且绝对值相对较大，表明其所对应的化学成分可能对药效因子 5 起到负作用，两者归属于玄参药材。其他自变量的系数绝对值相对较小，说明其对应的化学成分对药效因子 5 的影响较小。主成分分析结果与灰色关联分析结果基本一致，均表明黄芪药材对药效因子 5 具有较大贡献，三七药材则起到一定的协同作用。

表 2 - 68 差异样品药效因子 5 主成分分析结果

自变量	P_1	P_2	P_3	P_4	P_5	P_6	P_7
偏相关系数/10^{-2}	4.5714	1.2548	-4.1761	3.1841	1.3270	2.9918	2.8360
自变量	P_8	P_9	P_{10}	P_{11}	P_{12}	P_{13}	P_{14}
偏相关系数/10^{-2}	1.2974	4.6382	2.6910	2.8802	1.3876	-0.4653	1.2754
偏相关自变量	P_{15}	P_{16}	P_{17}	P_{18}	P_{19}	P_{20}	P_{21}
偏相关系数/10^{-2}	4.6373	4.6437	-4.6583	4.6972	1.0864	0.8928	1.3743

（3）岭回归 - 径向基函数神经网络结合分析。取岭参数 K 最小值为 0.02，最大值为 1，增量为 0.02，以横坐标为岭参数 K，纵坐标为自变量标准岭回归系数绘制岭迹图，剔除掉标准化岭回归系数比较稳定且绝对值很小的自变量及随着 K 的增加回归系数不稳定、震动趋于零的自变量，最终筛选出有效、稳定的自变量为 P_1，P_{19}，P_{20}，P_{21}，并重新进行岭回归，得到岭迹图，见图 2 - 50。

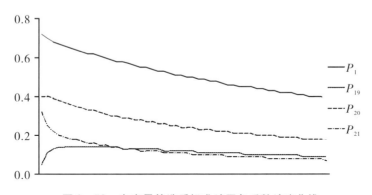

图 2 - 50 自变量筛选后标准岭回归系数岭迹曲线

通过观察岭迹图可知，当 $K \geqslant 0.18$ 时，岭迹曲线趋于稳定，因此取 $K = 0.18$，得到所选自变量的标准岭回归系数，见表 2 - 69。

表 2 - 69 $K = 0.18$ 时各自变量标准岭回归系数

自变量	P_1	P_{19}	P_{20}	P_{21}
标准岭回归系数	0.62	0.14	0.33	0.16

上述自变量的标准岭回归系数大小显示了其对应化学成分的相对重要性，由表

2-69 可知，4 个自变量的系数均为正，其中 P_1 的系数相对较大，表明其所对应的化学成分对药效因子 5 具有较强的贡献，它归属于黄芪药材。P_{20}，P_{21}，P_{19} 的系数相对较小，对药效同样具有一定的增强作用，其中 P_{20}，P_{21} 归属于丹参药材，P_{19} 归属于三七药材。

运用上述选取的自变量构建 9 个样本的有效训练的径向基函数神经网络，计算各个自变量与因变量药效因子 5 之间的键结值及自变量标准化重要性，见表 2-70。

表 2-70　各自变量与药效因子 5 的键结值及标准化重要性

自变量	P_1	P_{19}	P_{20}	P_{21}
键结值	10.21	6.03	0.33	0.87
标准化重要性/%	100	61.43	48.20	41.89

自变量与因变量间的键结值表征两者间相关的正负强弱，而自变量标准化重要性的大小则表征其与因变量相关的可靠程度，即所计算的键结值的可信度。由表 2-70 可知，P_1 的键结值为正且绝对值显著高于其余自变量，其标准化重要性为 100%，表明其所对应的化学成分对药效因子 5 具有很强的正作用，与岭回归分析结果一致，它归属丁黄芪药材。

与岭回归分析结果稍有不同，P_{19} 的键结值为正且较大，表明其对药效因子 5 可能做出较强的贡献，它归属于三七药材；P_{20}，P_{21} 的键结值与标准化重要性均很小，对药效因子 5 影响较小。

（4）结果。药效因子 5 表征了大鼠体内外源性凝血系统的正常与否，宏观体现为大鼠血浆凝血酶原时间，即 PT。通过灰色关联分析、主成分分析、岭回归-径向基函数神经网络分析相互结合，基本能够反映复方血栓通差异样品指纹图谱与药效因子 5 之间的关系。

P_1，P_9，P_{15}，P_{16}，P_{18} 对药效因子 5 起正作用且贡献较大，其中 P_1 贡献最大，它们均归属于黄芪药材，为主要活性成分。P_4，P_6，P_{11}，P_7，P_{10}，P_{19} 对药效因子 5 也有一定的正作用，其中，P_4，P_{19} 较强，它们均归属于三七药材。玄参药材中 P_3，P_{17} 可能对药效因子 5 起到负作用。

药效因子 1—5 分别表征了大鼠血液系统功能正常的五个方面，依次是红细胞聚集性、血小板聚集性、内源性凝血系统、红细胞变形性及血浆蛋白、外源性凝血系统。三七药材中 P_{19}，P_{11}，P_{10}，P_6，P_4 为主要药效成分[72-73]，其中，P_{19} 对红细胞聚集性贡献在 21 个化学成分中为最强，且对内源性凝血系统具有较强的药效作用，P_{11} 对红细胞变形性及血浆蛋白贡献最强[74-75]，P_{10}，P_6，P_4 对红细胞聚集性及变形性的改善上同样起到了十分重要的作用。玄参药材中 P_3，P_{17} 为主要活性成分[77]，其中，P_3 对血小板聚集贡献在 21 个化学成分中为最强。黄芪药材中 P_1，

P_{18}，P_{16}为主要活性成分，其中，P_1所代表的化学成分对大鼠外源性凝血系统贡献显著大于其余化学成分，单独对药效的贡献在 21 个化学成分中为最强，另外，P_1对血小板聚集也具有一定的正作用[78]。丹参中 P_{13}，P_{20}，P_{21} 为主要活性成分[79-81]，其中，P_{13}对内源性凝血系统贡献在 21 个化学成分中为最强。综上可知，针对大鼠瘀血改善起到显著影响的化学成分包括三七药材中的 P_{11}，P_{19}，P_{10}，黄芪药材中的 P_1，玄参药材中的 P_3，丹参药材中的 P_{13}，P_{20}，P_{21}。

近年来，对 P_{11}，P_{19}，P_{10}，P_1，P_3，P_{13}，P_{20}，P_{21} 所对应的活性成分的药理作用研究已渐渐成为国内外学者关注的热点，大量资料表明上述化学成分确实具有较强的药效。例如，P_{11}所对应的人参皂苷 Rd 是目前为止唯一报道的具有特异性阻断受体依赖性钙离子通道的化合物，其基础研究论文已有 20 多篇发表在国际著名期刊。不难看出，本研究中指纹图谱–药效关联分析所得到的药效成分对复方血栓通胶囊药效的发挥起着举足轻重的作用，在质量控制过程中需重点关注以确保复方血栓通胶囊产品的有效性。

此外，P_{14}对红细胞聚集性可能起负作用，P_{19}对血小板聚集可能起负作用，P_{15}可能会降低红细胞变形性或使血浆蛋白代谢紊乱，但由于 P_{14}，P_{15}，P_{19}共有峰的面积偏小，再加之 P_{19}所对应的化学成分具有挥发性，因此可能是计算偏差所导致。此外，曾有学者对计算机模拟计算得到的有效成分单体重新组合后进行药效实验，发现其疗效并不理想，可见复杂体系中各个成分间的药效作用本身极为复杂，单纯计算所得的负效成分在复方整体中的作用机制目前还不甚清楚。中药复杂体系中各化学成分存在相互促进与制衡的关系，所计算的负作用成分还有待进一步研究验证。

结合复方血栓通胶囊指纹图谱共有峰的归属定性结果，P_1 为毛蕊异黄酮 – 7 – O – β – D – 葡萄糖苷，P_3 为安格洛苷 C，P_{10} 为人参皂苷 Rb$_1$，P_{11} 为人参皂苷 Rd，P_{13} 为原儿茶醛，P_{19} 为人参炔三醇，P_{20} 为丹参酮Ⅰ，P_{21} 为丹参酮Ⅱ$_A$，P_{14} 为迷迭香酸，P_{15} 为芒柄花苷。

第六节　本章小结

三七为活血化瘀的主要药效贡献者，可能对血液中红细胞变形性及凝血功能具有较好的调节作用，从而有效缓解血液微循环障碍，黄芪、丹参、玄参三味药材则主要调节血液中红细胞聚集性，从而改善血液高凝状态，四味药材药效作用各有特色又相互补充，合理地发挥了多靶点、多途径的调控作用；人参皂苷 Rb$_1$ 及人参炔三醇对于红细胞聚集性，安格洛苷 C 对于血小板聚集性，原儿茶醛对于内源性凝血活性，人参皂苷 Rd 对于红细胞变形性及血浆蛋白调节，毛蕊异黄酮 – 7 – O – β – D – 葡萄糖苷对于外源性凝血活性具有突出的药效贡献，组成复方血栓通胶囊活血化瘀核心有效成分群。

对于复方血栓通胶囊的现行质量标准，HPLC 鉴定中只关注了丹参药材中的脂溶性成分及玄参药材中的哈巴俄苷成分，而对于指纹图谱 – 药效关联分析得到的有效成分 P_{13}，P_3 并未关注。此外，在含量测定项下只关注了三七药材中人参皂苷 Rg_1、人参皂苷 Rb_1 及三七皂苷 R_1，而并未涉及药效可能更高的有效成分 P_{11}，P_{19}，故建议在质量控制过程中采用本研究建立的基于药效的中药指纹图谱（图 2 – 51），根据各个活性成分相对含量的高低对其进行定性或定量检测，从而全面监控复方血栓通胶囊中的活性成分，以确保产品的安全性、有效性和质量均一性。

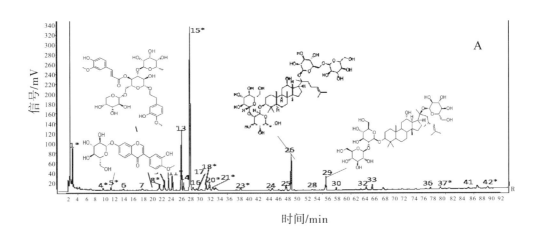

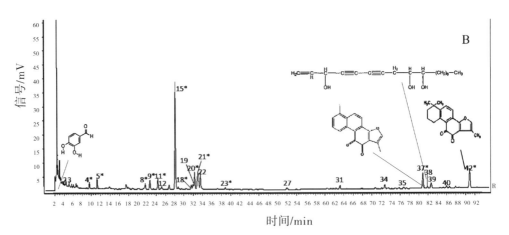

图 2 – 51　复方血栓通胶囊药效指纹图谱（A：203 nm，B：270 nm）

（5*：毛蕊异黄酮 – 7 – O – β – D – 葡萄糖苷，8*：安格洛苷 C，26：人参皂苷 Rb_1，29：人参皂苷 Rd，3：原儿茶醛，38：人参炔三醇，39：丹参酮 Ⅰ，丹参酮 Ⅱ_A）

对于其他中药复杂体系而言，本研究关键技术的应用有助于更好地阐释其组方配伍规律及药效物质基础，具体来讲，从四个方面入手。

（一）研究载体的选取

本研究以东莞市中药拳头产品复方血栓通胶囊为研究载体，是由三七、黄芪、丹参、玄参四味药材组成的中药复方制剂，具有凉血止血、扩张血管、改善微循环、活血化瘀、益气养阴的功效。复方血栓通胶囊作为国家二级中药保护品种，上市 10 多年累计销售额已超过 18 亿元，市场巨大。广东众生药业股份有限公司已对复方血栓通胶囊的化学成分及临床药效作用进行了较深入的研究，这些都为复方血栓通胶囊组方配伍规律及药效物质基础研究奠定了基础。

（二）指纹图谱差异化学信息的获取

复方血栓通胶囊是国内中成药推行指纹图谱质量控制技术的先行者，在其指纹图谱研究方面具有深厚的积累。在此基础上通过不同产地、不同采收季节、不同炮制方法、不同制作工艺、不同提取方法等途径制备出化学信息具有显著差异且能够全面反映中药中尽可能多化学信息的"差异样品"至关重要。由于复方血栓通胶囊是已经上市的中药复方制剂成品，临床疗效显著，其药材来源为 GAP 认证基地且生产工艺稳定成熟，故本研究采用合理的设计对四味药材原料进行组合、配比，经过标准工艺流程制成浸膏差异样品，采用已优化方法进行指纹图谱分析。

（三）动物模型的建立与药效学指标的筛选

（1）对于模型的选择。总体上药效筛选模型可分为在体模型（in vivo）和离体模型（in vitro）两类，由于复方血栓通胶囊是唯一同时针对眼底疾病，心、脑血管疾病，糖尿病血管性疾病的血栓通制剂，对凝血、血压、血脂、细胞凋亡、血管生成等十余种生理病理过程具有调节作用，所涉及的相关基因多达数百种，作用靶点与途径机制十分复杂，故本研究选择大鼠急性血瘀模型以全面反映药材的整体疗效。该模型通过对雄性大鼠两次注射肾上腺素并于注射间期冰水浴建造，是依据中医心肌缺血血瘀证的阴虚寒凝为主的病因、病机所设计，既考虑到中医血瘀证的致病因素，又结合了血液微环境的变化。造模后大鼠心脏负荷和耗氧代谢增加及外周血管强烈收缩从而出现血液运行障碍，血液粘度增加，形成淤血的病理改变。大鼠急性血瘀模型是活血化瘀药物药效筛选实验常用模型，具有灵活、快速和实验周期短的特点。

（2）对于药效学指标的筛选。合适药效学指标的筛选十分重要，整体来说，所筛选指标应具有高灵敏度，能够反映中药特征及临床适应证并突出化学组分群变化，故本研究通过大鼠急性血瘀模型的量效实验筛选出合适的药效学指标，应用于之后的差异样品指纹图谱－药效关联分析中。

（四）分析方法的选择

从数学角度来看，指纹图谱－药效关联分析的实质是通过适当的数理统计方法研究变量与变量之间的关联程度，随着数理统计理论研究的深入，已有多种分析方法可供选择，但由于各种分析方法的理论基础及适用范围有所差异，因此需通过不同方法间的相互结合、相互补充，才能全面、准确地阐释中药复杂体系的组方配伍规律及其成分与药效间的关系，确立其核心物质群。比如，灰色关联分析可直观地显示各个差异样品间药效的强弱及各个化学成分与药效间的关系程度，但无法反映某些化学成分的负相关关系，不能全面解释中药复杂体系中各个成分间相互协同、拮抗的复杂关系；由于自变量间共线性严重，无法直接应用多元线性回归建立模型，因此利用主成分回归分析降维可尽量减少自变量间的共线性，并将提取出的主成分与药效进行回归分析，经过转换后建立原自变量与药效间的多元线性方程，主成分分析大大降低了自变量参数估计的误差，并从正负两方面反映化学成分对药效的影响作用，从而使分析结果更加可靠、准确；岭回归－径向基函数神经网络分析一方面引入岭参数 K 减低了自变量间共线性对参数估计不准的影响，并通过岭迹图剔除冗余、相关不显著及不稳定的自变量，从而提高了分析的精度与说服力；另一方面利用所筛选的自变量与药效因变量建立径向基函数神经网络，并对自变量重要性进行计算量化，使分析结果更加直观形象；因子分析方法可通过提取公因子的方法，用较少的几个可解释因子描述原始药效数据的大部分信息，可进一步解读所选药效指标的临床意义。本研究通过上述方法的结合使用来使分析结果有较强的说服力，准确反映了问题的本质。

综上所述，本章以复方血栓通胶囊为研究载体，一方面解释了组方配伍规律，巩固了产品的理论基础；另一方面建立了药效色谱指纹图谱技术，通过合适的数理统计分析方法阐明复方血栓通胶囊中各化学特征峰的药效，并将之作为重点监控对象应用于其药材质量控制中，形成了基于药效的中药指纹图谱。该研究为其他中药复杂体系的发展与创新提供了新的思路与范例，其应用方法可以归纳如下：

（1）构建研究药材指纹图谱，然后对指纹图谱进行解析和处理，获得量化的指纹特征，并用 UFLC－TOF－MS/MS 技术进行全成分分析，透彻了解其化学成分。

（2）运用现代药效学模型进行药效学研究，筛选稳定、特异、灵敏的药效学指标。

（3）运用先进的灰色关联分析、主成分分析、岭回归－径向基函数、神经网络、因子分析等方法，寻找指纹图谱特征与中药药效之间的关联度，找出能够真正反映药效的活性成分群。

（4）建立基于药效成分群的中药复杂体系及基于指纹图谱与药效相关联的质量控制关键技术，并在相关企业实施本研究成果的产业化转化，全面监控药品生产过程中原料药材、半成品、成品的质量。

参考文献

［1］苏薇薇，龙超峰，白杨，等．一种复方血栓通制剂 HPLC 指纹图谱的构建方法：ZL 200510033778.3［P］．2010 – 04 – 21.

［2］何善智．复方血栓通胶囊的药理研究［J］．广东医学，1997，18（1）：Ⅱ.

［3］邢玉微．复方血栓通胶囊对糖尿病大鼠微血管保护作用及机制探讨［D］．上海：第二军医大学长征医院内分泌科，2010.

［4］张建浩，黄绪亮，黄海波，等．复方血栓通滴丸对血淤大鼠血液流变学及小鼠凝血时间的影响［J］．中国药学杂志，2000，39（5）：350 – 352.

［5］陈奇．中药药理研究方法学［M］．北京：人民卫生出版社，1993：564.

［6］纪文岩，刘英慧，高晓昕．肾上腺素合冷刺激致血瘀模型大鼠血栓形成标志物变化的实验研究［J］．世界中西医结合杂志，2010，5（9）：758 – 759.

［7］李伟霞，黄美艳，唐于平，等．大鼠急性血瘀模型造模方法的研究与评价［J］．中国药理学通报，2011，27（12）：1761 – 1765.

［8］LI LIU, JIN A D, TANG Y P, et al. Taoren – Honghua herb pair and its main components promoting blood circulation through influencing on hemorheology, plasma coagulation and platelet aggregation［J］. Journal of ethnopharmacology，2012，139：381 – 387.

［9］曹明山，张道华．血液流变学检查的临床应用及注意事项［J］．临床医药实践，2003，12（6）：474.

［10］李凤兰，程虎英，刘莹．血液流变学标本采集的注意事项［J］．全科护理，2009，7（2）：328.

［11］胡金麟，李贵山，钱自奋，等．临床血液流变学常用指标检测规范化的建议［J］．中华检验医学杂志，2000，23（5）：318 – 320.

［12］孔德智．质量控制在血液流变学指标检测中的应用［J］．哈尔滨医药，2006，26（1）：8 – 9.

［13］沈晓飞，李佳川，曾勇，等．益心通络颗粒对大鼠急性心肌缺血和血液流变学的影响［J］．中药药理与临床，2010，26（5）：110 – 112.

［14］孔祥鹏，陈佩东，张丽，等．蒲黄与蒲黄炭对血瘀大鼠血液流变性及凝血时间的影响［J］．中国实验方剂学杂志，2011，17（6）：129 – 132.

［15］石鹤坤，赵金明，秦文艳，等．血络复欣颗粒对急性血瘀模型大鼠血液流变学的影响［J］．实验动物科学，2011，28（1）：10 – 12.

［16］LI H X, HAN S Y, WANG X W, et al. Effect of the carthamins yellow from *Carthamus tinctorius* L. on hemorheological disorders of blood stasis in rats［J］. Food and chemical toxicology，2009，47（8）：1797 – 1802.

［17］CHENG C Z, KOU J P, ZHU D N, et al. Mice exposed to chronic intermittent hypoxia simulate clinical features of deficiency of both Qi and Yin syndrome in traditional chinese medicine [J]. Evidence-based complementary and alternative medicine advance access, 2011.

[18] LU Y, HU Y L, KONG X F, et al. Selection of component drug in activating blood flow and removing blood stasis of Chinese herbal medicinal formula for dairy cow mastitis by hemorheological method [J]. Journal of ethnopharmacology, 2008, 116 (2): 313 – 317.

[19] 吴国学, 张振凌, 赵丽娜. 不同种类酒制牛膝对急性血瘀模型大鼠血液流变学的影响 [J]. 中华中医药杂志, 2011, 26 (3): 498 – 500.

[20] 李路平, 岳海涛, 李天舒, 等. 沙棘提取物对急性血瘀模型大鼠血液流变学及血栓形成的影响 [J]. 中草药, 2010, 41 (2): 272 – 274.

[21] 王宏, 曲绍春, 于晓风, 等. 血栓心脉宁片对急性血瘀模型大鼠血小板功能及血液流变学的影响 [J]. 中国老年学杂志, 2010, 30 (22): 3335 – 3337.

[22] 任旷, 吕士杰, 沈楠, 等. 丹红注射液对急性血瘀模型大鼠血液流变学影响的实验研究 [J]. 陕西中医, 2008, 29 (2): 233 – 234.

[23] ZHAO X J, ZHANG Y, MENG X L, et al. Effect of a traditional Chinese medicine preparation Xindi soft capsule on rat model of acute blood stasis: a urinary metabonomics study based on liquid chromatography – mass spectrometry [J]. Journal of chromatography B – analytical tehnologies in the biomedical and life sciences, 2008, 873 (2): 151 – 158.

[24] LAU A J, TOH D F, CHUA T K, et al. Antiplatelet and anticoagulant effects of panax notoginseng: comparison of raw and steamed panax notoginseng with panax ginseng and panax quinquefolium [J]. Journal of ethnopharmacology, 2009, 125: 380 – 386.

[25] 刘培, 宿树兰, 周卫, 等. 香附四物汤与四物汤对急性血瘀模型大鼠血液流变性及卵巢功能的影响 [J]. 中国实验方剂学杂志, 2010, 16 (8): 124 – 127.

[26] 潘晓蓉, 刘宇强, 黎敏燕. 补肾活血汤对脑梗塞急性期 PT、APTT、Fib、血液流变学影响的临床研究 [J]. 时珍国医国药, 2010, 21 (4): 909 – 911.

[27] SCHAUB R G. Recent advances in the development of coagulation factors and procoagulants for the treatment of hemophilia [J]. Biochemical pharmacology, 2011, 82: 91 – 98.

[28] 鄢盛恺, 叶平. 检验与临床诊断: 心脑血管病分册 [M]. 北京: 人民军医出版社, 2008.

[29] 韩晓东. 刺五加注射液对急性血瘀模型大鼠血液流变学的影响 [J]. 中国实用医药, 2009, 4 (36): 45 – 47.

[30] 毛娜娜, 谢梅林, 顾振纶, 等. 纳豆激酶对急性血瘀模型大鼠血液流变学及

血小板聚集的影响 ［J］. 中成药，2009，32（5）：679 - 682.

[31] 仇锦春，廖清船，张永，等. 香丹注射液对急性血瘀模型大鼠血液流变性及血小板聚集的影响 ［J］. 中国实验方剂学杂志，2011，17（4）：137 - 139.

[32] WANG W R，LIN R，ZHANG H，et al. The effects of Buyang Huanwu decoction on hemorheological disorders and energy metabolism in rats with coronary heart disease ［J］. Journal of ethnopharmacology，2011，137：214 - 220.

[33] YUN Y P，DO J H，KO S R，et al. Effects of Korean red ginseng and its mixed prescription on the high molecular weight dextran - induced blood stasis in rats and human platelet aggregation ［J］. Journal of ethnopharmacology，2011，77（2/3）：259 - 264.

[34] GASPARYAN A Y，WATSON T，LIP G Y H. The role of aspirin in cardiovascular prevention：implications of aspirin resistance ［J］. Journal of American college cardiology，2008，51（19）：1829 - 1843.

[35] 王秋静，刘芬，刘洁，等. 人参二醇皂苷对急性血瘀模型大鼠血液流变性及 PGF1a、TXB2 的影响 ［J］. 中国实验方剂学杂志，2009，15（5）：52 - 54.

[36] 郝冰. vWF 与 GPⅡb/Ⅲa 在血小板粘附、聚集中的作用及与 PCI 术并发症的关系 ［J］. 医学综述，2006，12（22）：1359 - 1361.

[37] 沈志祥. 血小板代谢的研究进展 ［J］. 国外医学输血及血液学分册，1986，9（2）.

[38] GHISELLI A，SERAFINI M，NATELLA F，et al. Total antioxidant capacity as a tool to assess redox status：critical view and experimental data ［J］. Free radical biology and medicine，2000，29（11）：1106 - 1114.

[39] 赵淑敏，杨宏光，孔祥玉，等. 黄芩茎叶总黄酮预处理对缺血再灌注心肌超氧化物歧化酶活性和丙二醛含量的影响 ［J］. 中国临床康复，2006，10（31）：52 - 54.

[40] 鞠薇薇. 氧自由基与心血管系统疾病的研究进展 ［J］. 黑龙江科技信息，2008（11）：171 - 172.

[41] 刘月丽，伍海涛，王立群，等. 山苦茶提取物对动脉粥样硬化大鼠血管内皮功能的影响 ［J］. 中国热带医学，2008，8（3）：384 - 386.

[42] NALBONE G，LEONARDI J，TERMINE E，et al. Effects of fish oil，corn oil and lard diets on lipid peroxidation status and glutathione peroxidase activities in rat heart ［J］. Lipids，1989，24（3）：179 - 186.

[43] RAO P S，COHEN M V，MUELLER H S. Production of free radicals and lipid peroxides in early experimental myocardial ischemia ［J］. Journal of molecular and cellular cardiology，1983，15（10）：713 - 716.

[44] MUZÁÊKOVÊ V，KANDÁR R，VOJTÍSEK P，et al. Antioxidant vitamin levels

and glutathione peroxidase activity during ischemia/reperfusion in myocardial infarction [J]. Physiol. Res, 2001, 50 (4): 389 –396.

[45] BLANKENBERG S, RUPPRECHT H J, BICKEL C, et al. Glutathione peroxidase 1 activity and cardiovascular events in patients with coronary artery disease [J]. New England journal of medicine, 2003, 349 (17): 1605 –1613.

[46] BRENNAN M L, PENN M S, VAN LENTE F, et al. Prognostic value of myeloperoxidase in patients with chest pain [J]. New England journal of medicine, 2003, 349 (17): 1595 –1604.

[47] 汤红英, 郑玉建, 吴顺华. 髓过氧化物酶相关疾病的研究进展 [J]. 新疆医科大学学报, 2009, 32 (3): 255 –258.

[48] NASTASIJEVIĆ B, LAZAREVIĆ – PAŠTI T, DIMITRIJEVIĆ– BRANKOVIĆS, et al. Inhibition of myeloperoxidase and antioxidative activity of Gentiana lutea extracts [J]. Journal of pharmaceutical and biomedical analysis, 2012, 66: 191 –196.

[49] LAU D, BALDUS S. Myeloperoxidase and its contributory role in inflammatory vascular disease [J]. Pharmacology & therapeutics, 2006, 111 (1): 16 –26.

[50] CLARK A L, MATERA K M. Effect of unsaturation in fatty acids on the binding and oxidation by myeloperoxidase: ramifications for the initiation of atherosclerosis [J]. Bioorganic & medicinal chemistry letters, 2010, 20 (19): 5643 –5648.

[51] KOLÁŘOVÁH, KLINKE A, PEKAROVÁ M, et al. Myeloperoxidase modulates physiology of thrombocytes [J]. Vascular pharmacology, 2012, 56 (5): 374 –375.

[52] CANDEIAS M F, ABREU P, PEREIRA A, et al. Effects of strictosamide on mouse brain and kidney $Na^+ – K^+ – ATPase$ and $Mg^{2+} – ATPase$ activities [J]. Journal of ethnopharmacology, 2009, 121 (1): 117 –122.

[53] YAN B, JIYE A, HAO H, et al. Metabonomic phenotype and identification of "heart blood stasis obstruction pattern" and "qi and yin deficiency pattern" of myocardial ischemia rat models [J]. Science in China series C: life sciences, 2009, 52 (11): 1081 –1090.

[54] GLYNN I M, KARLISH S J D. The sodium pump [J]. Annual review of physiology, 1975, 37 (1): 13 –55.

[55] BARRY W, BRIDGE J. Intracellular calcium homeostasis in cardiac myocytes [J]. Circulation, 1993, 87 (6): 1806 –1815.

[56] CANNELL M. Contribution of sodium-calcium exchange to calcium regulation in cardiac musclea [J]. Annals of the New York academy of sciences, 1991, 639 (1): 428 –443.

[57] 方开泰. 均匀设计与均匀设计表 [M]. 北京: 科学出版社, 1994: 49 –56.

［58］国家药典委员会. 中华人民共和国药典2010年版第一部［M］. 北京：中国医药科技出版社，2010：909－910.

［59］苏薇薇，吴忠，林敬明. 中药现代化与中药质量评价新技术［M］. 广州：广东科技出版社，2004：42－44.

［60］覃洁萍，王智猛，李梦龙. 化学计量学方法在中药鉴别及质量控制方面的应用［J］. 数理医药学杂志，2004，17，4：351－355.

［61］苏薇薇. 岭南特色中药指纹图谱质量控制关键技术研究［M］. 广州：广东科技出版社，2012：327－340.

［62］刘孝贤. 灰色系统中含负值项数列的数据提升建模方法［J］. 系统工程理论与实践，1988（1）：32－35.

［63］张文霖. 主成分分析在SPSS中的操作应用［J］. 市场研究，2005，12：31－34.

［64］徐林. 利用SPSS进行主成分回归分析［J］. 宁波职业技术学院学报，2006，2：67－74.

［65］唐功爽. 基于SPSS的主成分分析与因子分析的辨析［J］. 统计教育，2007，2：12－14.

［66］吴亚非，李科. 基于SPSS的主成分分析法在评价体系中的应用［J］. 当代经济，2009，3：166－168.

［67］王浩华，李胜军. 岭回归中参数估计的探讨［J］. 海南大学学报自然科学版，2009，27（1）：5－7.

［68］周晓宇，颜学峰，钱锋. 基于径向基函数的非线性岭回归方法及仿真研究［J］. 系统仿真学报，2006，18（10）：2738－2745.

［69］张文彤，董伟. SPSS统计分析高级教程［M］. 北京：高等教育出版社，2004：169－185.

［70］刘新华. 因子分析中数据正向化处理的必要性及其软件实现［J］. 重庆工学院学报（自然科学版），2009，23（9）：152－155.

［71］许良，毕开顺. 多元线性回归分析法在蒙药森登－4汤谱效关系解析中的应用［J］. 计算机与应用化学，2008，25（10）：1189－1192.

［72］SUN K, WANG C S, GUO J, et al. Protective effects of ginsenoside Rb_1, ginsenoside Rg_1, and notoginsenoside R_1 on lipopolysaccharide－induced microcirculatory disturbance in rat mesentery［J］. Life sciences, 2007, 81 (6): 509－518.

［73］韩淑燕，李海霞，文宗曜，等. 三七总皂苷对急性血瘀大鼠血液流变学的改善作用［J］. 中国药理学与毒理学杂志，2009，23（3）：183－187.

［74］王秋静，刘芬，刘洁，等. 人参二醇皂苷对急性血瘀模型大鼠血液流变性及PGF1a、TXB2的影响［J］. 中国实验方剂学，2009，15（5）：52－54.

［75］YANG Z G, CHEN A Q, SUN H X, et al. Ginsenoside Rd elicits Th1 and Th2 immune responses to ovalbumin in mice［J］. Vaccine，2007，25（1）：161 – 169.

［76］陈重华，粟晓黎，张俊霞，等. 三七皂苷 R_1、人参皂苷 Rd 对微循环及凝血作用的影响［J］. 华西医科大学学报，2002，33（4）：550 – 552.

［77］胡瑛瑛，黄真. 玄参的化学成分及药理作用研究进展［J］. 浙江中医药大学学报，2008，32（2）：268 – 270.

［78］杨金泉，何海波. 黄芪的药理作用研究进展［J］. 医学理论与实践，2010，23（2）：148 – 150.

［79］赵娜，郭治昕，赵雪，等. 丹参的化学成分与药理作用［J］. 国外医药（植物药分册），2007，22（4）：155 – 159.

［80］ZHOU L M，ZUO Z，CHOW M S S. Danshen：an overview of its chemistry，pharmacology，pharmacokinetics，and clinical use［J］. Journal of clinical pharmacology，2005，45：1345 – 1359.

［81］HOU W C，TSAY H S，LIANG H J，et al. Improving abnormal hemorheological parameters in aging guinea pigs by water – soluble extracts of salvia miltiorrhiza Bunge［J］. Journal of ethnopharmacology，2007，111（3）：483 – 489.

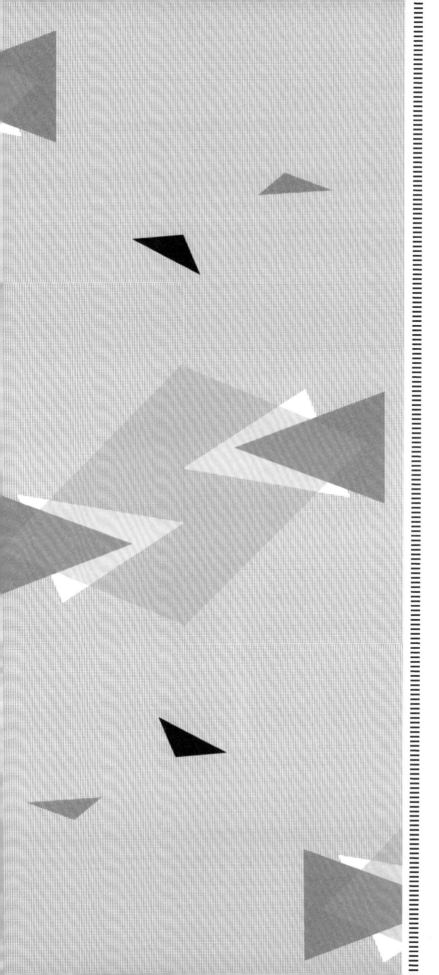

第三章　基于计算机模拟技术的网络药理学研究

第一节　研究概述

　　目前对复方血栓通胶囊的药理机制研究仅局限于单个或少数几个靶点，未能对其多靶标综合调控的特点进行解释。采用传统的药理学研究策略，即对单一成分逐个进行药理研究存在耗时长、花费大等缺点。计算机网络药理学整合化学、医学、生物数据，使用计算模拟方法建立模型预测药理学性质，为阐明中药复方制剂多成分、多靶点的作用机制及其相应的药效物质基础提供了一种可行的方法。

　　本章以计算机模拟分子对接的方法，研究复方血栓通胶囊的化学成分对血栓疾病过程相关靶点的作用，建立其化学成分 – 血栓相关靶点的作用网络，并通过体外生化实验以及体内动物模型对网络药理学的计算结果进行了验证，从而在分子水平上对复方血栓通胶囊抗血栓的机制进行研究。这为中药复杂体系多成分、多靶点的作用机制研究提供范例，也是指导临床用药、提升药品科技水平及品牌影响力、发掘药品开发潜力的关键所在。

第二节　复方血栓通胶囊的网络药理学分析

【实验方法】

（一）复方血栓通胶囊的化学成分数据库的建立

本课题组前期已采用 HPLC – MS/MS 联用技术，研究了复方血栓通胶囊的 23 个化学成分及其药材归属，见表 3 – 1，具体如下：三七皂苷 R_1（7）、人参皂苷 Rg_1（10）、人参皂苷 Re（11）、人参皂苷 Rb_1（16）、人参皂苷 Rd（18）、人参炔三醇（20）归属于三七药材；丹参素（1）、原儿茶醛（2）、紫草酸（4）、迷迭香酸（6）、丹酚酸 A（8）、丹酚酸 B（12）、隐丹参酮（19）、丹参酮 I（21）、丹参酮 II_A（22）归属于丹参药材；毛蕊异黄酮苷（3）、芒柄花苷（9）、9，10 – 二甲氧基紫檀烷 – 3 – O – β – D – 吡喃葡萄糖苷（13）、毛蕊异黄酮（14）、芒柄花素

(17)、黄芪甲苷（23）归属于黄芪药材；安格洛苷 C（5）、哈巴俄苷（15）归属于玄参药材[1-2]。以上 23 个化学成分的分子结构均通过检索 Chemical Book（http：//www. chemicalbook. com），NCBI PubChem Database（http：//www. ncbi. nlm. nih. gov/pccompound）获得，将其储存为 mol 的格式，作为分子对接的配体准备下一步分析。

表 3 - 1　复方血栓通胶囊的 23 个化学成分及其药材归属

序号	化合物中文名	化合物英文名	药材归属	分子结构
1	丹参素	canshensu	丹参药材	
2	原儿茶醛	protocatechualdehyde	丹参药材	
3	毛蕊异黄酮苷	calycosin – 7 – O – β – D – glucoside	黄芪药材	
4	紫草酸	lithospermic acid	丹参药材	
5	安格洛苷 C	angoroside C	玄参药材	

续上表

序号	化合物中文名	化合物英文名	药材归属	分子结构
6	迷迭香酸	rosmarinic acid	丹参药材	
7	三七皂苷 R_1	notoginsenoside R_1	三七药材	
8	丹酚酸 A	salvianolic acid A	丹参药材	
9	芒柄花苷	ononin	黄芪药材	
10	人参皂苷 Rg_1	ginsenoside Rg_1	三七药材	

续上表

序号	化合物中文名	化合物英文名	药材归属	分子结构
11	人参皂苷 Re	ginsenoside Re	三七药材	
12	丹酚酸 B	salvianolic acid B	丹参药材	
13	9，10－二甲氧基紫檀烷－3－O－β－D－吡喃葡萄糖苷	9，10－dimethoxyptcrocarpan－3－O－β－D－glucoside	黄芪药材	
14	毛蕊异黄酮	calycosin	黄芪药材	
15	哈巴俄苷	harpagoside	玄参药材	
16	人参皂苷 Rb$_1$	ginsenoside Rb$_1$	三七药材	

续上表

序号	化合物中文名	化合物英文名	药材归属	分子结构
17	芒柄花素	formononetin	黄芪药材	
18	人参皂苷 Rd	ginsenoside Rd	三七药材	
19	隐丹参酮	cryptotanshinone	丹参药材	
20	人参炔三醇	panaxytriol	三七药材	
21	丹参酮 I	tanshinone I	丹参药材	
22	丹参酮 II_A	tanshinone II_A	丹参药材	
23	黄芪甲苷	astragaloside IV	黄芪药材	

（二）血栓疾病过程相关靶点数据库的建立

复方血栓通胶囊的功能主治与血液循环和凝血过程密切相关，故从 DrugBank（http：//www. drugbank. ca/）、PharmGkb（http：//www. pharmgkb. org）、Therapeutic Targets Database（http：//bidd. nus. edu. sg/group/ttd/）、Potential Drug Target Database（http：//www. dddc. ac. cn/pdtd/），MetaCore（https：//portal. genego. com/）和 Ingenuity Pathway Analysis（http：//www. ingenuity. com/products/ipa）等药物靶点和通路数据库中搜索与血液凝结和血栓形成相关的蛋白质靶点。最终，血栓疾病过程相关靶点数据库由 115 个候选蛋白质靶点组成，其 X 射线晶体结构从 RCSB Protein Data Bank（http：//www. pdb. org/）中下载，总计 1048 个蛋白质三维结构作为分子对接的受体，其中仅限人源的野生型蛋白质，具体如下：ACE、ACE2、ACES、ADRB2、AGT、AGTR1、AKR1C1、ANGPT2、ANPEP、ANXA1、ANXA2、CA1、CA2、CAN、CAPON、CDK、CHRM2、CKB、CLEC3B、DNMT1、DPP_4、EGFR、F_{10}、F_{11}、F_{12}、F_{13}、F_2、F2R、F_3、F_5、F_7、F_8、F_9、FAP、FGA、FGF1、FGF2、FGF4、FLNA、FOLH1、GABRA1、GCR、GP_6、GRIN3A、GSK3、HDAC2、HIF1A、HMGCR、HMOX1、HRH1、ITA2、ITB2、JUN、KCND2、KCND3、KCNH2、KCNK1、KCNK4、KCNK9、KPCE、LYAM2、LYAM3、MAOA、MAOB、MK10、MK14、MMP_2、MMP_9、MP2K、NFKB1、NOS2、NPR1、NT5、PA24A、PAF、PAH、PDE10A、PDE1C、PDE4A、PDE4B、PDE4C、PDE4D、PDE5A、PGH1、PGH2、PLAU、PLAUR、PLG、PPARA、PPARD、PPARG、PROC、PROC、PROS1、PRSS、PTEN、PTGIS、PTGS、REN、SCN10A、SERPINA5、SERPINB2、SERPINC1、SERPIND1、SERPINE1、ST14、TGFB1、THBD、THRA、THRB、TNNC1、TPA、TPO、VCAM1、VWF。

（三）复方血栓通胶囊化学成分的靶点预测

分子对接是使用计算机预测两个分子非共价结合的方法，常见的是一个大分子（受体）和一个小分子（配体）的对接。分子对接目的在于获取两个分子的结合构像和结合自由能，常用于计算机辅助药物设计中[3]。本研究采用计算机模拟分子对接的方法，以蛋白质 - 配体复合物的晶体结构为中心，输入至 Sybyl - X（version 1. 3，TRIPOS, Inc. ）进行晶体结构的前处理，包括去除候选蛋白质靶点的共结晶配体和水分子，添加晶体结构的氢键并使末端残基保持原有的电荷态（NH_4^+ 和 COO^-）。根据 Surflex - Dock 的操作流程，配体对接位置设定为蛋白质 - 配体复合物 X 射线晶体结构中原配体的结合位点，采用 GEOM 和 GEOMX 的方法，以参考缺省参数进行复方血栓通胶囊各化学成分与各候选蛋白质靶点的分子模拟对接[4-5]。以 Surflex - Dock 预测的分子受体和配体的最佳对接姿态的结合能作为评价参数，将与每个分子配体（复方血栓通胶囊各化学成分）结合能大于 6 且位于前十位的分子受体（各候选蛋白质靶点）作为阳性结果（潜在靶点），用于构建成分 - 靶点网络和后续的实验验证。

（四）复方血栓通胶囊化学成分 - 靶点网络的建立

为了科学解释复方血栓通胶囊的作用机制，采用 Cytoscape 2. 8. 3（http：//

www. cytoscape. org/，一种能整体分析生物网络并呈现其内在联系的标准工具），构建复方血栓通胶囊各化学成分与血栓疾病相关潜在靶点的成分 – 靶点网络[6]。在该网络中，节点表示化学成分或者潜在靶点，连线表示成分对靶点的结合作用。为了明确节点在网络中的重要性和影响力，该网络的参数由 Network Analysis plugin 和 CentiScaPe 1. 2 插件进行统计。

【实验结果】

（一）复方血栓通胶囊化学成分的靶点预测结果

经过复方血栓通胶囊中 23 个化学成分分别与 115 个蛋白质靶点进行分子对接（表 3 – 2），共筛选出 41 个潜在蛋白质靶点和 22 个活性化学成分，其中，人参皂苷 Re（化合物 11）由于与候选靶点具有较低的结合自由能而被排除。从表 3 – 2 的结果可知，在这 41 个潜在靶点中，F_2（凝血因子 Ⅱ ＼ 凝血酶原）、F_{13}（凝血因子 X Ⅲ）、F_7（凝血因子 Ⅴ Ⅱ）、REN（肾素）、SERPINC1（抗凝血酶）、ACE（血管紧张素转化酶）和 VWF（血管假性血友病因子）这 7 个蛋白质靶点与复方血栓通胶囊化学成分关系最为密切，对靶点具有较强的结合作用，提示这些靶点可能是复方血栓通胶囊治疗视网膜静脉阻塞、发挥抗血栓作用的主要药效靶点。另外，从表 3 –2 可以看出，许多潜在靶点能与多个化合物结合，预示了复方血栓通胶囊在血栓性疾病治疗中存在多成分协同作用，这相比于单一化合物治疗可能更为有效；多靶点结合也说明复方血栓通胶囊是在生物整体网络水平上起效，而不是作用于单一蛋白质靶点。

分析以上 7 个潜在的蛋白质靶点，F_2，F_7，F_{13} 同为凝血因子，通过外源性和内源性凝血途径的级联传递介导凝血酶原酶复合物的形成、凝血酶原的转变以及最终的凝血过程和血栓形成[7]。其中，F_2（凝血因子 Ⅱ、凝血酶原）属于一种丝氨酸蛋白酶，在整个凝血过程中发挥着核心作用。所有的凝血因子都是通过级联激活作用最终使凝血酶原激活为凝血酶发挥凝血作用，既通过切割纤维蛋白原使其变成不可溶解的纤维蛋白促使血液凝结，同时活化的凝血酶受体促使血小板聚集。VWF（von Willebrand factor，血管性假血友病因子）是由血管内皮细胞及巨核细胞合成分泌，存在于血浆、内皮细胞表面和血小板 α 颗粒的糖蛋白。VWF 因子可与胶原及血小板膜糖蛋白 GP Ⅰ b 和 GP Ⅱ b – Ⅲ a 结合，在血小板黏附与聚集中起重要作用[8]。另外，VWF 因子还可与血浆中的凝血因子 Ⅴ Ⅲ 结合，使 Ⅴ Ⅲ 因子活性变得稳定，从而持续激活凝血系统。SERPINC1（Antithrombin Ⅲ、抗凝血酶 Ⅲ），是体内很强的生理性抗凝物质之一，能不可逆地抑制凝血因子 Ⅸ a、X a、Ⅺ a、Ⅻ a 以及由 Ⅶ a 与组织因子所形成的复合体，故具有防止血栓的作用。作为血液中活性凝血因子最重要的阻碍因子，其在控制血液凝固和纤维蛋白溶解方面有重要的作用。除了上述凝血和抗凝系统的关键靶点，复方血栓通组分还与 ACE（血管紧张素转化

表 3 - 2 复方血栓通胶囊 23 个化学成分的潜在作用靶点

序号	缩写	潜在作用靶点名	对靶点起作用的化合物（数目）
1	F_2	凝血因子 II（凝血酶原） coagulation factor II（prothrombin）	1,2,4,5,6,7,8,9,12,13,14,15,18,19,20,22(16)
2	F_{13}	凝血因子 XIII coagulation factor XIII	1,2,4,5,6,8,12,14,17,18,20,21(12)
3	F_7	凝血因子 VII coagulation factor VII	2,3,4,9,12,16,18,19,20,23(10)
4	REN	肾素 renin	4,6,12,15,16,18,19,21,22,23(10)
5	SERPINC1	抗凝血酶 serine peptidase inhibitor clade C member 1（antithrombin III）	2,6,8,18,19,20,21,22(8)
6	ACE	血管紧张素转化酶 angiotensin - converting enzyme	1,5,12,14,15,17,20(7)
7	VWF	血管假性血友病因子 von Willebrand factor	1,3,4,7,12,13,20(7)
8	PGH2	环氧化物水解酶 2 prostaglandin G/H synthase 2（COX - 2）	15,16,18,19,20,21(6)
9	PPARA	过氧化物酶体增殖物激活受体 α peroxisome proliferator - activated receptor alpha	1,3,9,17,21,22(6)

续上表

序号	缩写	潜在作用靶点名	对靶点起作用的化合物（数目）
10	PDE5A	磷酸二酯酶5A cGMP – specific 3′,5′ – cyclic phosphodiesterase	3,4,8,9,12,16(6)
11	PDE4D	磷酸二酯酶4D cAMP – specific 3′,5′ – cyclic phosphodiesterase 4D	3,6,8,12,16,18(6)
12	MK10	促分裂原活化蛋白激酶10 mitogen – activated protein kinase 10	3,13,20,22,23(5)
13	PDE4B	磷酸二酯酶4B cAMP – specific 3′,5′ – cyclic phosphodiesterase 4B	2,13,15,16,18,19(6)
14	SERPINE1	纤溶酶原激活物抑制剂1 plasminogen activator inhibitor 1（PAI1）	4,10,12,20,23(5)
15	PGH1	环氧化物水解酶1 prostaglandin G/H synthase 1	9,14,17,22,23(5)
16	PPARG	过氧化物酶体增殖物激活受体γ peroxisome proliferator – activated receptor gamma	9,14,17,21,22(5)
17	MAOB	单胺氧化酶B monoamine oxidase B	1,3,6,13,17(5)
18	CAN	钙蛋白酶 calpain	1,4,8,16(4)
19	MAOA	单胺氧化酶A monoamine oxidase A	1,3,6,13(4)

续上表

序号	缩写	潜在作用靶点名	对靶点起作用的化合物（数目）
20	PLAU	尿激酶型纤溶酶原激活物 urokinase – type plasminogen activator	2,15,19,23（4）
21	PAF	血小板活化因子 platelet activating factor	9,12,21,22（4）
22	TPA	组织型纤溶酶原激活物 tissue – type plasminogen activator	6,8,9（3）
23	NOS2	诱导型一氧化氮合酶 nitric oxide synthase, inducible	5,6,21（3）
24	PDE10A	磷酸二酯酶10A cAMP and cAMP – inhibited cGMP 3',5' – cyclic phosphodiesterase10A	3,15,16（3）
25	MK14	促分裂原活化蛋白激酶14 mitogen – activated protein kinase 14	14,17,21（3）
26	KCNK1	钾离子通道 K_1 potassium channel subfamily K member 1	16,18,23（3）
27	FGA	纤维蛋白原α fibrinogen alpha chain	2,8（2）
28	PLG	纤溶酶原 plasminogen	2,15（2）

续上表

序号	缩写	潜在作用靶点名	对靶点起作用的化合物（数目）
29	F2R	蛋白酶激活受体 proteinase - activated receptor 1	4,5（2）
30	ACE2	血管紧张素转化酶 2 angiotensin - converting enzyme 2	6,18（2）
31	F11	凝血因子 XI coagulation factor XI	8,23（2）
32	THBD	血栓调节蛋白 thrombomodulin	5,13（2）
33	PTGS	环氧酶 cyclooxygenase	1（1）
34	FGF1	成纤维细胞生长因子 1 fibroblast growth factor 1	2（1）
35	GCR	糖皮质激素受体 glucocorticoid receptor	3（1）
36	PDE4C	磷酸二酯酶 4C cAMP - specific 3',5' - cyclic phosphodiesterase4C	9（1）
37	AGT	血管紧张素原 angiotensinogen	13（1）
38	ANXA2	膜联蛋白 A2 annexin A2	23（1）

续上表

序号	缩写	潜在作用靶点名	对靶点起作用的化合物（数目）
39	PDE4A	磷酸二酯酶4A cAMP – specific 3′, 5′ – cyclic phosphodiesterase4A	5（1）
40	KCND3	钾离子通道 D3 potassium voltage – gated channel subfamily D member 3	16（1）
41	PPARD	过氧化物酶体增殖物激活受体 δ peroxisome proliferator – activated receptor delta	19（1）

酶）和 REN（肾素）具有较强的结合作用。ACE 和 REN 都属于肾素－血管紧张素系统，与血压的稳定和调节有直接关系。研究表明，ACE 作为 RAS 系统最主要的成员，除介导血管平滑肌细胞收缩引起血压升高外，还介导血管壁的慢性炎症反应，进而参与动脉粥样硬化的发生与发展[9]。

除却上述凝血和抗凝系统的 7 个重要靶点外，复方血栓通组分还与纤溶系统的多个靶点，如 PLAU（尿激酶型纤溶酶原激活物）、TPA（组织型纤溶酶原激活物）、SERPINE1（纤溶酶原激活物抑制剂 1，PAI1）和 PLG（纤溶酶原）具有较强的结合作用，说明复方血栓通对于纤溶系统同样存在调控作用。其中，PLAU 和 TPA 作为纤溶酶原的激活剂，最终通过将 PLG 激活为纤溶酶发挥溶栓作用，而 PLG 的激活同时受到 SERPINE1 的微调控制[10]。纤溶是体内重要的抗凝血过程，它和凝血过程一样，也是机体的一种保护性生理反应，对体内血液经常保持液体状态与管道畅通起着重要的作用。机体内血液系统的稳定有赖于血小板及凝血、抗凝、纤溶三大系统的完整性及其相互间的生理性平衡和协调作用。若三大系统之间平衡失调，则可导致血栓形成或出血。

可见，复方血栓通胶囊对于凝血、纤溶系统及血管生成等多个系统具有调控作用，体现了多成分、多靶点综合调控的作用特点。对各靶点通路进行分析后发现，分子结合能较强的靶点中以凝血途径靶点最多，说明复方血栓通胶囊在整体调控的同时，尤以抗凝作用为主。

（二）复方血栓通胶囊化学成分－靶点网络

将分子对接筛选出的 41 个潜在蛋白质靶点和 22 个活性化学成分（表 3－3）以二分图的形式构建成分－靶点网络图，见图 3－1，该成分－靶点网络中包括 63 个节点和 177 条连线，其中，22 个化学成分节点以正方形表示，41 个蛋白质靶点以圆形表示。靶点在网络中的重要性与圆圈的位置和大小有关，中心位置的靶点较之外围位置的靶点重要，圆圈较大的靶点较之圆圈较小的靶点重要。从网络图中可知，部分靶点仅有一个化学成分对其具有结合作用，而其他靶点则有多成分共同对其作用。

为了进一步分析复方血栓通胶囊活性化学成分与潜在蛋白质靶点的关系，将 22 个活性化学成分依据它们的药材归属分为五部分，分别是三七类、丹参有机酸类、丹参酮类、黄芪类、玄参类。其中，三七、丹参、黄芪、玄参四味药材的潜在靶点数目分别是 18，32，28 和 13，表明四味药材的潜在靶点具有明显的重叠，意味着该四味药材在处方中存在协同作用。

根据中医"君臣佐使"的理论，君药对处方的主证或主病起主要的治疗作用，体现了处方的主攻方向，其药力居方中之首。对于君药三七药材，根据前期对复方血栓通胶囊化学成分的定性定量分析可知，三七中的皂苷类成分为组方中含量最高的一类化学成分。三七的化学成分所作用的 18 个潜在靶点均与凝血和抗凝血过程相关，提示三七作为组方中的君药主要对凝血过程起调控作用，也就是中医所说的活血之功效。通过君药三七中化学成分与血栓形成相关靶点的作用，复方血栓通胶囊得以发挥抑制血液凝结、抑制血小板聚集和减少黏着性、降低血液粘度，最终减小血栓形成的作用。

对于臣药丹参药材而言，潜在靶点有 32 个，其中 15 个与三七重叠。丹参作为中药材常用于冠心病、血液循环疾病及其他心血管疾病。丹参中 9 个化学成分作用于凝血相关的靶点，预示着丹参也具有抗凝血和抗血小板聚集的作用。此外，丹参还具有 3 个特有的潜在靶点，分别是属于纤溶系统的 PLAU、TPA 和 PLG，表明丹参还参与纤维蛋白溶解的活化过程。基于以上结果可以推断，丹参作为臣药，除了与三七共同作用于凝血通路外，还对纤维蛋白溶解起调节作用。

对于佐使药黄芪和玄参这两味药材而言，它们的潜在靶点与上述两味药材具有明显的重叠现象，对抗凝血、抗血小板聚集和血栓溶解起作用。

可见，复方血栓通胶囊中的四味药材彼此之间互相协同，最终导致复方血栓通胶囊对凝血、抗凝、纤溶、血小板聚集以及血管舒缩等多个系统具有综合的调控作用，而其中尤以君药三七对凝血和抗凝途径的调控为主，其他三味药材丹参、黄芪和玄参起辅助作用，显示了中药复方组方的合理性。

表 3-3　复方血栓通胶囊针对血栓疾病的活性化学成分

药材	序号	化合物名称	靶点
三七	7	三七皂苷 R_1 notoginsenoside R_1	F_2、VWF
	10	人参皂苷 Rg_1 ginsenoside Rg_1	SERPINE1
	16	人参皂苷 Rb_1 ginsenoside Rb_1	PDE4D、REN、KCNK1、KCND3、PDE4B、PDE10A、PGH2、CAN、F_7、PDE5A
	18	人参皂苷 Rd ginsenoside Rd	PDE4D、KCNK1、REN、F_2、F_7、PGH2、ACE2、F_{13}、SERPINC1、PDE4B
	20	人参炔三醇 panaxytriol	ACE、F_2、VWF、SERPINE1、PGH2、SER-PINC1、F_{13}、F_7、MK10

续上表

药材	序号	化合物名称	靶点
丹参	1	丹参素 danshensu	ACE、CAN、PPARA、MAOB、F_2、MAOA、F_{13}、PTGS、VWF
	2	原儿茶醛 protocatechualdehyde	F_2、PDE4B、FGF1、FGA、F_{13}、F_7、PLAU、SERPINC1、PLG
	4	紫草酸 lithospermic acid	F2R、F_7、VWF、CAN、F_2、PDE5A、SERPINE1、F_{13}、REN
	6	迷迭香酸 rosmarinic acid	TPA、MAOB、MAOA、F_{13}、PDE4D、NOS2、REN、ACE2、SERPINC1、F_2
	8	丹酚酸 A salvianolic acid A	F_{13}、TPA、PDE4D、CAN、PDE5A、SERPINC1、F_{11}、F_2、FGA
	12	丹酚酸 B salvianolic acid B	F_{13}、VWF、F_2、PAF、PDE4D、SERPINE1、F_7、ACE、PDE5A、REN
	19	隐丹参酮 cryptotanshinone	PDE4B、F_2、PLAU、REN、PPARD、F_7、SERPINC1、PGH2
	21	丹参酮 I tanshinone I	REN、PPARA、SERPINC1、PPARG、MK14、PGH2、NOS2、PAF、F_{13}
	22	丹参酮 II$_A$ tanshinone II$_A$	PPARA、PGH1、MK10、PPARG、F_2、PAF、REN、SERPINC1
黄芪	3	毛蕊异黄酮苷 calycosin－7－O－β－D－glucoside	MAOA、F_7、MAOB、VWF、GCR、MK10、PDE4D、PDE5A、PPARA、PDE10A
	9	芒柄花苷 ononin	F_2、PPARA、TPA、PAF、PGH1、F_7、PDE5A、PPARG、PDE4C
	13	9，10－二甲氧基紫檀烷－3－O－β－D－吡喃葡萄糖苷 9，10－dimethoxy pterocarpan－3－O－β－D－glucoside	MAOA、MK10、PDE4B、F_2、MAOB、AGT、THBD、VWF
	14	毛蕊异黄酮 calycosin	MK14、F_2、PGH1、PPARG、F_{13}、ACE

续上表

药材	序号	化合物名称	靶点
黄芪	17	芒柄花素 formononetin	MK14、PGH1、MAOB、PPARG、F_{13}、ACE、PPARA
	23	黄芪甲苷 astragaloside Ⅳ	F_{11}、F_7、PGH1、REN、PLAU、MK10、ANXA2、SERPINE1、KCNK1
玄参	5	安格洛苷 C angoroside C	F2R、F_2、THBD、NOS2、PDE4A、ACE、F_{13}
	15	哈巴俄苷 harpagoside	F_2、PDE4B、PLAU、PLG、REN、ACE、PDE10A、PGH2

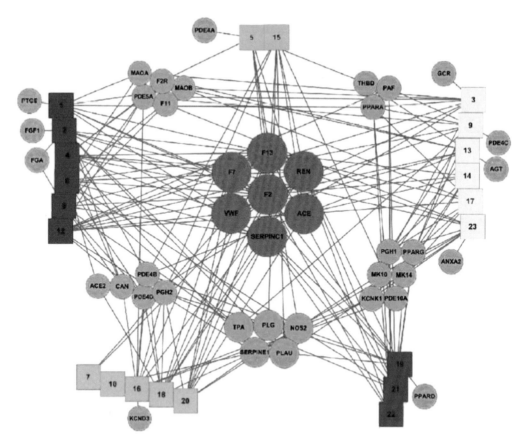

图 3-1　复方血栓通胶囊的化学成分与潜在靶点的作用网络

注：正方形表示化学成分，圆形表示潜在靶点，圆圈大小与起作用的化学成分数目有关。

　　本节研究使用计算机模拟分子对接的方法对复方血栓通胶囊化学成分的潜在的作用靶点进行了预测和分析，构建了成分－靶点网络图。由网络分析可知，复方血栓通胶囊对于凝血、纤溶系统以及血管生成、收缩舒张等多个系统具有调控作用，体现了中成药多成分、多靶点综合调控的作用特点。对各靶点通路进行分析发现，分子结合能较强的靶点中以凝血途径靶点最多，而君药三七中的成分均与凝血途径相关，其他三味药材除了参与凝血途径外，还与纤溶系统、血管舒缩等靶点相关，这意味着四味药材在处方中起着协同作用，其中以君药三七的抗凝作用为主。

　　本节研究为深入研究复方血栓通胶囊的药理作用机制指明了方向。在后面的章节中，我们将针对网络药理学计算的关键靶点，通过体外、体内实验对复方血栓通胶囊抗血栓的作用机制进行研究。这一方面对网络药理学的研究结果进行了验证，另一方面也从分子水平上对复方血栓通胶囊发挥抗血栓作用的具体机制进行了分析。

第三节　复方血栓通胶囊及单体组分对血管紧张素转化酶（ACE）的抑制作用研究

　　血管紧张素转化酶（angiotensin converting enzyme，ACE，EC 3.4.15.1）在体内通过肾素－血管紧张素系统，催化血管紧张素Ⅰ生成血管紧张素Ⅱ[9]。血管紧张素Ⅱ作为肾素－血管紧张素系统最主要的活性成分，是强烈的血管收缩剂和肾上腺皮质类醛甾酮释放的激活剂，其作用于靶细胞膜上的AT1受体（亦部分作用于AT2受体），除介导血管平滑肌细胞收缩引起血压升高外，还介导血管壁的慢性炎症反应，进而参与动脉粥样硬化的发生与发展[11]。若ACE受到抑制，则可抑制血管紧张素Ⅱ的生成，在人体内起到调节血压、改善微循环的作用。

　　经网络药理学分析发现，复方血栓通胶囊中的人参皂苷Re、黄芪甲苷、人参皂苷Rg₁、安格洛苷C、人参皂苷Rb₁、三七皂苷R₁均对ACE具有较强的结合作用，提示ACE可能是这些物质调节血液循环的主要作用靶点。本节通过体外生物催化实验考察复方血栓通胶囊以及这些单体成分对ACE靶点的调控作用。这一方面可以验证网络药理学的计算结果，另一方面也为深入解析复方血栓通胶囊保护心血管的药理机制奠定基础。

【实验材料】

（一）实验样品

　　三七浸膏（批号：130510）和三味药（黄芪、丹参、玄参）浸膏（批号：130517），由广东众生药业股份有限公司提供。

（二）实验仪器

十万分之一电子分析天平（德国 Sartorius 公司，BP211D 型）；恒温培养箱（美国 thermo 公司，Forma Series 3111）；超纯水器（美国密理博 Millipore 公司，Simplicity）；Ultimate 3000 DGLC 高效液相色谱仪（美国 Dionex 公司，DGP – 3600SD 双三元泵、SRD – 3600 脱气机、WPS – 3000SL 自动进样器、TCC3000 – RS 柱温箱、DAD 检测器、Chromeleon 6.8 数据处理软件）；色谱柱：Ultimate XB – C$_{18}$（5 μm，150 mm ×4.6 mm）。

（三）实验试药

人参皂苷 Re（批号：201123）、黄芪甲苷（批号：200613）、人参皂苷 Rg$_1$（批号：201128）、人参皂苷 Rb$_1$（批号：201122）、三七皂苷 R$_1$（批号：200617）、马尿酸（Hippuric acid，HA，批号：1407388）、卡托普利（Captopril，批号：200602）均购自中国食品药品生物检定所。安格洛苷 C（批号：AD256662）购于阿拉丁试剂（上海）有限公司。血管紧张素转化酶 ACE（批号：A6778）和马尿酰组氨酰亮氨酸 HHL（批号：H1635）购自 Sigma 公司。液相色谱所用试剂甲醇、乙酸均为色谱纯，水为超纯水。

【实验方法】

（一）检测原理

ACE 活性体外检测的原理是加入血管紧张素 I 的模拟底物马尿酰组氨酰亮氨酸（Hippuryl – L – histidyl – L – leucine，HHL），经过 ACE 的催化作用会产生马尿酸（Hippuric acid，HA）和二肽（Histidyl – L – leucine），马尿酸在 228 nm 处具有特征吸收峰[61]：

$$HHL \xrightarrow{ACE} HA + 二肽$$

当加入 ACE 的抑制剂时，ACE 对 HHL 的催化分解作用受到抑制，马尿酸的生成量减少。通过 HPLC 方法测定加入抑制剂前后马尿酸生成量的变化，即可计算出该物质对 ACE 抑制活性的大小。

（二）溶液配制

HEPES 缓冲液（含 0.3 mol/L NaCl）：称取 11.915 g HEPES 于 1000 mL 烧杯中，加入 800 mL 蒸馏水溶解，再加入 17.55 g NaCl，搅拌至完全溶解，以 NaOH 溶液调整 pH 至 8.30，转移至 1000 mL 容量瓶中，加水至刻度，配制成 50 mmol/L HEPES 缓冲液。

ACE 溶液：将 1 U 的 ACE 溶于 10 mL HEPES 缓冲溶液，配制成 0.1 U/mL ACE 溶液，分装后 –20 ℃保存。

HHL 溶液：取 25 mg HHL 粉末，溶于 11.6 mL HEPES 缓冲溶液，配制成 5 mmol/L 的 HHL 溶液，分装后 -20 ℃ 保存。

Captopril 溶液：取 6.4 mg Captopril 溶于 10 mL 超纯水中，配成 640 μg/mL Captopril 储备溶液，再以储备溶液为母液，分别配制 64 ng/mL，32 ng/mL，16 ng/mL，8 ng/mL，4 ng/mL，2 ng/mL，1 ng/mL 和 0.5 ng/mL 的 Captopril 溶液待用。

1 mol/L HCl：取 37% 的浓盐酸 8.3 mL，加入超纯水定容至 100 mL。

实验中三七浸膏和三味药浸膏由广东众生药业股份有限公司提供，按照 25∶21 的比例混合得到复方血栓通纯浸膏，用生理盐水分别配制为 500 μg/mL，250 μg/mL，125 μg/mL，62.5 μg/mL，31.25 μg/mL 5 个剂量的药液。同时，三七浸膏和三味药浸膏也分别用生理盐水配制为 500 μg/mL，250 μg/mL，125 μg/mL，62.5 μg/mL，31.25 μg/mL 5 个剂量的药液。

人参皂苷 Re、黄芪甲苷、人参皂苷 Rg_1、安格洛苷 C、人参皂苷 Rb_1、三七皂苷 R_1 溶液：取适量待检标准品溶于适量超纯水，配成 5 mg/mL 的标准品储备溶液，再以储备溶液为母液，分别配制 2.5 μg/mL，1.25 μg/mL，0.625 mg/mL 的标准品溶液待用。

马尿酸标准溶液：称取 11.4 mg 马尿酸，定溶于 10 mL 超纯水，配成 11.4 mg/mL 的母液，10 倍梯度进行稀释，稀释至 1000 倍，得到 11.4 μg/mL 马尿酸标准液。

（三）酶催化反应

按表 3-4 将各试剂加入 96 孔板中，充分混合。在 37 ℃ 恒温箱中反应 60 min 后，立即加入浓度为 1 mol/L 的 HCl 终止反应，得到酶催化反应液。

表 3-4 酶催化反应体系

试　　剂	样品组/μL	试剂空白组/μL
待测样品	20	-
HEPES（50 mmol /L）	-	20
ACE（0.1 U/mL）	10	10
冰浴中加入上述溶液，立即混匀，于 37 ℃ 保温 5 min		
HHL（5 mmol/L）	50	50
HEPES（50 mmol /L）	20	20
冰浴中加入上述溶液，立即混匀，于 37 ℃ 保温 60 min		
HCl（1 mol /L）	100	100

（四）HPLC 检测

以上酶催化反应液过 12000 r/min 离心 15 min 后，取上清 100 μL 进行 HPLC 分析。色谱柱：Ultimate XB - C$_{18}$（5 μm，150 mm × 4.6 mm），柱温 25 ℃。流动相：甲醇 - 1‰乙酸（体积比为 35:65）；流速：1.0 mL/min；进样量：10 μL；检测波长：228 nm。按仪器条件，对标准工作液和样品溶液等体积穿插进样，根据保留时间定性，外标峰面积法定量。

（五）数据计算

针对某一样品的一个浓度，根据以下公式计算 ACE 抑制率：

$$X = \frac{A - B}{A} \times 100\%$$

式中：A 为空白组中马尿酸的峰面积；B 为加入待测样品后马尿酸的峰面积。

最后，以样品浓度为横坐标，以抑制率为纵坐标，建立回归曲线，计算抑制率为 50% 时的样品浓度，即为样品对 ACE 的半数抑制浓度 IC_{50}。

【实验结果】

（一）阳性药卡托普利对 ACE 的抑制作用

由图 3 - 2 可见，空白组在 4.987 min 出现马尿酸的特征峰，高浓度的卡托普利几乎完全抑制了马尿酸的生成。随着卡托普利浓度的降低，对 ACE 的抑制作用减轻，马尿酸的生成量逐渐增加。

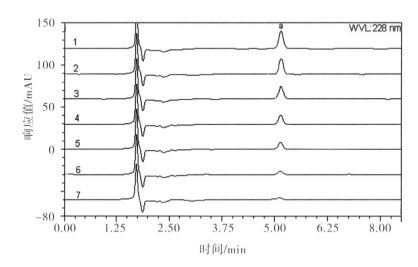

图 3 - 2　卡托普利抑制 ACE 活性的 HPLC 色谱

（1：空白组；2：卡托普利 0.025 ng/mL；3：卡托普利 0.05 ng/mL；4：卡托普利0.1 ng/mL；5：卡托普利 0.2 ng/mL；6：卡托普利 0.4 ng/mL；7：卡托普利 0.8 ng/mL；9：卡托普利 1.6 ng/mL；峰 a 为马尿酸）

　　根据不同浓度卡托普利对 ACE 的抑制率回归分析，得到卡托普利对 ACE 的抑制曲线（图 3-3），回归方程为 $y = 20.081\ln x + 73.517$，回归系数为 $R^2 = 0.9921$。根据回归方程计算抑制率 $y = 50\%$ 时卡托普利的浓度，即卡托普利抑制 ACE 的 IC_{50}。经计算，卡托普利的 IC_{50} 为 0.31 ng/mL，即 1.4 nmol/L，这与文献报道卡托普利的 IC_{50} 范围 0.75～22 nmol/L 一致，说明整个实验的操作及测量方法合理。

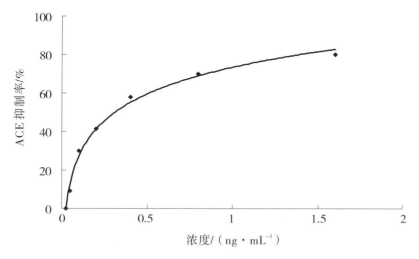

图 3-3　卡托普利抑制 ACE 的回归分析

（二）复方血栓通胶囊对 ACE 的抑制作用

　　由图 3-4 可见，高浓度的复方血栓通浸膏完全抑制了马尿酸的生成。随着血栓通浓度的降低，对 ACE 的抑制作用减轻，马尿酸的生成量逐渐升高。根据不同浓度血栓通浸膏对 ACE 的抑制率回归计算得到其对 ACE 的抑制曲线（图 3-5），回归方程为 $y = 33.951\ln x - 111.11$，回归系数为 $R^2 = 0.9823$。根据回归方程计算抑制率 $y = 50\%$ 时复方血栓通胶囊的浓度，即复方血栓通抑制 ACE 的 IC_{50}。经计算，复方血栓通胶囊的 IC_{50} 为 115 μg/mL。

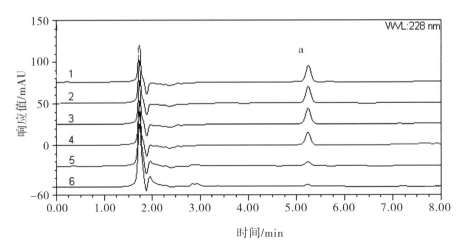

图 3 - 4　复方血栓通胶囊抑制 ACE 活性的 HPLC 色谱

（1：空白组；2：复方血栓通胶囊 31.25 μg/mL；3：复方血栓通胶囊 62.5 μg/mL；4：复方血栓通胶囊 125 μg/mL；5：复方血栓通胶囊 250 μg/mL；6：复方血栓通胶囊 500 μg/mL；峰 a 为马尿酸）

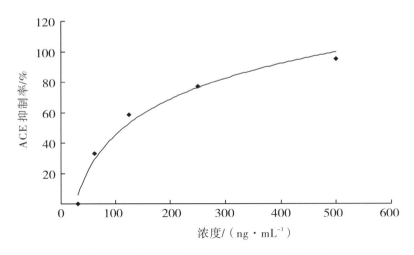

图 3 - 5　复方血栓通胶囊抑制 ACE 的回归分析

（三）三七药材对 ACE 的抑制作用

由图 3 - 6 可见，高浓度的三七药材浸膏完全抑制了马尿酸的生成。随着三七浸膏浓度的降低，对 ACE 的抑制作用减轻，马尿酸的生成量逐渐升高。根据不同浓度三七浸膏对 ACE 的抑制率回归计算得到其对 ACE 的抑制曲线（图 3 - 7），回归方程为 $y = 31.369\ln x - 112.85$，回归系数为 $R^2 = 0.9755$。根据回归方程计算抑制率 $y = 50\%$ 时三七药材的浓度，即三七药材抑制 ACE 的 IC_{50}。经计算，三七药材的

IC_{50}为 178.5 μg/mL。

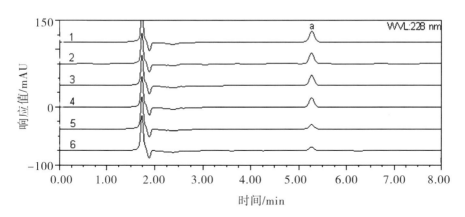

图 3-6 三七药材抑制 ACE 活性的 HPLC 色谱

（1：空白组；2：三七 31.25 μg/mL；3：三七 62.5 μg/mL；4：三七 125 μg/mL；5：三
七 250 μg/mL；6：三七 500 μg/mL；峰 a 为马尿酸）

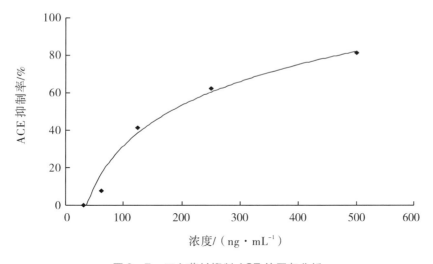

图 3-7 三七药材抑制 ACE 的回归分析

（四）三味药材对 ACE 的抑制作用

由图 3-8 可见，不同浓度的三味药材浸膏（包括黄芪、丹参和玄参三味药材）
加入酶反应体系后，马尿酸的生成量基本不变，说明三味药材浸膏在体外催化反应
中对 ACE 酶没有明显的抑制作用。

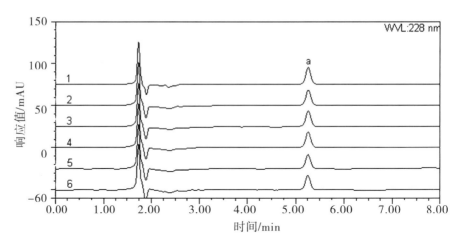

图 3 - 8　三味药材抑制 ACE 活性的 HPLC 色谱

（1：空白组；2：三味 31.25 μg/mL；3：三味 62.5 μg/mL；4：三味 125 μg/mL；5：三味 250 μg/mL；6：三味 500 μg/mL；峰 a 为马尿酸）

（五）不同的单体成分对 ACE 的抑制作用

根据网络药理学计算，复方血栓通胶囊中人参皂苷 Re、黄芪甲苷、人参皂苷 Rg₁、安格洛苷 C、人参皂苷 Rb₁、三七皂苷 R₁均对血管紧张素转化酶（angiotensin converting enzyme，ACE）具有较强的结合作用。本实验在酶催化体系中分别加入不同浓度的上述单体，结果对马尿酸的生成均没有显著的影响，说明这几种单体在体外催化反应中对 ACE 的活性均没有明显的抑制作用。

复方血栓通浸膏和三七药材浸膏对 ACE 有明显的抑制作用，且存在浓度依赖效应，而三味药材没有明显地抑制 ACE 的活性（图 3 - 9）。可见，三七是复方血栓通抑制 ACE 的主要药材。

复方血栓通胶囊由三七、丹参、黄芪和玄参四味药材组成，其中，三七作为君药，在组方中所占比重最大。本研究发现复方血栓通胶囊和三七对 ACE 具有明显的抑制作用，而其他三味药材抑制作用较弱，这也很好地体现了三七作为君药的作用。而复方血栓通对 ACE 的抑制作用比三七要强，说明组方药材之间可能存在协同促进作用，侧面说明了复方血栓通胶囊组方的合理性。

查阅文献，对植物提取物抑制 ACE 的数据进行整理，发现复方血栓通与其他植物提取物相比[12-13]，其对 ACE 的抑制能力比较强。虽然所有植物提取物抑制 ACE 的 IC_{50} 与化学药卡托普利相比差距较大，但是由于植物药的安全性，及其多成分、多靶点的综合调控模式，其在治疗心血管等需长期服药、需多方面调节的疾病方面有一定优势。见表 3 - 5。

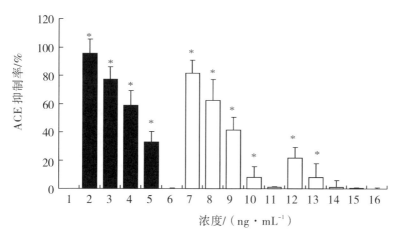

图 3-9 复方血栓通胶囊及其组分药材对 ACE 的抑制率

（1：空白组；2-6：分别为复方血栓通胶囊 500 μg/mL，250 μg/mL，125 μg/mL，62.5 μg/mL，31.25 μg/mL；7-11：分别为三七药材 500 μg/mL，250 μg/mL，125 μg/mL，62.5 μg/mL，31.25 μg/mL；12-16：分别为三味药材 500 μg/mL，250 μg/mL，125 μg/mL，62.5 μg/mL，31.25 μg/mL）

表 3-5 植物抽提物抑制 ACE 的 IC_{50}

植物提提物	IC_{50}
Hibiscus sabdariffa（玫瑰茄）	91 μg/mL
Camelia synensis（绿茶）	125 μg/mL
Vaccinium ashei reade（蓝莓叶提取物）	46 μg/mL
Senecio inaequidens（千里光）	192 μg/mL
S. ambiguous subsp. Ambigus（乙酸乙酯提取物）	219 μg/mL
S. ambiguous subsp. Ambigus（正己烷提取物）	307 μg/mL
Cryptomeria japonica（日本柳杉）	16 μg/mL
Malus domestica（苹果皮乙醇提取物）	49 μg/mL
Aspilia helianthoides（日光菊甲醇提取物）	133 μg/mL
Marrubium radiatum（欧夏草甲醇提取物）	72.7 μg/mL
Salvia acetabulosa（鼠尾草甲醇抽提物）	52.7 μg/mL
复方血栓通胶囊	115 μg/mL
三七（50%乙醇提取物）	178.5 μg/mL
Captoril（卡托普利）	0.14 ng/mL

　　ACE 在体内主要以血管紧张素 I 为底物催化产生血管紧张素 II，血管紧张素 II 是强烈收缩血管的物质，会使血压升高[14]。复方血栓通及三七浸膏对 ACE 具有抑制作用，从而可以抑制血管的收缩，达到舒张血管、降低血压、延缓动脉粥样硬化

等药理作用。文献报道复方血栓通和三七药材都具有降脂、抗炎、抗氧化等作用，结合本研究抑制 ACE 的能力，体现了中药材从多个层面对机体进行综合调控作用，从而发挥治疗心血管等疾病的药效。

网络药理学计算的单体成分（包括人参皂苷 Re、Rg_1、Rb_1，三七皂苷 R_1，黄芪甲苷，安格洛苷 C）在体外催化反应中均对 ACE 没有明显的抑制作用。

中药复方化学成分复杂，成分之间或起协同作用，或起相反甚至拮抗作用，有的甚至在复方加工过程中可以生成新的物质。如在对生脉散化学研究中发现，方中人参、麦冬和五味子合煎时产生 1 个新的化合物 5 - 羟甲基 - 2 - 糠醛，而这正是生脉散复方抗心肌缺血作用的主要药效物质。本研究中虽然几种单体成分对 ACE 没有抑制作用，但是复方血栓通却有明显的抑制作用，推测可能是复方中存在其他对 ACE 具有明显抑制作用的成分，但也可能是各种单体之间存在协同促进的作用，从而使复方具有明显的抑制 ACE 的作用，这也反映了复方组合的意义所在。

本节研究通过体外生化研究证实，网络药理学计算的单体成分（包括人参皂苷 Re、Rg_1、Rb_1、三七皂苷 R_1、黄芪甲苷、安格洛苷 C）均对 ACE 没有明显的抑制作用。但是，复方血栓通胶囊对 ACE 具有明显的抑制作用，且存在浓度依赖效应。对复方血栓通胶囊中的组方药材进行分析发现，君药三七可以明显抑制 ACE 的活性，但其他三味药材没有明显抑制 ACE 的活性。这一方面证实了复方中药组方的合理性，另一方面也证实了网络药理学计算对我们深入研究中药药理机制的指导意义。

第四节　复方血栓通胶囊及其单体组分对凝血因子 II 的抑制作用研究

凝血因子 II 也称凝血酶原，可以被其他凝血因子激活形成凝血酶，从而水解纤维蛋白原转变成纤维蛋白单体，直接导致凝血的发生；另外，它还激活其他多种凝血因子，使凝血作用得以放大和持续。因此，凝血因子 II 在凝血机制中起着核心的作用[15]。在血液、血管中直接抑制凝血因子 II，对于有效控制凝血的发生是非常有效的，而在抗凝药物的研究开发中，凝血因子 II 也成为主要的关注目标。

经过网络药理学计算，发现复方血栓通胶囊的多个单体成分与凝血因子 II 起较强的结合作用，推测复方血栓通胶囊可能对凝血因子 II 具有调控作用。本节研究利用体外的抗凝血酶效价法考察了复方血栓通胶囊及其单体化合物是否对凝血因子 II 具有抑制作用，并与阳性对照药水蛭素对比考察其作用的强弱。这一方面可以验证网络药理学的计算结果，另一方面也为深入解析复方血栓通胶囊保护心血管的药理机制奠定基础。

【实验材料】

（一）实验样品

三七浸膏（批号：130510）和三味药（黄芪、丹参、玄参）浸膏（批号：130517），由广东众生药业股份有限公司提供。

（二）实验材料

人参皂苷 Re（批号：201123）、黄芪甲苷（批号：200613）、人参皂苷 Rg₁（批号：201128）、人参皂苷 Rb₁（批号：201122）、三七皂苷 R₁（批号：200617）、丹酚酸 B（批号：200908）均购自中国食品药品生物检定所；安格洛苷 C（批号：AD256662）购于阿拉丁试剂（上海）有限公司，水蛭素购于颐林泉生物技术公司。凝血酶（批号：200308，每支 580 IU），纤维蛋白原（每支 0.18 g，批号：200207，固溶物含量为 61%）均购自中国药品生物制品检定所。

【实验方法】

（一）溶液配制

Tris – HCl 缓冲液（0.1 mol/L）：称取 Tris 1.21 g 于 100 mL 烧杯中，加入 80 mL 蒸馏水溶解，以 1 mol/L 盐酸调整 pH 至 7.4，定容到 100 mL。

0.5% 纤维蛋白原（固溶物含量为 61%）：称取纤维蛋白原 0.41 g，放于 50 mL 量瓶中，精密加入 Tris – HCl（0.1 mol/L）缓冲液 50 mL 即得，现配现用。

凝血酶配制：取凝血酶一支（每 580 IU/支），加入 1 mL 生理盐水，得到浓度为 580 IU/mL 的母液，依次稀释 40 倍、80 倍、160 倍、320 倍、640 倍得到 14.5 IU/mL，7.25 IU/mL，3.625 IU/mL，1.8125 IU/mL，0.90625 IU/mL 的凝血酶溶液，现配现用。

实验中三七浸膏和三味药浸膏由广东众生药业股份有限公司提供，按照 25∶21 的比例混合得到复方血栓通纯浸膏，用生理盐水分别配制为 38 mg/mL，76 mg/mL，152 mg/mL 3 个剂量的药液。同时，三七浸膏和三味药浸膏分别用生理盐水配制为 38 mg/mL，76 mg/mL，152 mg/mL 3 个剂量的药液。

精密称取人参皂苷 Rg₁、人参皂苷 Rb₁、人参皂苷 Re、三七皂苷 R₁、黄芪甲苷、安格洛苷 C、丹酚酸 B、水蛭素标准品适量，超纯水溶解，分别制成 4 mg/mL 的对照品溶液。

（二）抗凝血酶效价试验

取 0.5% 的纤维蛋白原 200 μL 置于 1.5 mL EP 管中，加入 100 μL 待测液充分混匀，滴加 5 μL 凝血酶（7.25 IU/mL ）略振，混匀，观察 EP 管内溶液是否有絮状沉淀，若否，则每隔 2 min 滴定更低浓度的凝血酶一次，直至出现沉淀为止，记录加入的凝血酶量。此过程加的凝血酶浓度从高到低（7.25 IU/mL，3.625 IU/mL，1.8125 IU/mL，0.90625 IU/mL）逐步缩小凝血酶的活性范围。根据测定结果，以获得最小滴定次数为目标确定滴加的凝血酶浓度的组合，重复测定 3 次。同时，用生理盐水作对照。

（三）抗凝血酶效价计算

按下式计算每克供试品中酶活性效价 T_A，中和一个单位的凝血酶的量为一个抗凝血酶活性效价：

$$T_A = \frac{C_1 V_1}{C_2 V_2 W}$$

式中，T_A：每克药材抗凝血酶活性效价，单位为 IU/g；C_1：凝血酶溶液的浓度，单位为 IU/mL；V_1：凝血酶溶液消耗的体积，单位为 mL；C_2：供试品溶液的浓度，单位为 g/mL；V_2：供试品溶液的加入量，单位为 mL；W：反应体系的体积，该实验中为 0.3 mL。

【实验结果】

滴加凝血酶后发现，阳性药肝素没有体外的抗凝活性，表明其抗凝作用是通过在体内与抗凝血酶Ⅲ结合来促进其抗凝活性，而非直接抑制凝血酶。研究证实，肝素通过与体内的抗凝血酶Ⅲ结合而增强抗凝血酶Ⅲ对活化的凝血因子Ⅱa、Ⅸa、Ⅹa、Ⅺa 和Ⅻa 的抑制作用，从而可以抑制凝血活酶的形成，阻止纤维蛋白原变成纤维蛋白单体进而发生聚合。

复方血栓通胶囊低剂量组在滴加较少凝血酶后即出现纤维蛋白的絮状沉淀，而中高剂量需滴加较多的凝血酶时才产生絮状沉淀，说明其三个剂量组呈现出剂量依赖的抗凝活性。与单味药比较，复方血栓通的抗凝活性优于单味药三七和丹参、黄芪、玄参三味药混合物，复方血栓通中剂量抗凝活性与三味药及三七高剂量相当。

抗凝血酶效价分析证实复方血栓通胶囊具有较强的抗凝活性，说明复方血栓通胶囊其中存在具有抑制凝血酶的成分。进一步对主要的水溶性单体成分进行了分析，结果发现：阳性药水蛭素和单体成分丹酚酸具有较强的抑制凝血酶的作用，而实验的其他的单体成分（如人参皂苷 Rg_1、人参皂苷 Rb_1、人参皂苷 Re、三七皂苷 R_1、黄芪甲苷、安格洛苷 C）抗凝作用较弱，滴加较低剂量的凝血酶就会有纤维蛋白凝聚析出。

最终根据凝血酶的滴加量，计算各组抗凝血酶活性效价，结果见表 3 - 6。可见阳性药肝素没有直接抑制凝血酶的活性，水蛭素具有较强的抗凝活性。FXST 的中低剂量与组方药三七、三味药材的中低剂量抗凝活性相当，而在高剂量时，抗凝活性比较是 FXST > 三味药材 > 三七药材。单体成分中丹酚酸 B 的抗凝活性较高，其他单体成分抗凝活性较弱，与空白组没有差异。

表3-6　复方血栓通及其组分的抗凝血酶活性

分　　组	凝血酶活性/（U·mL^{-1}）	凝血酶活性/（U·g^{-1}）
空白	0.06	—
肝素	0.06	—
FXST	0.42	27.82
三七	0.36	23.85
三味	0.39	25.84
水蛭素	0.45	1132.81
丹酚酸 B	0.3	755.2
人参皂苷 Rg$_1$、人参皂苷 Rb$_1$人参皂苷 Re、三七皂苷 R$_1$黄芪甲苷、安格洛苷 C	0.06	—

注：空白为加入等量的生理盐水。

　　已有研究证明，除水蛭外，活血化瘀中药中的土鳖、丹参、赤芍、僵蚕、地龙、川芎、红花均有直接的抗凝血酶作用，本研究证实复方血栓通及其组方药三七、三味药材均具有直接的抗凝血酶活性，其按凝血酶活性从大到小顺序排列依次为 FXST＞三味药材＞三七药材，这说明 FXST、三七药材以及丹参、黄芪和玄参中可能存在对凝血酶具有抑制作用的小分子物质或物质群。

　　因为本研究抗凝血酶效价分析只适用于水溶性成分，所以对复方血栓通胶囊中主要的水溶性单体成分进行抗凝实验。结果发现，丹参中的丹酚酸 B 具有较强的抗凝活性，推测复方血栓通对凝血酶的抑制作用可能部分来源于丹参中的丹酚酸类成分。丹酚酸 B 在体外对凝血酶的活性具有直接的抑制作用，其机制可能是由于其能够与凝血酶结合从而降低凝血酶的活性，但也可能是由于丹酚酸 B 的水溶液为酸性，影响了凝血酶的酶促反应，所以丹酚酸 B 是否具有确切的抗凝活性及其抗凝机制，还需进一步地在体外实验验证和深入研究。

　　本节通过体外生化实验证实复方血栓通胶囊中的单体成分中除丹酚酸具有较强的抗凝活性外，其他单体抗凝活性较弱。但是，复方血栓通胶囊及其组方药三七、三味药材均具有显著的抗凝血酶活性，按凝血酶活性单位排序，依次为 FXST＞三味药材＞三七药材。这一方面证实了复方中药组方的合理性，另一方面也证实了网络药理学对我们深入研究中药药理机制的指导意义。

第五节　复方血栓通胶囊及三七药材对凝血因子、抗凝血酶Ⅲ、纤溶酶原、血小板 VWF 因子的调控作用研究

　　机体内血液系统的稳定依赖于血管内皮、血小板及凝血、抗凝、纤溶三大系统的完整性及其相互间的生理性平衡和协调作用。在生理状态下，凝血系统、抗凝系统及纤溶系统之间存在精密调控，从而保证凝血过程仅在血管受损部位发生。若三大系统之间平衡失调，则可导致血栓形成或出血[16-17]。

　　网络药理学分析表明，复方血栓通胶囊中多种化学成分对凝血、纤溶系统中的多种酶以及血小板聚集相关的因子具有较强的结合作用。在前面两节的研究中，我们通过生化实验表明，复方血栓通胶囊对网络药理学计算的靶点血管紧张素转化酶和凝血因子Ⅱ确实具有调控作用，从而证实了网络药理学对于解释中药机制的指导意义和参考价值。

　　本节研究通过细菌脂多糖（lipopolysaccharide，LPS）诱导的弥散性血管内凝血（disseminated intravascular coagulation，DIC）大鼠模型[18-19]，结合网络药理学的计算结果，进一步考察了复方血栓通胶囊及其君药三七对凝血因子（外源性凝血因子、内源性凝血因子和凝血因子Ⅰ）、抗凝血酶Ⅲ、纤溶酶原 PLG、血小板 VWF 因子的调控作用。结果发现，复方血栓通胶囊能够显著改善 DIC 大鼠的凝血功能，其机制为抑制凝血因子的过度消耗、增强抗凝血酶Ⅲ的活性以及抑制血小板 VWF 因子，从而抑制血小板的吸附、聚集以及血栓的形成。另外，复方血栓通胶囊复方的效果优于原料药三七，从而解释了复方的科学性和合理性。

【实验材料】

（一）动物

　　成年 SD 大鼠 72 只，SPF 级，雄性，体重 180～220 g，由广东省医学实验动物中心提供，实验动物质量合格证号：SCXK（粤）2008-0002。

（二）药品与试剂

　　三七浸膏（批号：130510）和三味药（黄芪、丹参、玄参）浸膏（批号：130517）是由广东众生药业股份有限公司提供，按照 25:21 的比例混合得到复方血栓通胶囊的纯浸膏，用生理盐水分别配制为 38 mg/mL，76 mg/mL，152 mg/mL 3 个剂量的药液；低分子量肝素钙注射液（速碧林）购于葛兰素史克有限公司，批号 5157A，实验前量取 0.1 mL，溶于 2 mL 生理盐水中，配成 500 IU/mL 的溶液；

复方丹参滴丸购于天士力制药集团有限公司，批号 121207，实验前称取 12 g，溶于 150 mL 生理盐水中，配成 80 mg/mL 的溶液；LPS，*Echerichia coli* 055：B5，购于 Sigma 公司；实验前称取脂多糖 60 mg，溶于 30 mL 生理盐水中，配成 2 mg/mL 的溶液；水合氯醛，批号 20041210，购于国药集团化学试剂有限公司；实验前称取 0.3 g 水合氯醛，用 10 mL 生理盐水配成浓度为 30 mg/mL 的溶液。

凝血酶原时间（prothrombin time，PT）检测试剂、活化部分凝血活酶时间（activated partial thromboplastin time，APTT）检测试剂、纤维蛋白原（fibrinogen，FIB）检测试剂盒购于天津美德太平洋科技有限公司。

抗凝血酶 Ⅲ（antithrombin Ⅲ）活性测定试剂盒、纤溶酶原（plasminogen，PLG）活性检测试剂盒、纤维蛋白（原）降解产物（fragments of fibrin/fibrinogen degradation products，FDP）检测试剂购于 Siemens Healthcare Diagnostics Products。

（三）仪器

冷冻离心机（Eppendof，5430R）；TECO Coatron M4 凝血仪；Sysmex CA - 1500 全自动血凝分析仪；灌胃针（广东省职业卫生检验中心实验动物中心定制）；北京普利生 LBY - NJ4 血小板聚集仪；一次性 1 mL 注射器、5 mL 注射器若干。

【实验方法】

（一）动物分组与造模

分组：大鼠饲养 1 周适应环境后，体重 180～220 g 的 SD 大鼠 72 只，用随机数字表法分成 9 组，每组 8 只：空白对照组、LPS 造模组、LPS + FXST 380 mg/kg 组（FXST 低）、LPS + FXST 760 mg/kg 组（FXST 中）、LPS + FXST 1520 mg/kg 组（FXST 高）、LPS + Heparin 500 IU/kg 组（肝素）、LPS + 复方丹参滴丸 800 mg/kg 组（Fdd）、LPS + 三七 380 mg/kg 组（SQ 低）、LPS + 三七 1520 mg/kg 组（SQ 高）。

给药：复方血栓通胶囊低剂量组 380 mg/kg，中剂量组 760 mg/kg，高剂量组 1520 mg/kg，其中复方血栓通胶囊低剂量 380 mg/kg 为人体临床等效剂量。阳性对照复方丹参滴丸组 800 mg/kg，三七浸膏低剂量组 380 mg/kg，三七浸膏高剂量组 1520 mg/kg。实验动物在饲养环境中适应 1 周后，每天灌胃给药 1 次，给药体积均为 10 mL/kg。空白对照组、LPS 模型组及阳性对照肝素组灌胃给予同体积生理盐水，连续给药 7 d。

造模：SD 大鼠实验前禁食过夜，自由摄水。实验当天清晨复方血栓通 3 个剂量组、三七 2 个剂量组及复方丹参滴丸组灌胃给药 1 h 后，尾静脉注射 4 mg/kg 的 LPS 制造大鼠 DIC 模型。空白组尾静脉注射同体积的生理盐水，肝素组在尾静脉注射 LPS 之前 1 h 通过尾静脉注射给予 500 IU/kg 的肝素。各组在 LPS 注射 4 h 后腹腔注射 10% 水合氯醛（0.35 mL/100 g）麻醉，下腔静脉采血，柠檬酸钠 1：9 抗凝。

（二）凝血功能及相关酶的测定

取 1.5 mL 抗凝血液放入冷冻离心机，4 ℃，3500 r/min ×15 min 离心分离血浆；血浆通过 TECO Coatron M4 凝血仪进行 PT、APTT、FIB 项目检测；通过 Sysmex CA –1500 全自动血凝分析仪进行 ATIII、蛋白质 C、PLG 及 FDP 项目检测。

（三）血小板最大聚集率的测定

柠檬酸钠抗凝管取血 2 mL，800 r/min 离心 10 min 后，取富血小板血浆（platelet rich plasma，PRP），剩余部分以 3000 r/min 离心，得到贫血小板血浆（platelet poor plasma，PPP）。使用 PPP 仪器调零后，取各组 PRP 部分调整血小板数量，加入聚集诱导剂 ADP（浓度 10 μM/L），温育 5 min，然后采用血小板聚集仪进行血小板聚集功能测定，测试并记录 5 min 内的最大聚集率。

（四）血浆中 VWF 因子的测定

（1）取各组大鼠血浆 100 μL，加入大鼠 VWF ELISA 酶标板内，并设空白孔加入等量的蒸馏水。

（2）每孔加入 50 μL 酶标记溶液，封板后 37 ℃孵育 1 h。

（3）每孔加入 250 μL 洗涤液洗板 5 次，每次静置 1 min 后弃去液体，吸水纸彻底拍干。

（4）加入显色剂 A 和 B 各 50 μL，37 ℃避光显色 15 min。

（5）加入 50 μL 终止液终止显色反应，15 min 内于酶标仪上读取 OD 450 nm 处的读数。

（五）数据处理

计量数据以平均值 ± 标准差表示，各组数据的比较采用 SPSS 18.0 进行单因子方差分析（One – Way ANOVA），$p < 0.05$ 为显著性差异，$p < 0.01$ 为非常显著性差异。

【实验结果】

（一）动物一般状态

模型组大鼠在注射 LPS 4 h 后即出现呼吸频率加快、口唇发紫、眼睛半眯、周身毛发直立粗糙、行动迟缓等现象。药物组状态有改善，但明显不如空白组活跃。

（二）复方血栓通胶囊对 DIC 大鼠凝血功能的调控

PT、APTT、FIB 是临床上常用的血栓性疾病检测指标，用于反映凝血功能的异常。PT、APTT 分别表征外源性和内源性凝血系统的功能，FIB 即纤维蛋白原，也

称为凝血因子Ⅰ，是体内血栓形成的主要组成部分。在许多血栓性疾病的诊断中，凝血功能异常通常作为病变的危险信号，具有很好的指导意义[20]。

结果（表 3-7、图 3-10、图 3-11 和图 3-12）显示：与空白组比较，DIC 模型组的 PT、APTT 均显著提高，FIB 含量显著降低（$p < 0.01$），说明 LPS 引起大鼠体内广泛的微血栓形成，导致 FIB 等凝血因子被大量消耗，使凝血时间明显延长。与模型组比较，阳性药 Fdd 和肝素都能抑制 PT、APTT 的延长及 FIB 的降低（$p < 0.05$，$p < 0.01$）。血栓通中高剂量可以抑制 PT 的延长，而高剂量可以抑制 APTT 的延长，血栓通 3 个剂量都可以抑制 FIB 的降低，说明其抑制了血栓的形成过程，从而抑制了凝血因子的消耗，使凝血功能有所改善。

FXST 3 个剂量在 PT、APTT 方面与 Fdd、肝素比较都没有显著性差异。在恢复 FIB 水平方面，FXST 与肝素比较无差异，但与 Fdd 比较都有显著性差异，推测可能是 FXST 在抑制血栓形成方面优于 Fdd。

与模型组比较，三七对 PT、APTT 的延长有改善，但统计没有显著性差异。对于 FIB，三七对 FIB 的降低有显著的改善，说明其抑制了凝血因子Ⅰ的消耗。

复方血栓通胶囊是由三七、丹参、黄芪、玄参四味药材组成的复方中成药制剂，其中三七作为君药起主要作用。在本次凝血功能检测实验中，复方血栓通胶囊对凝血功能的作用明显优于三七单味药材，证实了其复方的合理性和有效性。

表 3-7　不同组别大鼠的 PT、APTT 以及 FIB

组　　别	PT/s	APTT/s	Fib/（mg·dL^{-1}）
空白	12.11 ± 0.74	26.20 ± 3.33	209.95 ± 18.34
LPS（4 mg/kg）	15.40 ± 1.46##	42.40 ± 4.65##	97.46 ± 19.63##
LPS + FXST（380 mg/kg）	13.46 ± 1.39*	32.28 ± 7.04*	183.36 ± 17.36**
LPS + FXST（760 mg/kg）	12.65 ± 0.95**	34.07 ± 2.97**	201.53 ± 19.62**
LPS + FXST（1520 mg/kg）	12.52 ± 0.99**	30.31 ± 5.55**	211.90 ± 14.46**
LPS + 肝素（500 IU/kg）	12.76 ± 0.84**	31.07 ± 3.77**	189.78 ± 44.44**
LPS + Fdd（800 mg/kg）	13.10 ± 0.97**	29.41 ± 3.46**	161.92 ± 47.37**
LPS + 三七（380 mg/kg）	13.37 ± 1.56*	32.72 ± 5.33*	183.30 ± 48.55*
LPS + 三七（1520 mg/kg）	12.93 ± 1.26*	32.75 ± 3.92*	175.88 ± 16.88**

注：与空白组比较，##$p < 0.01$；与模型组比较，*$p < 0.05$，**$p < 0.01$。

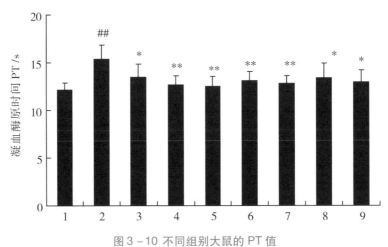

图 3-10 不同组别大鼠的 PT 值

注：与空白组比较，## p < 0.01；与模型组比较，** p < 0.01。

[1：空白组灌胃生理盐水；2：模型组尾静脉注射 LPS（4 mg/kg）3：LPS + FXST（380 mg/kg）；4：LPS + FXST（760 mg/kg）；5：LPS + FXST（1520 mg/kg）；6：LPS + 肝素（500 IU/kg）；7：LPS + 复方丹参滴丸（800 mg/kg）；8：LPS + 三七（380 mg/kg）；9：LPS + 三七（1520 mg/kg）]

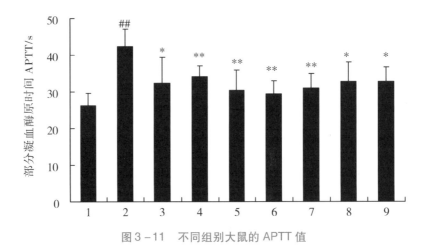

图 3-11　不同组别大鼠的 APTT 值

注：与空白组比较，## p < 0.01；与模型组比较，** p < 0.01。

[1：空白组灌胃生理盐水；2：模型组尾静脉注射 LPS（4 mg/kg）3：LPS + FXST（380 mg/kg）；4：LPS + FXST（760 mg/kg）；5：LPS + FXST（1520 mg/kg）；6：LPS + 肝素（500 IU/kg）；7：LPS + 复方丹参滴丸（800 mg/kg）；8：LPS + 三七（380 mg/kg）；9：LPS + 三七（1520 mg/kg）]

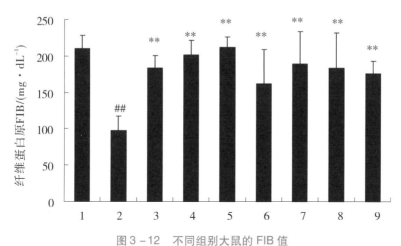

图 3 - 12　不同组别大鼠的 FIB 值

注：与空白组比较，[##]$p < 0.01$；与模型组比较，[**]$p < 0.01$。

[1：空白组灌胃生理盐水；2：模型组尾静脉注射 LPS（4 mg/kg）3：LPS + FXST（380 mg/kg）；4：LPS + FXST（760 mg/kg）；5：LPS + FXST（1520 mg/kg）；6：LPS + 肝素（500 IU/kg）；7：LPS + 复方丹参滴丸（800 mg/kg）；8：LPS + 三七（380 mg/kg）；9：LPS + 三七（1520 mg/kg）]

（三）复方血栓通胶囊对 DIC 大鼠抗凝系统的调控

前期网络药理学证实，复方血栓通胶囊多个成分对凝血纤溶系统都有较强的结合作用，且动物实验也证实复方血栓通胶囊对 DIC 模型大鼠的凝血功能有积极的改善作用，我们进一步对凝血纤溶系统中的关键酶抗凝血酶进行重点分析，考察复方血栓通胶囊对凝血纤溶系统的调控作用。

抗凝血酶Ⅲ（antithrombin Ⅲ），是一种由肝脏产生的糖蛋白，属于丝氨酸蛋白酶抑制剂，能不可逆地抑制凝血因子Ⅸa、Ⅹa、Ⅺa、Ⅻa 以及由Ⅶa 与组织因子所形成的复合体，故具有防止血栓的作用。作为血液中活性凝血因子最重要的阻碍因子，它控制着血液的凝固和纤维蛋白的溶解。抗凝血酶Ⅲ与肝素结合后发生构象变化，与靶蛋白结合能力提高 1000 倍，抑制作用亦随之增强，血液中的抗凝血酶Ⅲ水平降低可能会导致肝素治疗效果无法呈现[21-22]。

由表 3 - 8 以及图 3 - 13 可见，与空白组比较，DIC 模型组的抗凝血酶Ⅲ活性显著降低（$p < 0.05$），说明 LPS 导致大鼠体内抗凝系统被抑制，抗凝活性降低。

与模型组比较，阳性药 Fdd 和肝素都能使被 LPS 抑制的抗凝血酶Ⅲ活性得到恢复，而复方血栓通胶囊的 3 个剂量以及三七也都可以恢复抗凝血酶Ⅲ的活性，说明其都可以激活被 LPS 抑制的抗凝系统，使凝血功能有所改善，这对于抑制血液凝固及血栓形成有积极作用。FXST 的中高剂量组、三七 2 个剂量组以及阳性药肝素和 Fdd 比较在恢复抗凝血酶Ⅲ活性方面没有显著性差异。

蛋白质 C（protein C，PC）系统是体内另一重要的生理性抗凝物，分子量为62000，由肝合成，并依赖于维生素 K 的存在。蛋白质 C 以酶原形式存在于血浆中，凝血酶与凝血酶调节蛋白结合使蛋白质 C 激活成为活化的蛋白 C。激活的蛋白质 C 和它的附因子蛋白质 S 一起，共同水解灭活凝血因子 Ⅴ 和Ⅷ，限制因子 Ⅹa 与血小板结合，增强纤维蛋白的溶解等，从而具有抗凝血、抗血栓的功能。

由表 3 - 8 以及图 3 - 14 可见，与空白组比较，DIC 模型组的蛋白质 C 活性显著降低（$p < 0.01$），说明 LPS 导致大鼠体内蛋白质 C 抗凝系统被抑制，抗凝活性降低。

与模型组比较，阳性药 Fdd 和肝素都能使被 LPS 抑制的 PC 活性得到恢复，而复方血栓通胶囊的中高剂量以及三七的高剂量也都可以恢复 PC 的活性，说明其都可以激活被 LPS 抑制的 PC 抗凝系统，使凝血功能有所改善，这对于抑制血液凝固及血栓形成有积极作用。FXST 的中高剂量组、三七的高剂量组以及阳性药肝素和 Fdd 比较在恢复 PC 活性方面没有显著性差异，说明中药在抗凝方面有很好的潜力，从而发挥活血化瘀的疗效。

表 3 - 8　不同组别大鼠的 ATⅢ 和 PC 的活性

序　号	组　别	ATⅢ/%	PC/%
1	空白	93.36 ± 8.30	96.76 ± 6.64
2	LPS（4 mg/kg）	$77.54 \pm 13.44^{\#}$	$66.83 \pm 5.98^{\#\#}$
3	LPS + FXST（380 mg/kg）	$83.42 \pm 17.80^{*}$	73.69 ± 7.34
4	LPS + FXST（760 mg/kg）	$95.46 \pm 11.40^{*}$	$85.18 \pm 9.43^{**}$
5	LPS + FXST（1520 mg/kg）	$93.11 \pm 9.65^{*}$	$86.55 \pm 10.39^{**}$
6	LPS + 肝素（500 IU/kg）	$94.84 \pm 10.80^{*}$	$87.78 \pm 9.77^{**}$
7	LPS + Fdd（800 mg/kg）	$90.2 \pm 8.75^{*}$	$84.11 \pm 6.49^{**}$
8	LPS + 三七（380 mg/kg）	$90.14 \pm 4.13^{*}$	74.50 ± 6.15
9	LPS + 三七（1520 mg/kg）	$93.05 \pm 8.23^{*}$	$82.10 \pm 7.41^{**}$

注：与空白组比较，$^{\#}p < 0.05$，$^{\#\#}p < 0.01$；与模型组比较，$^{*}p < 0.05$，$^{**}p < 0.01$。

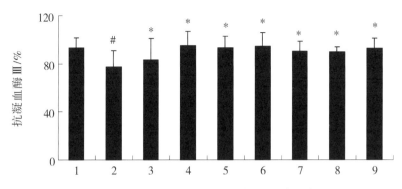

图3-13 不同组别大鼠血浆中 AT Ⅲ 的活性

注：与空白组比较，#$p < 0.05$；与模型组比较，*$p < 0.05$。

[1：空白组灌胃生理盐水；2：模型组尾静脉注射 LPS（4 mg/kg）3：LPS + FXST（380 mg/kg）；4：LPS + FXST（760 mg/kg）；5：LPS + FXST（1520 mg/kg）；6：LPS + 肝素（500 IU/kg）；7：LPS + 复方丹参滴丸（800 mg/kg）；8：LPS + 三七（380 mg/kg）；9：LPS + 三七（1520 mg/kg）]

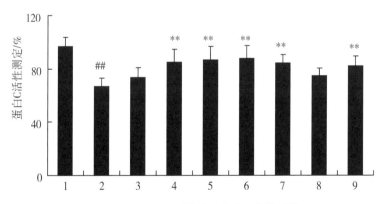

图3-14 不同组别大鼠血浆中 PC 的活性

注：与空白组比较，##$p < 0.05$；与模型组比较，**$p < 0.05$。

[1：空白组灌胃生理盐水；2：模型组尾静脉注射 LPS（4 mg/kg）3：LPS + FXST（380 mg/kg）；4：LPS + FXST（760 mg/kg）；5：LPS + FXST（1520 mg/kg）；6：LPS + 肝素（500 IU/kg）；7：LPS + 复方丹参滴丸（800 mg/kg）；8：LPS + 三七（380 mg/kg）；9：LPS + 三七（1520 mg/kg）]

（四）复方血栓通胶囊对 DIC 大鼠纤溶系统的调控

纤溶酶原（plasminogen，PLG）是血浆纤维蛋白水解酶无活性的前体，由组织型纤溶酶原激活物（tissue - type plasminogen activator，t - PA）、尿激酶或凝血接触阶段多种酶激活变成纤溶酶，可以降解纤维蛋白原、纤维蛋白和多种凝血因子，起着对抗凝血和溶栓的生理作用。血浆纤溶酶原的测定有助于判断纤溶系统的活性。

纤维蛋白（原）降解产物（fibrin/fibrinogen degradation products，FDP）是指在纤溶酶的作用下，纤维蛋白（原）降解产生的不同分子量碎片 X，Y，D，E 以及其他一些碎片的总称[23]。FDP 主要反映纤维蛋白的溶解功能，其增高常见于血栓形成后纤维蛋白溶解功能亢进。

表 3 - 9　不同组别大鼠的 PLG 和 FDP

序　号	组　　别	PLG/%	FDP/（μg·mL^{-1}）
1	空白	8.65 ± 0.66	0.86 ± 0.76
2	LPS（4 mg/kg）	16.73 ± 2.68##	4.69 ± 1.60##
3	LPS + FXST（380 mg/kg）	16.93 ± 4.41	3.37 ± 1.51*
4	LPS + FXST（760 mg/kg）	15.79 ± 2.01	2.79 ± 1.00**
5	LPS + FXST（1520 mg/kg）	15.76 ± 3.17	2.39 ± 1.02**
6	LPS + 肝素（500 IU/kg）	17.24 ± 3.62	3.53 ± 0.91*
7	LPS + Fdd（800 mg/kg）	14.56 ± 2.19*	3.01 ± 1.75*
8	LPS + 三七（380 mg/kg）	17.84 ± 3.04	3.06 ± 1.63*
9	LPS + 三七（1520 mg/kg）	17.01 ± 2.78	2.80 ± 0.92**

注：与空白组比较，##$p < 0.01$；与模型组比较，*$p < 0.05$，**$p < 0.01$。

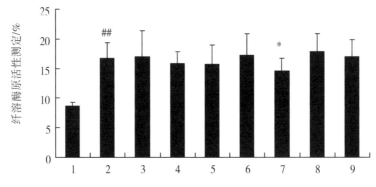

图 3 - 15　不同组别大鼠血浆中 PLG 的活性

注：与空白组比较，##$p < 0.01$；与模型组比较，*$p < 0.05$。

［1：空白组灌胃生理盐水；2：模型组尾静脉注射 LPS（4 mg/kg）3：LPS + FXST（380 mg/kg）；4：LPS + FXST（760 mg/kg）；5：LPS + FXST（1520 mg/kg）；6：LPS + 肝素（500 IU/kg）；7：LPS + 复方丹参滴丸（800 mg/kg）；8：LPS + 三七（380 mg/kg）；9：LPS + 三七（1520 mg/kg）］

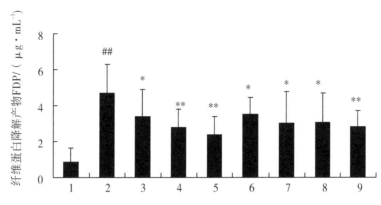

图 3-16　不同组别大鼠血浆中 FDP 的水平

注：与空白组比较，## $p < 0.01$；与模型组比较，* $p < 0.05$，** $p < 0.01$。

［1：空白组灌胃生理盐水；2：模型组尾静脉注射 LPS（4 mg/kg）3：LPS + FXST（380 mg/kg）；4：LPS + FXST（760 mg/kg）；5：LPS + FXST（1520 mg/kg）；6：LPS + 肝素（500 IU/kg）；7：LPS + 复方丹参滴丸（800 mg/kg）；8：LPS + 三七（380 mg/kg）；9：LPS + 三七（1520 mg/kg）］

由表 3-9 和图 3-15、图 3-16 可以看出，与空白组比较，DIC 模型组经 LPS 刺激后血浆中纤溶酶原 PLG 活性升高，说明其纤溶酶原转化为纤溶酶的过程被抑制，容易导致血栓的形成和发展。而此时，血浆中纤维蛋白降解产物 FDP 的水平升高并非纤溶活性升高导致，而是由于 LPS 使体内广泛的微血栓形成导致纤溶激发，已有的纤溶酶将血栓中的纤维蛋白酶解为 FDP 片段。

对于纤溶酶原 PLG 的活性，与模型组比较（图 3-15），只有复方丹参滴丸有显著的抑制作用，说明复方丹参滴丸促进了纤溶酶原转化为纤溶酶，使纤溶系统活性提高。其他组包括复方血栓通、三七以及肝素组都对纤溶系统没有显著的影响。

对于纤维蛋白降解产物 FDP，与模型组比较（图 3-16），各用药组都能够显著降低被 LPS 刺激的 FDP 水平，这对于 DIC 的治疗是一个有利因素。由于 PLG 活性测定显示除复方丹参滴丸外，其他用药组对 PLG 活性没有显著影响，说明 FDP 降低并非由纤溶系统活性改变引起，推测可能是由于各用药组都在源头上抑制了纤维蛋白血栓的形成，从而使 FDP 生成速率降低。复方血栓通 3 个剂量组呈现出量效关系，且中、高剂量组降低 FDP 的效果优于阳性药肝素和复方丹参滴丸以及单味药材三七，说明复方血栓通胶囊在治疗 DIC，调控凝血纤溶系统的平衡方面有很好的应用前景。

（五）复方血栓通胶囊对血小板聚集功能的调控

血小板聚集功能指血小板之间相互黏附的能力，当受到化学物质刺激或血管内皮损伤导致血液流动异常时，血小板会发生一系列关联反应包括释放、形态改变、黏附、聚集，从而促进血栓形成，使血液高凝。血小板聚集功能的测定对于临床上诊断血栓前状态和血栓性疾病具有重要意义。

由表3-10和图3-17可以看出，模型组大鼠经LPS刺激4 h后，血小板最大聚集率显著提高（$p < 0.01$），说明LPS刺激导致血管内皮受损，从而诱导血小板的活化和聚集，促进了凝血反应的发生和发展。与模型组比较，各用药组都能显著抑制DIC大鼠血小板最大聚集率的升高（$p < 0.01$），且复方血栓通各剂量组存在量效关系。由于肝素的作用，其高剂量与复方丹参滴丸以及三七的高剂量效果相当。

表3-10　各处理组血小板最大聚集率

组　　别	血小板最大聚集率/%
空白	31.18 ± 6.42
LPS（4 mg/kg）	$43.27 \pm 2.63^{\#\#}$
LPS + FXST（380 mg/kg）	$36.82 \pm 3.85^{**}$
LPS + FXST（760 mg/kg）	$34.22 \pm 3.61^{**}$
LPS + FXST（1520 mg/kg）	$32.05 \pm 2.90^{**}$
LPS + 肝素（500 IU/kg）	$30.93 \pm 3.84^{**}$
LPS + Fdd（800 mg/kg）	$33.02 \pm 3.28^{**}$
LPS + 三七（380 mg/kg）	$35.29 \pm 2.77^{**}$
LPS + 三七（1520 mg/kg）	$30.24 \pm 3.83^{**}$

注：与空白组比较，$^{\#\#}p < 0.01$；与模型组比较，$^{**}p < 0.01$。

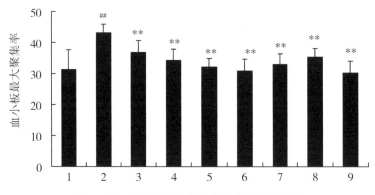

图3-17　不同组别大鼠的血小板最大聚集率

注：与空白组比较，$^{\#\#}p < 0.01$；与模型组比较，$^{**}p < 0.01$。

[1：空白组灌胃生理盐水；2：模型组尾静脉注射LPS（4 mg/kg）3：LPS + FXST（380 mg/kg）；4：LPS + FXST（760 mg/kg）；5：LPS + FXST（1520 mg/kg）；6：LPS + 肝素（500 IU/kg）；7：LPS + 复方丹参滴丸（800 mg/kg）；8：LPS + 三七（380 mg/kg）；9：LPS + 三七（1520 mg/kg）]

目前对血小板参与调节的凝血过程研究已经较为深入，已知其调控通路中比较重要的生物标志物有 TXA_2（血小板最具特异性的激活剂），PGI_2 及 NO（血小板最具特异性的两种内皮源抑制剂）等[24]。药理实验研究发现大部分活血化瘀药物对血小板聚集都有不同程度的抑制作用，本实验结果表明复方血栓通胶囊对血小板聚集的确存在一定抑制作用，从而证实了其具有抗凝作用。

（六）复方血栓通胶囊对血浆中 VWF 因子的影响

血管性假血友病因子（von Willebrand factor，VWF）由血管内皮细胞及巨核细胞合成分泌，是一种存在于血浆、内皮细胞表而和血小板 α 颗粒的糖蛋白。VWF因子可与胶原及血小板膜糖蛋白 GPIb 和 GP Ⅱ b － Ⅲ a 相结合，在血小板黏附与聚集中起重要作用；另外，还可与血浆中的凝血因子Ⅷ结合使Ⅷ因子活性变得稳定，从而持续激活凝血系统[25]。

正常状态下，内皮细胞可以稳定地分泌少量 VWF 因子，但当血管内皮受到损伤，内皮下胶原暴露，VWF 会黏附于胶原在损伤部位聚集，与血小板结合后使血小板停留并黏附于损伤局部的内皮下逐渐形成血小板初级止血栓。血浆中的 VWF与Ⅷ因子结合后，可稳定Ⅷ因子，延长其半衰期，内外源性凝血系统被激活，最终形成牢固的次级血栓。因此，VWF 因子先天性缺陷会导致血小板黏附性降低和出血时间延长，即血管性假性血友病；而 VWF 因子增高则常见于多种血栓性疾病，如心肌梗死、心绞痛、脑血管病变、肾脏疾病、肝脏疾病、糖尿病、妊娠高血压综合征等[26-27]。

由表 3 - 11 和图 3 - 18 可以看出，与空白组比较，DIC 模型组经 LPS 刺激后血浆中 VWF 因子的含量升高，说明 LPS 导致了血管内皮的损伤，使内皮分泌合成的VWF 因子水平升高，从而有利于诱发血小板的吸附和聚集。

表 3 - 11　各处理组的血浆 VWF 因子水平

组　　别	血浆 VWF 因子/（ng·mL^{-1}）
空白	22.40 ± 2.17
LPS（4 mg/kg）	$33.70 \pm 1.51^{\#\#}$
LPS + FXST（380 mg/kg）	32.03 ± 1.67
LPS + FXST（760 mg/kg）	$29.77 \pm 0.44^{*}$
LPS + FXST（1520 mg/kg）	$27.75 \pm 1.46^{**}$
LPS + 肝素（500 IU/kg）	$27.59 \pm 2.48^{*}$
LPS + Fdd（800 mg/kg）	$27.09 \pm 2.98^{*}$
LPS + 三七（380 mg/kg）	32.32 ± 0.92
LPS + 三七（1520 mg/kg）	31.98 ± 0.73

注：与空白组比较，$^{\#\#}p < 0.01$；与模型组比较，$^{*}p < 0.05$，$^{**}p < 0.01$。

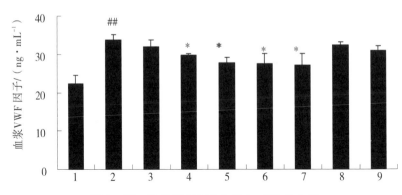

图 3 – 18　不同组别大鼠血浆中 vWF 的含量

注：与空白组比较，[##]$p < 0.01$；与模型组比较，[*]$p < 0.05$，[**]$p < 0.01$。

［1：空白组灌胃生理盐水；2：模型组尾静脉注射 LPS（4 mg/kg）3：LPS + FXST（380 mg/kg）；4：LPS + FXST（760 mg/kg）；5：LPS + FXST（1520 mg/kg）；6：LPS + 肝素（500 IU/kg）；7：LPS + 复方丹参滴丸（800 mg/kg）；8：LPS + 三七（380 mg/kg）；9：LPS + 三七（1520 mg/kg）］

　　与模型组比较，复方血栓通胶囊的中、高剂量以及阳性药肝素和复方丹参滴丸组显著降低了被 LPS 刺激的 VWF 水平，从而可以降低血小板的吸附率，削弱血栓的形成。VWF 常常作为内皮细胞损伤敏感的分子标记物，用药组降低了血浆中的 VWF 因子水平，其机制可能是用药后削弱了 LPS 对内皮的损伤程度。

　　前期网络药理学分析发现，复方血栓通胶囊对凝血、纤溶系统以及血管生成、收缩舒张等多个系统具有调控作用，其中以对凝血途径的调控为主，而君药三七中的成分均与凝血途径相关。

　　本节研究通过大鼠弥散性血管内凝血（DIC）模型，重点考察了复方血栓通胶囊以及君药三七对 DIC 大鼠凝血功能及其相关靶点的调控作用。研究证实，复方血栓通胶囊能够显著改善 DIC 大鼠的凝血功能（包括 PT、APTT 和 FIB），这与其提高抗凝血酶Ⅲ和 PC 抗凝系统的活性以及抑制血小板聚集有关。三七作为复方血栓通胶囊组方的君药，也可以显著改善 DIC 的凝血功能，但同剂量下其作用远不及复方血栓通胶囊。另外，虽然复方血栓通胶囊对纤溶酶活性没有显著的影响，但由于其提高了抗凝活性，并且对血小板的吸附和聚集都有抑制作用，从而在源头上抑制了血栓的形成和发展。

　　这些研究深入解释了复方血栓通胶囊发挥抗血栓作用的具体机制，也验证了网络药理学对于研究的指导意义。

第六节 本章小结

复方血栓通胶囊是由三七、丹参、黄芪、玄参四味药组成的复方中成药制剂，具有抗血栓、扩血管、增加血流量、改善微循环等作用。目前对复方血栓通胶囊的药理机制研究仅局限于单个或少数几个靶点，未能对其多靶标综合调控的特点进行解释。采用传统的药理学研究策略，即对单一成分逐个进行药理研究存在耗时长，花费大等缺点。计算机网络药理学整合化学、医学、生物数据，使用计算模拟方法建立模型预测药理学性质，可以系统阐明中药复方制剂多成分、多靶点的作用机制及其相应的药效物质基础。

本章通过计算机模拟分子对接的方法，系统研究了复方血栓通胶囊化学成分对血栓性疾病过程相关靶点的作用，并通过体外生化实验以及体内动物模型对网络药理学的计算结果进行了验证，从而在分子水平上对复方血栓通胶囊抗血栓的作用机制进行了系统研究。

（一）网络药理学分析

通过计算机模拟分子对接的方法，系统研究了复方血栓通胶囊的化学成分对血栓性疾病过程中相关靶点的作用，构建了 22 个活性化学成分与 41 个潜在靶点的作用网络图。分析网络图可知，复方血栓通胶囊对凝血、纤溶、血小板聚集以及血管舒缩等多个系统的靶点具有调控作用，其中以凝血系统的靶点居多。这为下一步系统考察复方血栓通胶囊的药理作用机制指明了方向。

（二）体外生化实验验证

采用体外生化实验对网络药理学的计算的关键靶点血管紧张素转化酶（ACE）和凝血酶（F2）进行了验证。结果发现，复方血栓通胶囊对 ACE 和凝血酶都具有明显的抑制作用，且其作用远远大于单味组方药以及单体化合物。这一方面对网络药理学的研究结果进行了验证，另一方面也从分子水平上对复方血栓通胶囊发挥抗血栓作用的具体机制进行了分析。

（三）动物在体外实验验证

由于体外实验证实复方血栓通胶囊对 ACE 及凝血酶的作用强于单体组分，进一步通过大鼠弥散性血管内凝血（DIC）模型考察了复方血栓通胶囊对 DIC 大鼠血栓形成的作用及其具体机制。结果发现，复方血栓通胶囊能够显著改善 DIC 大鼠的凝血功能（包括 PT、APTT 和 FIB），这与其提高抗凝血酶Ⅲ和蛋白质 C 的抗凝活性有关。三七作为复方血栓通胶囊组方的君药，也可以显著改善 DIC 的凝血功能，但同剂量下其作用远不及复方血栓通胶囊。另外，复方血栓通胶囊还能够降低血浆中 VWF 因子的水平，从而抑制血小板的吸附和聚集。虽然复方血栓通胶囊对纤溶酶原 PLG 的活性无显著影响，但其降低了血浆中纤维蛋白（原）降解产物 FDP 的含量，说明其对抗凝系统的促进作用以及对血小板聚集的抑制作用从源头上抑制了血栓的形成和发展。

综上所述，本章基于网络药理学技术，系统研究了复方血栓通胶囊化学成分对血栓疾病过程相关靶点的作用，并通过体外生化实验以及体内动物模型对计算结果进行了验证，从分子水平解释了复方血栓通胶囊多成分、多靶点、多途径的药理作用机制，为中药复杂体系的发展提供新的思路和范例，有助于更好地指导临床用药、发掘药品开发潜力。

参考文献

[1] 梁洁萍，刘忠政，彭维，等. 复方血栓通胶囊 HPLC 指纹图谱质量控制方法研究 [J]. 中药材，2012，35（11）：1854 – 1858.

[2] 刘忠政，梁洁萍，聂怡初，等. 复方血栓通胶囊基于血液循环和凝血过程相关靶点的网络药理学研究 [J]. 中山大学学报（自然科学版），2013，52（2）：97 – 100.

[3] KITCHEN D B, DECORNEZ H, FURR J R, et al. Docking and scoring in virtual screening for drug discovery: methods and applications [J]. Nature reviews drug discovery, 2004, 3（11）: 935 – 949.

[4] JAIN A N. Surflex – dock 2.1: robust performance from ligand energetic modeling, ring flexibility, and knowledge – based search [J]. J Comput Aid Mol Des, 2007, 21（5）: 281 – 306.

[5] JAIN A N. Effects of protein conformation in docking: improved pose prediction through protein pocket adaptation [J]. J Comput Aid Mol Des, 2009, 23（6）: 355 – 374.

[6] SMOOT M E, ONO K, RUSCHEINSKI J, et al. Cytoscape 2.8: New features for data integration and network visualization [J]. Bioinformatics, 2011, 27（3）: 431 – 432.

[7] ABDOLLAHI A, SHOAR N, SHOAR S, et al. Extrinsic and intrinsic coagulation pathway, fibrinogen serum level and platelet count in HIV positive patients [J]. Acta Med Iran, 2013, 51（7）: 472 – 476.

［8］ CRANMER S L, ULSEMER P, COOKE B M, et al. Glycoprotein (GP) Ib－IX－transfected cells roll on a von Willebrand factor matrix under flow. Importance of the GPib/actin－binding protein (ABP－280) interaction in maintaining adhesion under high shear［J］. J Biol Chem, 1999, 274 (10): 6097－6106.

［9］ M A C, CAO J, LU X C, et al. Cardiovascular and cerebrovascular outcomes in elderly hypertensive patients treated with either ARB or ACEI［J］. J Geriatr Cardiol, 2012, 9 (3): 252－257.

［10］ SYED M I, SHAIKH A, ULLAH A, et al. Acute renal artery thrombosis treated with t－PA power－pulse spray rheolytic thrombectomy. Cardiovasc Revasc Med, 2010, 11 (4): 264. e1－7.

［11］ CASTRO－MORENO P, PARDO J P, HERNÁNDEZ－MUñOZ R, et al. Captopril avoids hypertension, the increase in plasma angiotensin II but increases angiotensin 1－7 and angiotensin II－induced perfusion pressure in isolated kidney in SHR. Auton autacoid pharmacol, 2012, 32 (3/4): 61－69.

［12］ WANASUNDARA P K, ROSS A R, AMAROWICZ R, et al. Peptides with angiotensin I－converting enzyme (ACE) inhibitory activity from defibrinated, hydrolyzed bovine plasma［J］. J agric food chem, 2002, 50 (24): 6981－6988.

［13］ OJEDA D, JIMéNEZ－FERRER E, ZAMILPA A, et al. Inhibition of angiotensin convertin enzyme (ACE) activity by the anthocyanins delphinidin and cyanidin－3－O－sambubiosides from hibiscus sabdariffa［J］. J ethnopharmacol, 2010, 127 (1): 7－10.

［14］ SAKAIDA H, NAGAO K, HIGA K, et al. Effect of Vaccinium ashei reade leaves on angiotensin converting enzyme activity in vitro and on systolic blood pressure of spontaneously hypertensive rats in vivo［J］. Biosci biotechnol biochem, 2007, 71 (9): 2335－2337.

［15］ LU W F, MO W, LIU Z J, et al. The antithrombotic effect of a novel hirudin derivative after reconstruction of carotid artery in rabbits. Thromb Res, 2010, 126 (4): 339－343.

［16］ GAILANI D, RENNE T. The intrinsic pathway of coagulation: a target for treating thromboembolic disease?［J］ J thromb haemost, 2007, 5 (6): 1106－1112.

［17］ ABDOLLAHI A, SHOAR N, SHOAR S, et al. Extrinsic and intrinsic coagulation pathway, fibrinogen serum level and platelet count in HIV positive patients［J］. Acta Med Iran, 2013, 51 (7): 472－476.

［18］ ASAKURA H, OKUDAIRA M, YOSHIDA T, et al. Induction of vasoactive substances differs in LPS－induced and TF－induced DIC models in rats［J］. Thromb haemost, 2002, 88 (4): 663－667.

[19] ASAKURA H L, SUGA Y, YOSHIDA T, et al. Pathophysiology of disseminated intravascular coagulation (DIC) progresses at a different rate in tissue factor – induced and lipopolysaccharide – induced DIC models in rats [J]. Blood coagul fibrinolysis, 2003, 14 (3): 221 – 228.

[20] GAILANI, D. AND T. RENNE. The intrinsic pathway of coagulation: a target for treating thromboembolic disease? [J]. J thromb haemost, 2007, 5 (6): 1106 – 1112.

[21] DAVIS – JACKSON R, CORREA H, HORSWELL R, et al. Antithrombin III (AT) and recombinant tissue plasminogen activator (R – TPA) used singly and in combination versus supportive care for treatment of endotoxin – induced disseminated intravascular coagulation (DIC) in the neonatal pig [J]. Thromb J, 2006, 4 (1): 7.

[22] YANG H, LI Q W, HAN Z S, et al. Recombinant human antithrombin expressed in the milk of non – transgenic goats exhibits high efficiency on rat DIC model. J thromb thrombolysis, 2009, 28 (4): 449 – 457.

[23] WANG R R, CAI J L, HUANG Y J, et al. Novel recombinant fibrinogenase of agkistrodon acutus venom protects against LPS – induced DIC [J]. Thromb Res, 2009, 123 (6): 919 – 924.

[24] APPEL J Z, ALWAYN I P, CORREA L E, et al. Modulation of platelet aggregation in baboons: implications for mixed chimerism in xenotransplantation. I. The roles of individual components of a transplantation conditioning regimen and of pig peripheral blood progenitor cells [J]. Transplantation, 2001, 72 (7): 1299 – 1305.

[25] CRANMER S L, ULSEMER P, COOKE B M, et al. Glycoprotein (GP) Ib – IX – transfected cells roll on a von Willebrand factor matrix under flow. Importance of the GPib/actin – binding protein (ABP – 280) interaction in maintaining adhesion under high shear [J]. J Biol Chem, 1999, 274 (10): 6097 – 6106.

[26] DOMINGUETI C P, DUSSE L M, CARVALHO M D, et al. Hypercoagulability and cardiovascular disease in diabetic nephropathy [J]. Clin Chim Acta, 2013, 415: 279 – 285.

[27] FRANKEL D S, MEIGS J B, MASSARO J M. Von Willebrand factor, type 2 diabetes mellitus, and risk of cardiovascular disease: the framingham offspring study [J]. Circulation, 2008, 118 (24): 2533 – 2539.

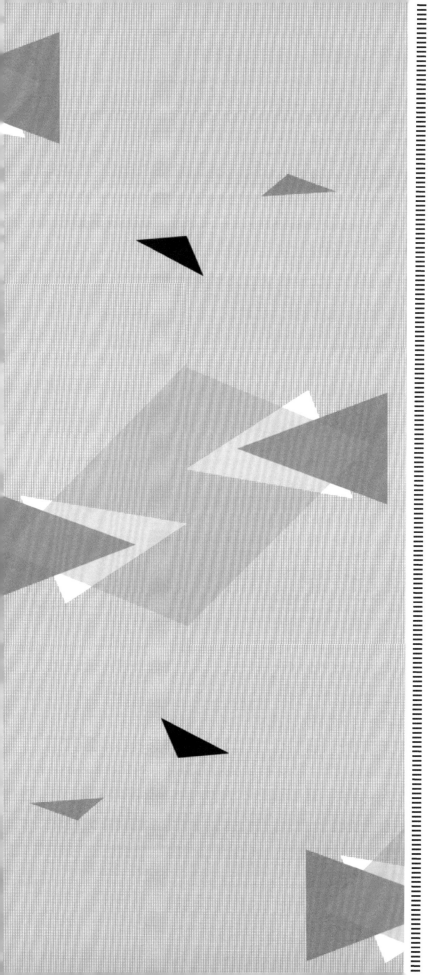

第四章　基于双光子超短激光脉冲技术的脑部微血管闭塞-溶栓作用研究

第一节　研　究　概　述

良好的脑部血液循环是维持脑正常生理功能的基础，在脑部病变尤其是脑血管病中，脑血液循环的改变具有重要作用。日常生活中，微血管梗塞可能经常发生，但由于检查技术的限制，在临床上未引起过多关注。如今随着临床成像技术的改进，大脑中以前不可视的微小梗塞也能够被检测到。本章利用目前国际上神经科学研究领域中最前沿的技术——双光子活体成像，在体实时监测复方血栓通胶囊给药前后小鼠脑部微血管闭塞－溶栓动态过程；考察复方血栓通胶囊对脑部定点微血管梗塞后侧枝循环的保护作用。

第二节　双光子活体成像技术

双光子显微镜是结合了激光扫描共聚焦显微镜和双光子激发技术的一项新技术。它的出现很好地突破了传统研究方法的局限性，是目前国际上神经科学研究的前沿技术之一。双光子由于使用可见光或近红外光作为激发光源，穿透能力强，并且对活体细胞和组织的光损伤小，特别适用于长时间的活体观察和研究，应用于活体研究脑血管病具有很多优势[1-2]，双光子活体成像原理及示意图见图 4 - 1。

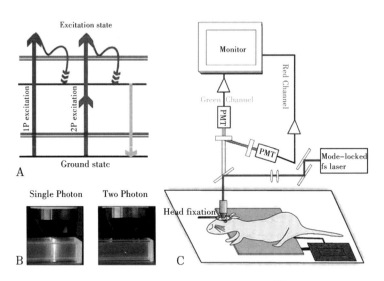

图4-1 双光子活体成像原理及示意[3]

（A：与单光子激发不同，双光子效应双光子效应是分子"几乎"同时吸收两个相同或不同频率的光子后导致该分子从低能级跃迁到高能级状态，这是一具有非线性光学效应的过程。B：在双光子激发中，荧光信号的强度与激发光强的平方呈正相关，保证了荧光分子的双光子吸收只局限在聚焦点，不会产生离焦信号。这种性质既提高了成像质量，如增加图像的对比度以及成像的深度，也降低了组织样本的光漂白、光损伤区域。C：活体动物成像研究示意图）

（一）应用双光子进行脑血管成像

双光子因只在焦平面成像，可形成很薄的光学切片，通过轴向扫描产生连续的光学切片，可进一步生成组织的三维立体图像（图4-2）。因此，动物血管通过荧光素标记后，开颅固定于双光子显微镜下观察，能实时进行活体动物的脑血管成像。

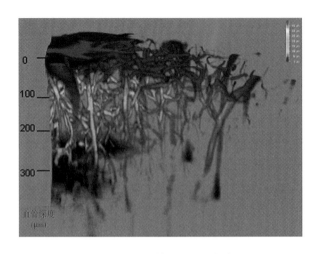

图4-2 脑血管系统3D成像

（二）应用双光子测定血流及监测侧枝循环改变

与激光多普勒只能测定大血管流速不同，双光子观察脑血管成像时，可以对不同层面上对大血管或微血管的流速进行测定（图4-3）。

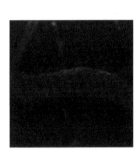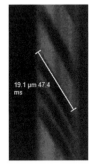

X-T linescan

19.1 μm 47.4 ms

$v=\Delta x/\Delta t$
$=19.1\ \mu m/47.4\ ms$
$=0.4\ mm/s$

图4-3　血管流速测定

（三）应用双光子实时监测脑血管闭塞－溶栓过程

研究表明，至少有1/3的脑血管病是由于微血管病变引起的，但传统造模方法仅限于大血管梗塞。利用双光子超短激光脉冲产生高度聚焦的辐射可定点直接损害血管内皮的完整性，使血小板黏附于血管内皮表面并发生释放反应，激发凝血过程，导致血管内血栓形成，诱发单血管的闭塞，见图4-4。该模型的梗塞过程与人

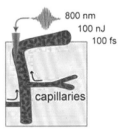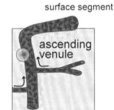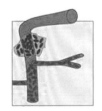

800 nm
100 nJ
100 fs

capillaries

laser pulse is focused
into vessel wall

surface segment

ascending venule

vessel wall is injured
by photodisruption

injury initiates clotting,
stopping blood flow

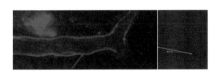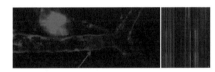

闭塞前，血流顺畅，流速约4 mm/s　　闭塞后，血流凝固，流速约0 mm/s

图4-4　脑部微血管梗塞示意

类微血管病变导致的血栓形成过程相似，是一种较为理想的动物脑微血管血栓病理生理及防治的研究模型[4-5]。

应用该微血管梗塞动物模型来研究药物，结合血流的测定，能够实时监控血管闭塞-溶栓的动态过程，以及药物对梗塞后侧枝循环的影响。

（四）应用双光子观察神经血管单元

神经血管单元由神经元-胶质细胞-血管构成，维持着神经元的正常生理功能以及受损神经元的修复，在脑血管病研究中越来越受到重视。传统研究方法只能离体后检测神经元的凋亡情况，而双光子技术能够在体实时测定神经血管单元的活动变化[6]。

第三节 给药前后小鼠脑部微血管闭塞-溶栓作用研究

【实验材料】

（一）实验动物

4周龄雄性C57BL/6J小鼠，体重20～25 g。

（二）实验仪器

手术器械、小鼠脑立体定位仪、牙科用打磨机及微钻头、小动物麻醉机、小动物恒温控制器、Leica正置双光子荧光显微镜（SP5，DM6000）。

（三）实验试剂

荧光染料FITC-右旋糖苷（Sigma），人工脑脊液，4.2%水合氯醛。
绿色荧光染料FITC-右旋糖苷的配制：用生理盐水配成5%质量浓度，避光保存。

【实验方法】

（一）实验给药

雄性C57BL/6J小鼠，在饲养环境中适应1 w后开始给药，每天灌胃给药1次，给药剂量 20 mg/10 g，给药体积为 0.1 mL/10 g，连续给药 7 d。

（二）建立激光定点诱导小鼠脑部微血管栓塞模型

手术：小鼠在末次给药半小时后，用 4.2% 水合氯醛进行麻醉，将麻醉后的小鼠水平放置在保温板上并用脑立体定位仪进行固定，调节温度使其恒定在 37 ℃，使用鼠脑立体定位仪并参照小鼠脑定位图谱对要观测的脑区进行定位，以确定开颅位置。用剃须刀剃去小鼠待观测区域头皮上的毛发，剪去头皮，剔除覆盖在头骨上的筋膜，暴露头骨，在开颅前保持待头骨的湿润（可用棉签蘸取人工脑脊液），用电钻小心按圆形轮廓打磨待观察区域头骨。待头骨边缘呈半透明状态后轻轻按压头骨，观察到其边缘软化即可停止。在这个过程中，务必要保持操作上的准确无误，避免流血，很小的震荡都会引起脑组织的损伤，从而影响成像。

（三）小鼠脑部微血管栓塞的成像观察

小鼠麻醉后固定于显微镜下后，经尾静脉注射 0.2 mL 5% 荧光素 FITC － 右旋糖苷，利用 910 nm 激发波长进行荧光成像。骨窗下同样的探测深度，选择直径范围在 5 ～ 20 μm 的脑微动脉进行观察成像。可直接测量血管的直径，并通过 X － T 线性扫描测定血红细胞的速度。每根血管测量 5 ～ 10 个细胞的流速并取平均值。比较对照组和给药组小鼠大脑的脑流速。利用双光子超短激光脉冲产生高度聚焦的辐射可定点诱发单血管的闭塞，能够造成大脑微血管梗塞模型。药物处理后结合血流的测定，实时监控血管闭塞 － 溶栓的动态过程，以及梗塞后侧枝循环的影响。

【实验结果】

（一）小鼠脑部微血管定点栓塞前后成像

小鼠经麻醉造模，并固定于显微镜下，选择骨窗下直径范围在 5 ～ 20 μm 的脑微动脉进行观察成像。利用双光子超短激光脉冲产生高度聚焦的辐射可定点诱发单血管的闭塞，造成大脑微血管栓塞。可直接测量血管的直径，并通过 X － T 线性扫描测定血红细胞的速度。

将所观察的血管分成微动脉 A、支路 B 及支路 C，小鼠脑部微血管（动脉）造模前后成像见图 4 －5。

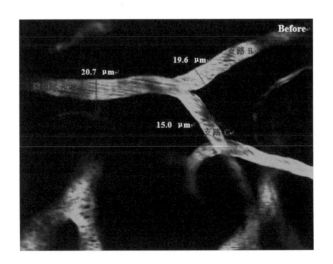

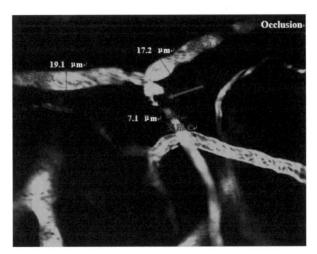

图4-5　脑部微血管（动脉）造模前后成像（1×），栓块如箭头所示

　　见图4-5，小鼠脑部微血管支路C经激光诱导血管内皮损伤形成定点栓塞（如箭头所示），该栓块相邻区域血管变形，微动脉A、支路B及支路C同一位置造模前后直径均有变小，其中，受到直接影响的支路C血管直径仅为造模前的47.3%。此外，受到该栓块的影响，微动脉A及支路B的红细胞流速变缓，其中，受到直接影响的支路C的栓块下游区域几乎无红细胞流动。

（二）小鼠给药后栓塞改善情况的在体监测

1. 血管直径变化

　　复方血栓通胶囊在造模前给药1 w。见图4-6，小鼠脑部微血管支路C在形成定点栓块 15 min 后及 30 min 后有明显改善，一方面体现在微动脉 A、支路 B 及支路 C 同一位置血管直径在造模后 15 min 和 30 min 明显变大，支路 C 变化明显，已经几乎恢复至造模前宽度；另一方面体现在血管血液流速的加快，直观观察可发现，在造模后 30 min，微动脉 A 及支路 B 血液中红细胞的流动明显变得顺畅，支路 C 则可观察到栓块的溶解，且血管中红细胞已经开始流动。下面通过 X－T 线性扫描具体测定微动脉 A、支路 B 及支路 C 在造模前、造模时、造模后 15 min 及 30 min 血红细胞的流动速度，考察复方血栓通胶囊对脑部微血管血流速度的影响。

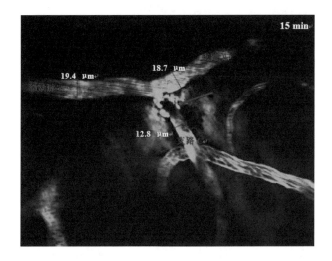

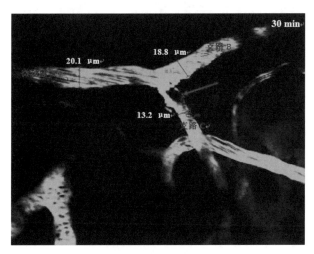

图 4－6 脑部微血管（动脉）造模后 15 min 及 30 min 成像（1×），栓块如箭头所示

2. 血液流速变化

结合血流的测定,实时监控复方血栓通胶囊给药处理后小鼠脑部微血管闭塞 - 溶栓的动态过程,以及梗塞后对侧枝循环的影响。

(1) 微动脉 A (图 4 - 7、图 4 - 8)。

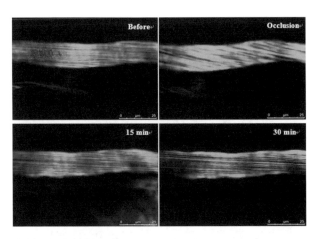

图 4 - 7　微动脉 A 造模前、造模时、造模后 15 min 及 30 min 成像（3×）

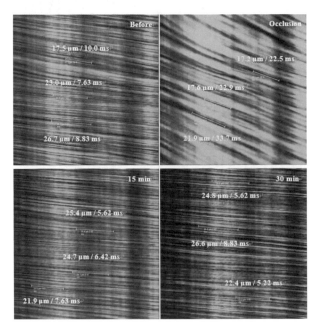

图 4 - 8　微动脉 A 造模前、造模时、造模后 15 min 及 30 min 血液平均流速

由图 4 – 7 可看出，在刚刚栓塞时，微动脉 A 血管中红细胞流动方向从与血管平行到呈一定角度，流动明显变缓；造模后 15 min 及 30 min 红细胞流动方向恢复，且流动顺畅。见图 4 – 8，具体流速测定结果如下：

造模前：$v = (17.5/10.0 + 23.0/7.63 + 26.7/8.83) \div 3 = 2.60$（μm/ms）

造模时：$v = (17.2/22.5 + 17.6/22.9 + 21.9/33.7) \div 3 = 0.73$（μm/ms）

造模后 15 min：$v = (25.4/5.62 + 24.7/6.42 + 21.9/7.63) \div 3 = 3.75$（μm/ms）

造模后 30 min：$v = (24.8/5.62 + 26.6/8.83 + 22.4/5.22) \div 3 = 3.91$（μm/ms）

（2）支路 B（图 4 – 9、图 4 – 10）。

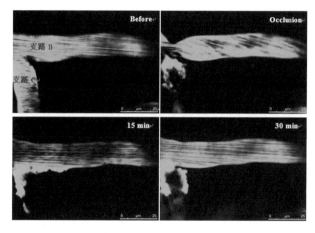

图 4 –9　支路 B 造模前、造模时、造模后 15 min 及 30 min 成像（3×）

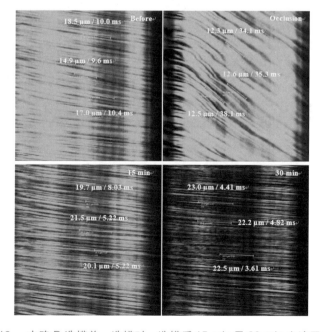

图 4 –10　支路 B 造模前、造模时、造模后 15 min 及 30 min 血液平均流速

由图 4-9 可看出，在刚刚栓塞时，支路 B 血管在分支处出现变形现象，红细胞流动方向从与血管平行到呈一定角度，流动明显变缓；造模后 15 min 及 30 min 血管变形消失，红细胞流动方向恢复，且流动顺畅。见图 4-10，具体流速测定结果如下：

造模前：$v = (18.5/10.0 + 14.9/9.6 + 17.0/10.4) \div 3 = 1.70 (\mu m/s)$

靠模时：$v = (12.3/34.1 + 12.6/35.3 + 12.5/38.1) \div 3 = 0.35 (\mu m/s)$

造模后 15 min：$v = (19.7/8.03 + 21.5/5.22 + 20.1/5.22) \div 3 = 3.50 (\mu m/s)$

造模后 30 min：$v = (23.0/4.41 + 22.2/4.82 + 22.5/3.61) \div 3 = 5.35 (\mu m/s)$

（3）支路 C（图 4-11、图 4-12）。

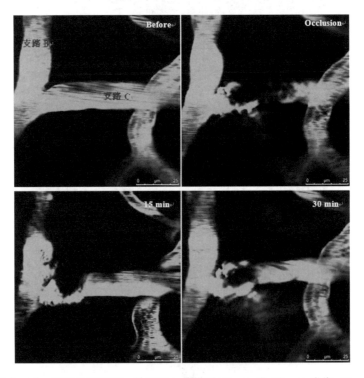

图 4-11　支路 C 造模前、造模时、造模后 15 min 及 30 min 成像（3×）

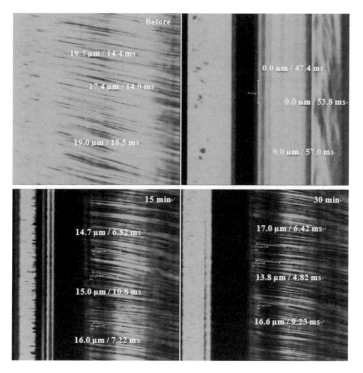

图 4 - 12 支路 B 造模前、造模时、造模后 15 min 及 30 min 血液平均流速

由图 4 - 11 可看出，在刚刚栓塞时，栓块很大且明显，导致支路 C 血管被严重堵塞，血管变形，且几乎无法观察到红细胞流动；造模后 15 min 及 30 min 血管变形得到修复，栓块溶解，体积变小，且可观察到红细胞的流动。见图 4 - 12，具体流速测定结果如下：

靠模前：$v = (19.7/14.4 + 17.4/14.0 + 19.0/18.5) \div 3 = 1.21(\mu m/s)$

靠模时：$v = (0.0/47.4 + 0.0/53.8 + 0.0/57.0) \div 3 = 0.0(\mu m/s)$

造模后15 min：$v = (14.7/6.82 + 15.0/10.8 + 16.0/7.22) \div 3 = 1.92(\mu m/s)$

造模后30 min：$v = (17.0/6.42 + 13.8/4.82 + 16.6/9.23) \div 3 = 2.44(\mu m/s)$

第四节　本章小节

本章利用双光子超短激光脉冲技术对复方血栓通胶囊给药前后脑部微血管闭塞－溶栓过程进行在体动态监测。结果表明，复方血栓通胶囊给药后，小鼠脑部微血管定点栓塞得到明显缓解，体现在促进栓快溶解，改善栓塞周围血管的变形，扩增其血管直径，增加血液流速。结果表明，复方血栓通胶囊中有效成分可通过血脑屏障改善脑部血液微循环，提示其可能对常见脑血管疾病如脑栓塞、脑梗塞具有很好的预防作用。

参考文献

[1] HELMCHEN F, DENK W. Deep tissue two – photon microscopy [J]. Nature methods, 2005, 2 (12): 932 – 940.

[2] TIAN G F, TAKANO T, LIN J H C, et al. Imaging of cortical astrocytes using 2 – photon laser scanning microscopy in the intact mouse brain [J]. Advanced drug delivery reviews, 2006, 58 (7): 773 – 787.

[3] 赵君，王晋辉. 双光子显微镜在神经药理学活体研究中的应用 [J]. Acta neuropharmacologica, 2012, 2 (1).

[4] NGUYEN J, NISHIMURA N, FETCHO R N, et al. Occlusion of cortical ascending venules causes blood flow decreases, reversals in flow direction, and vessel dilation in upstream capillaries [J]. Journal of cerebral blood flow & metabolism, 2011, 31 (11): 2243 – 2254.

[5] NIMMAGADDA A, PARK H P, PRADO R, et al. Albumin therapy improves local vascular dynamics in a rat model of primary microvascular thrombosis a two – photon laser – scanning microscopy study [J]. Stroke, 2008, 39 (1): 198 – 204.

[6] MERLINI M, DAVALOS D, AKASSOGLOU K. In vivo imaging of the neurovascular unit in CNS disease [J]. Intra vital, 2012, 1 (2): 87 – 94.

第五章 基于炎症性血栓大鼠模型的血管舒缩、抗炎与肝肾保护作用研究

第一节 研究概述

研究表明，炎症与血栓具有互相促进的关系。炎症介质产生后将作为一种强烈的促栓性刺激，使凝血系统被激活，从而表现为生理性抗凝血机制下调和纤溶反应抑制等，加速血栓的形成。而血栓形成后，又会导致炎症反应的进一步放大[1-2]。脂多糖诱导的大鼠 DIC 模型，其凝血反应主要由炎症引发，在中医领域划分为热毒血瘀模型，与此同时，模型大鼠中肾、肺、心、肝、脑等全身重要脏器的广泛微血栓形成会造成严重的功能障碍，甚至出现多脏器功能衰竭，危及生命。因此，本章节主要利用炎症性 DIC 大鼠模型，明确复方血栓通胶囊在血管舒缩、抑制炎症与肝肾保护等方面的调控作用，一方面从凝血诱因方面解释其抗凝血的机制，另一方面对其在临床应用中的安全性进行初步考察。

第二节 对炎症因子的抑制作用及其信号通路研究

脂多糖（LPS）能激活包括外周血单核细胞在内的各种细胞，诱导细胞分化成熟或产生各种内源性炎性介质，例如，TNF-α、IL-1 等，并能引起血管内皮细胞凋亡和血管内皮功能的紊乱[3]。ET-1 和 NO 均是由内皮细胞释放的物质，二者作为维持血管舒缩功能的重要活性物质，正常情况下处于动态平衡，共同保持血管的正常状态和功能。当 ET 及 NO 系统信号通路异常时，两者平衡关系被打破，将引起血管内皮功能紊乱，内皮脱落坏死和内皮下层各种成分暴露等血管壁完整结构的破坏，促发血小板聚集，单核细胞、巨噬细胞黏附以及炎症反应，最终导致血压升高，微循环障碍，血栓形成及动脉斑块形成等多种疾病的发生和发展[4-5]。因此，本节首先考察了 DIC 模型大鼠内皮素（endothelin，ET）和一氧化氮（nitric oxide，NO）的合成及复方血栓通胶囊对其的调节作用。

脂多糖（LPS）引起的炎症反应中，NF-κB 通路发挥着重要的作用。LPS 通过激活核因子 NF-κB，可以增强 TNF-α、IL-1、IL-6、IL-8、MIP-2、ICAM-1 的转录，而 TNF-α 和 IL-1、IL-8 等作为核因子 NF-κB 的细胞外刺激信号，再次激活核因子 NF – κB，从而放大了初始的炎症信号[6]。

【实验材料】

（一）试剂

大鼠 TNF – α、IL – 1β、IL – 6、IL – 8、MCP – 1、ET – 1 ELISA 试剂盒，购于欣博盛生物技术有限公司；iNOS 测试盒，购于南京建成生物工程研究所；RIPA 蛋白提取试剂盒、BCA 蛋白测定试剂盒，兔抗 NF – κB p65 抗体、IκB – α 抗体以及 β – actin 抗体，HRP 标记山羊抗鼠抗体（IgG）购于碧云天生物技术研究所；感光胶片：柯达 FF057；其他：SDS – PAGE 上样缓冲液、电泳液、硝酸纤维素膜、转膜液、Beyo – ECL 发光液等 Western 常用试剂耗材购于碧云天生物技术研究所。

（二）仪器

TECAN INFINITE M200 多功能酶标仪、电热恒温箱、Bio – rad 电泳仪、Bio – rad Trans – Blot SD 半干转印仪。

【实验方法】

（一）动物及造模

见第三章第四节【实验方法】（一）项。

（二）ELISA 试剂盒测定大鼠血浆中炎性因子的含量

按照欣博盛 ELISA 试剂盒操作说明书，测定各组血浆中 ET – 1、TNF – α、IL – 1β、IL – 6、IL – 8、MCP – 1 的含量。

（1）空白孔加标准品和标本通用稀释液，其余相应孔中加标本或不同浓度标准品（每孔 100 μL），封板后 37 ℃孵育 90 min。

（2）每孔加入 250 μL 洗涤液洗板 5 次，每次静置 1 min 后弃去液体，吸水纸彻底拍干。

（3）空白孔加生物素化抗体稀释液，其余孔加入生物素化抗体工作液（100 μL 每孔），封板后 37 ℃孵箱孵育 60 min。

（4）每孔加入 250 μL 洗涤液洗板 5 次，每次静置 1 min 后弃去液体，吸水纸彻底拍干。

（5）空白孔加酶结合物稀释液，其余孔加入酶结合物工作液（每孔 100 μL）。封板后 37 ℃孵箱孵育 30 min。

（6）每孔加入 250 μL 洗涤液洗板 5 次，每次静置 1 min 后弃去液体，吸水纸彻底拍干。

（7）加入显色底物（TMB），每孔 100 μL，避光 37 ℃孵育 15 min。

（8）加入终止液，每孔 100 μL，混匀后即刻测量 OD_{450}。

（三）NO 及 iNOS 测定

按照南京建成试剂盒说明书操作。测定原理为 iNOS 催化 L-Arg 和分子氧反应生成 NO，而 NO 化学性质活泼，在体内代谢很快转为 NO_2^- 和 NO_3^-，而 NO_2^- 又进一步转化为 NO_3^-，所以利用硝酸还原酶特异性将 NO_3^- 还原为 NO_2^-，通过颜色深浅测定其浓度的高低。

（四）Western Blotting/免疫印迹

取小鼠肝脏组织称重匀浆，BCA 法测定各组总蛋白。调节各组总蛋白至均一水平，加入 5×SDS-PAGE 上样缓冲液，沸水中煮 10 min，样品置于 -20 ℃保存。配制 SDS-PAGE 凝胶（10% 分离胶，4% 浓缩胶），蛋白上样量为每孔 5 μL，100 V 恒压持续 1 h，按照彩色预染蛋白 marker 指示的分子量位置切胶，100 V 冰浴恒压转膜 1 h。封闭液封闭 1 h，PBST 洗涤 3 次，每次 5 min；一抗（1:1000）孵育 4 h，PBST 洗涤 3 次，每次 5 min；二抗（1:1000）孵育 1 h，PBST 洗涤 3 次，每次 20 min。加入 ECL 发光液，于暗室内压片。曝光 10 s～3 min，胶片置于显影液中 1 min，清水中 1 min，定影液中 1 min 可得条带图，扫描入电脑进行分析。

【实验结果】

（一）对 DIC 大鼠血浆中 NO 和 ET-1 的影响

由表 5-1、图 5-1 和图 5-2 可以看出：与空白组比较，DIC 模型组的 NO、ET-1 浓度均显著提高，说明 LPS 诱导了炎症的产生，使 iNOS 表达增加，致使 NO 作为一种炎性介质合成增加。另外，LPS 通过直接作用以及炎症的刺激作用，引起内皮破坏，导致 ET-1 合成增加。

表 5 - 1　大鼠血浆中 ET - 1、NO、iNOS 以及 NO/ET - 1 的水平

组　别	NO	ET - 1	NO/ET - 1	iNOS
空白	46.13 ± 3.38	2.65 ± 0.17	17.00 ± 0.69	4.72 ± 0.59
LPS (4 mg/kg)	238.73 ± 8.38##	22.33 ± 0.21##	10.69 ± 0.28##	9.13 ± 0.09##
LPS + 复方血栓通胶囊 (380 mg/kg)	215.77 ± 31.51	15.57 ± 0.50**	13.82 ± 1.60*	9.03 ± 0.80
LPS + 复方血栓通胶囊 (760 mg/kg)	194.15 ± 15.59*	12.68 ± 0.83**	15.32 ± 0.92*	8.72 ± 0.20*
LPS + 复方血栓通胶囊 (1520 mg/kg)	141.30 ± 24.05**	8.88 ± 0.24**	15.88 ± 2.34**	7.08 ± 0.47**
LPS + 肝素 (500 IU/kg)	175.93 ± 13.80**	12.84 ± 0.55**	13.69 ± 0.55**	7.78 ± 0.72*
LPS + 复方丹参滴丸 (800 mg/kg)	174.77 ± 13.22**	13.08 ± 0.54**	13.35 ± 0.49**	8.52 ± 0.20**
LPS + 三七 (380 mg/kg)	228.84 ± 15.42	15.86 ± 1.49**	14.47 ± 0.76**	8.52 ± 0.29*
LPS + 三七 (1520 mg/kg)	158.72 ± 2.75**	10.29 ± 0.30**	15.43 ± 0.28**	8.04 ± 0.62*

注：与空白组比较，## $p < 0.01$；与模型组比较，* $p < 0.05$，** $p < 0.01$ （$n = 8$）。

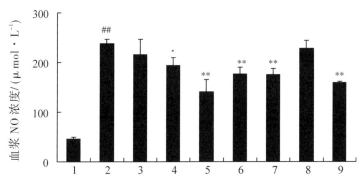

图 5-1　不同组别大鼠血浆中 NO 的浓度

注：与空白组比较，##$p < 0.01$；与模型组比较，*$P < 0.05$，**$p < 0.01$（$n = 8$）。

[1：空白组灌胃生理盐水；2：模型组尾静脉注射 LPS（4 mg/kg）3：LPS + 复方血栓通胶囊（380 mg/kg）；4：LPS + 复方血栓通胶囊（760 mg/kg）；5：LPS + 复方血栓通胶囊（1520 mg/kg）；6：LPS + 肝素（500 IU/kg）；7：LPS + 复方丹参滴丸（800 mg/kg）；8：LPS + 三七（380 mg/kg）；9：LPS + 三七（1520 mg/kg）]

　　与模型组比较，阳性药复方丹参滴丸和肝素都能抑制 NO、ET-1 的增加。复方血栓通胶囊中高剂量可以显著抑制 NO 的增加，3 个剂量都可以显著抑制 ET-1 的增加，且呈现出良好的剂量效应。与阳性药比较，复方血栓通胶囊高剂量对 NO 和 ET-1 的抑制作用显著优于复方丹参滴丸和肝素，说明复方血栓通胶囊在抑制炎症以及保护血管内皮方面有积极作用。与模型组比较，三七对 NO、ET-1 的过度表达有显著的抑制作用，证实了其作为复方血栓通胶囊君药的重要地位。

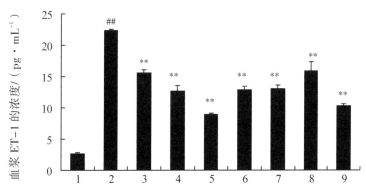

图 5-2　不同组别大鼠血浆中 ET-1 的浓度

注：与空白组比较，##$p < 0.01$；与模型组比较，*$p < 0.05$，**$p < 0.01$（$n = 8$）。

[1：空白组灌胃生理盐水；2：模型组尾静脉注射 LPS（4 mg/kg）3：LPS + 复方血栓通胶囊（380 mg/kg）；4：LPS + 复方血栓通胶囊（760 mg/kg）；5：LPS + 复方血栓通胶囊（1520 mg/kg）；6：LPS + 肝素（500 IU/kg）；7：LPS + 复方丹参滴丸（800 mg/kg）；8：LPS + 三七（380 mg/kg）；9：LPS + 三七（1520 mg/kg）]

NO 在正常生理条件下具有舒张血管的抗血栓作用，ET-1 是血管内皮分泌的较强的血管收缩物质。二者的比值更能够反映血管内皮的舒缩状态。将上述实验的 NO 与 ET-1 的比值进行整理，结果见表 5-1 和图 5-3。与空白组比较，模型组 NO 与 ET-1 的比值显著降低，说明 LPS 导致血管处于收缩状态，进一步加剧了血液的高凝状态机血栓的形成。与模型组比较，各用药组都能够使被抑制的 NO/ET-1 得到恢复和改善。其中，复方血栓通胶囊的中高剂量效果最好，优于阳性药肝素和复方丹参滴丸。

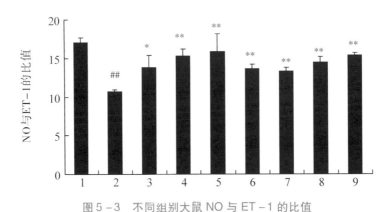

图 5-3 不同组别大鼠 NO 与 ET-1 的比值

注：与空白组比较，## $p < 0.01$；与模型组比较，* $p < 0.05$，** $p < 0.01$（$n = 8$）。
［1：空白组灌胃生理盐水；2：模型组尾静脉注射 LPS（4 mg/kg）3：LPS + 复方血栓通胶囊（380 mg/kg）；4：LPS + 复方血栓通胶囊（760 mg/kg）；5：LPS + 复方血栓通胶囊（1520 mg/kg）；6：LPS + 肝素（500 IU/kg）；7：LPS + 复方丹参滴丸（800 mg/kg）；8：LPS + 三七（380 mg/kg）；9：LPS + 三七（1520 mg/kg）］

（二）对 iNOS 活力的影响

NO 是由 NO 合成酶（nitricoxide synthase，NOS）催化合成，NOS 存在 3 种亚型的同功酶，神经元型一氧化氮合酶（nNOS）、内皮型一氧化氮合酶（eNOS）以及诱导型一氧化氮合酶（iNOS）。在生理状况下，iNOS 表达量较低，NO 主要由内皮型 NOS 合成，生成的 NO 具有强烈的血管舒张作用，可以保持血管的通畅。另外，NO 还可以抑制血小板在血管内皮的黏附和聚集，同时抑制内皮－单核细胞黏附，具有细胞保护作用。但是在病理情况下，iNOS 可以被众多细胞因子及脂多糖刺激诱导产生。许多细胞（包括巨噬细胞、肥大细胞、中性粒细胞等）都能表达 iNOS，从而持续产生 NO。NO 过量产生后，可以和局部的超氧阴离子 O_2^- 结合生成有毒的氧化剂——$ONOO^-$，对宿主细胞产生氧化毒性作用；另外，NO 的血管舒张作用导致血管的通透性增加，进一步加剧了炎性液体的渗出和炎性细胞浸润。研究表明，iNOS 抑制剂可产生抗炎作用，有助于保护内皮细胞。

前面实验证实，经 LPS 刺激后，DIC 模型组大鼠 NO 合成显著增加，推测可能是由 iNOS 被诱导表达所致。通过检测血浆中 iNOS 的活力发现（表 5 - 1、图 5 - 4），各组中 iNOS 的活力对比趋势与 NO 相似。经 LPS 刺激后，DIC 模型组中 iNOS 被迅速诱导表达导致活力提高，而阳性药物肝素、复方丹参滴丸以及复方血栓通胶囊的中、高剂量以及三七组都能够显著抑制 iNOS 的活力，从而降低了 NO 的产生和细胞毒性作用。

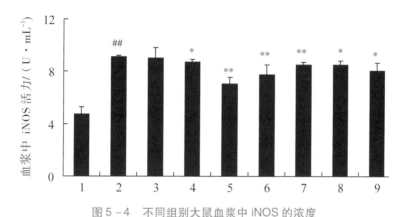

图 5 - 4　不同组别大鼠血浆中 iNOS 的浓度

注：与空白组比较，## $p < 0.01$；与模型组比较，* $p < 0.05$，** $p < 0.01$（$n = 8$）。

[1：空白组灌胃生理盐水；2：模型组尾静脉注射 LPS（4 mg/kg）3：LPS + 复方血栓通胶囊（380 mg/kg）；4：LPS + 复方血栓通胶囊（760 mg/kg）；5：LPS + 复方血栓通胶囊（1520 mg/kg）；6：LPS + 肝素（500 IU/kg）；7：LPS + 复方丹参滴丸（800 mg/kg）；8：LPS + 三七（380 mg/kg）；9：LPS + 三七（1520 mg/kg）]

（三）对血浆中炎性因子 TNF - α 的影响

肿瘤坏死因子 - α（tumor necrosis factorα，TNF - α）是一种单核前炎性细胞因子，主要由单核细胞和巨噬细胞产生，LPS 是其较强的刺激剂。TNF - α 能提高中性粒细胞的吞噬能力，增加过氧化物阴离子的产生，增强抗体依赖性细胞介导的细胞毒功能，刺激细胞脱颗粒和分泌髓过氧化物酶，TNF - α 还能够促进中性粒细胞黏附到内皮细胞上，刺激机体局部的炎症反应。研究表明，细菌内毒素的病理作用主要是刺激机体产生过量的 TNF - α，其水平与病死率呈正相关，其发病机理可能是 TNF - α 刺激内皮细胞，导致炎症、组织损伤和凝血反应。

复方血栓通胶囊各剂量组对 LPS 所致 DIC 大鼠血浆中 TNF - α 含量的影响见表 5 - 2 及图 5 - 5。经统计，模型组经尾静脉注射 LPS 4 h 后，血浆中 TNF - α 含量比空白组显著提高，说明 LPS 注射引起了全身的炎症反应。与模型组比较，阳性药物肝素和复方丹参滴丸都能够显著抑制 TNF - α 的水平，复方血栓通胶囊及其君药三七各剂量组都能够剂量依赖的抑制血浆中 TNF - α 的水平，且同剂量的复方血栓通胶囊作用优于三七，说明复方的抗炎效果优于单味药三七。

表5-2 大鼠血浆中 TNF-α、IL-1β、IL-6、IL-8 以及 MCP-1 的水平

组别	TNF-α	IL-1β	IL-6	IL-8	MCP-1
1	53.14±2.54	106.93±8.92	77.91±3.57	8.35±0.59	500.05±69.64
2	161.60±1.81##	271.10±26.72##	102.46±6.44##	234.57±6.42##	2004.77±67.65##
3	139.30±11.53*	210.68±23.22	84.52±4.88**	204.77±12.46**	1593.53±218.12**
4	102.12±7.67**	159.06±4.30**	79.10±1.37**	157.62±13.76**	1321.93±75.57**
5	94.27±6.06**	170.92±13.50**	77.01±3.19**	151.39±14.74**	1054.28±88.90**
6	78.60±10.40**	156.99±11.62**	79.67±4.04**	162.27±11.98**	1455.31±22.64**
7	94.09±7.43**	164.43±1.20**	79.31±3.39**	184.00±10.02**	1426.70±201.70**
8	134.18±2.54**	271.10±26.72	81.88±4.74**	205.38±19.58*	1627.84±193.46*
9	112.50±3.58**	192.02±41.47*	77.93±3.60**	162.42±31.16**	1548.78±107.96**

注：与空白组比较，##$p<0.01$；与模型组比较，*$p<0.05$，**$p<0.01$（$n=8$）。

[1：空白组；2：模型组尾静脉注射 LPS（4 mg/kg）3：LPS+复方血栓通胶囊（380 mg/kg）；4：LPS+复方血栓通胶囊（760 mg/kg）；5：LPS+复方血栓通胶囊（1520 mg/kg）；6：LPS+肝素（500 IU/kg）；7：LPS+复方丹参滴丸（800 mg/kg）；8：LPS+三七（380 mg/kg）；9：LPS+三七（1520 mg/kg）]

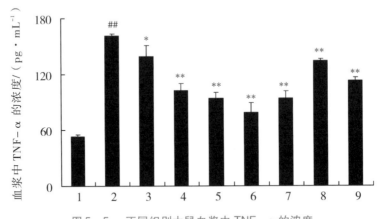

图5-5 不同组别大鼠血浆中 TNF-α 的浓度

注：与空白组比较，##$p<0.01$；与模型组比较，*$p<0.05$，**$p<0.01$（$n=8$）。

[1：空白组灌胃生理盐水；2：模型组尾静脉注射 LPS（4 mg/kg）3：LPS+复方血栓通胶囊（380 mg/kg）；4：LPS+复方血栓通胶囊（760 mg/kg）；5：LPS+复方血栓通胶囊（1520 mg/kg）；6：LPS+肝素（500 IU/kg）；7：LPS+复方丹参滴丸（800 mg/kg）；8：LPS+三七（380 mg/kg）；9：LPS+三七（1520 mg/kg）]

（四）对血浆中炎性因子 IL-1β 的影响

IL-1β 是一种能激活多种免疫和炎症细胞的前炎性细胞因子，主要由单核/巨噬细胞、中性粒细胞和内皮细胞分泌。IL-1β 能通过自分泌或旁分泌刺激其他 CK 和炎症递质的产生，诱发抗原递呈细胞表面免疫分子的表达，增强细胞免疫和体液免疫介导的组织损伤过程。此外，IL-1β 还能促进血管内皮-白细胞黏附分子的表达，趋化中性粒细胞等炎性细胞进入病变部位，从而引起一系列炎症反应和组织破坏，其表达水平与炎症程度呈正相关，可作为临床上判断疾病严重程度和疗效的指标。研究表明，在内毒素、细菌引起的炎症反应中，IL-1 的表达增高，作用于靶细胞，促进急性期蛋白的合成和产生发热等炎症反应。

复方血栓通胶囊各剂量组对 LPS 所致 DIC 大鼠血浆中 IL-1β 含量的影响见表 5-2 及图 5-6。经统计，LPS 注射 4 h 引起模型组大鼠血浆中 IL-1β 含量比空白组显著提高；与模型组比较，复方血栓通胶囊处理的前 1 h 能显著性降低由 LPS 引起的 IL-1β 升高，阳性药物肝素和复方丹参滴丸与复方血栓通胶囊的中高剂量作用相当。单味药三七高剂量能够显著抑制 IL-1β 的水平。可推断复方血栓通胶囊能抑制 LPS 引起的 IL-1β 升高，且存在一定的量效关系，效果优于单味药三七。

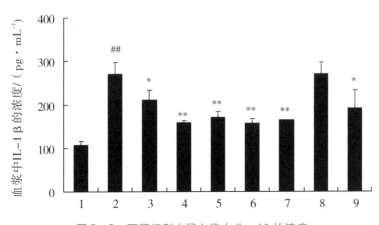

图 5-6 不同组别大鼠血浆中 IL-1β 的浓度

注：与空白组比较，$^{\#\#}p < 0.01$；与模型组比较，$^{*}p < 0.05$，$^{**}p < 0.01$（$n = 8$）。
[1：空白组灌胃生理盐水；2：模型组尾静脉注射 LPS（4 mg/kg）3：LPS+复方血栓通胶囊（380 mg/kg）；4：LPS+复方血栓通胶囊（760 mg/kg）；5：LPS+复方血栓通胶囊（1520 mg/kg）；6：LPS+肝素（500 IU/kg）；7：LPS+复方丹参滴丸（800 mg/kg）；8：LPS+三七（380 mg/kg）；9：LPS+三七（1520 mg/kg）]

（五）对血浆中炎性因子 IL-6 的影响

IL-6 由激活的巨噬细胞、淋巴细胞及上皮细胞分泌，能被 IL-1β 和 TNF-α 诱导。当炎症刺激时，由单核细胞、巨噬细胞和内皮细胞所释放，也是急性期反应的主要细胞因子。其生物学效应类似于 IL-1β。IL-6 可以激活 NK-κB 而诱导细胞间黏附分子（ICAM-1）的极化表达，后者是在炎症患者中性粒细胞-上皮细胞间相互作用中起重要作用的一种黏附颗粒。IL-6 在急性炎症反应中的作用主要表现为对多种细胞的促炎作用和诱导肝组织产生急性反应蛋白，外周血 IL-6 的水平已被用于一些脓毒血症诊断和治疗的一个相关指标。

复方血栓通胶囊各剂量组对 LPS 所致 DIC 大鼠血浆中 IL-6 含量的影响见表 5-2 及图 5-7。经统计，LPS 注射 4 h 后引起模型组大鼠血浆中 IL-6 含量比空白组显著提高；与模型组比较，复方血栓通胶囊处理的前 1 h 能显著性降低由 LPS 引起的 IL-6 升高，但量效关系不明显。阳性药物肝素和复方丹参滴丸与复方血栓通胶囊作用相当，对由 LPS 引起的 IL-6 升高也有显著的抑制作用。单味药三七也能够显著抑制 IL-6 的水平。可推断复方血栓通胶囊能抑制 LPS 引起的 IL-6 升高。

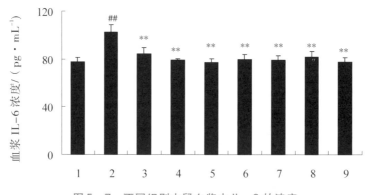

图 5-7　不同组别大鼠血浆中 IL-6 的浓度

注：与空白组比较，## $p < 0.01$；与模型组比较，* $p < 0.05$，** $p < 0.01$（$n = 8$）。
［1：空白组灌胃生理盐水；2：模型组尾静脉注射 LPS（4 mg/kg）3：LPS + 复方血栓通胶囊（380 mg/kg）；4：LPS + 复方血栓通胶囊（760 mg/kg）；5：LPS + 复方血栓通胶囊（1520 mg/kg）；6：LPS + 肝素（500 IU/kg）；7：LPS + 复方丹参滴丸（800 mg/kg）；8：LPS + 三七（380 mg/kg）；9：LPS + 三七（1520 mg/kg）］

（六）对血浆中炎性因子 IL-8 的影响

IL-8 是一种强而有力的中性粒细胞趋化和活化因子，由单核细胞、上皮细胞、表皮细胞、纤维母细胞及 T 淋巴细胞在 IL-1、TNF 和外源性因子细菌多糖（LPS）等的刺激下合成和分泌。其主要生物学作用是趋化并激活中性粒细胞，促进中性粒细胞溶酶体的酶活性和吞噬作用，对嗜碱性粒细胞和 T 细胞也有一定的趋化作用。

目前认为 TNF、IL-1、IL-6 诱发的炎症反应在很大程度上是通过诱导产生以 IL-8 为代表的趋化因子所介导而产生的。由于 IL-8 水平升高与中性粒细胞升高相一致，IL-8 有可能作为炎症反应严重性的早期标志。

　　复方血栓通胶囊各剂量组对 LPS 所致 DIC 大鼠血浆中 IL-8 含量的影响见表 5-2 及图 5-8。经统计，LPS 诱导处理 4 h 后能引起血浆中 IL-8 水平非常显著性的升高，说明 LPS 导致了急性炎症的产生，从而趋化中性粒细胞的呼吸爆发。复方血栓通胶囊 3 个剂量组处理的前 1 h 都能显著性降低由 LPS 引起的 IL-8 升高，且呈量效关系。阳性药肝素和复方丹参滴丸与中、高浓度的复方血栓通胶囊作用相当。单味药三七也能够显著抑制 LPS 引起的 IL-8 升高。可推断复方血栓通胶囊及其君药三七都能抑制 LPS 引起的 IL-8 升高，从而抑制炎症的进一步恶化。

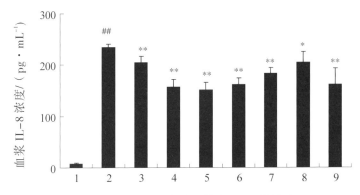

图 5-8　不同组别大鼠血浆中 IL-8 的浓度

　　注：与空白组比较，$^{\#\#}p < 0.01$；与模型组比较，$^{*}p < 0.05$，$^{**}p < 0.01$（$n = 8$）。
　　[1：空白组灌胃生理盐水；2：模型组尾静脉注射 LPS（4 mg/kg）3：LPS+复方血栓通胶囊（380 mg/kg）；4：LPS+复方血栓通胶囊（760 mg/kg）；5：LPS+复方血栓通胶囊（1520 mg/kg）；6：LPS+肝素（500 IU/kg）；7：LPS+复方丹参滴丸（800 mg/kg）；8：LPS+三七（380 mg/kg）；9：LPS+三七（1520 mg/kg）]

（七）对血浆中炎性因子 MCP-1 的影响

　　MCP-1 即单核细胞趋化蛋白 1，对单核/巨噬细胞具有特异性的趋化激活作用，从而促进炎性反应。单核细胞进入组织中分化为巨噬细胞，与中性粒细胞一起在炎症的发生发展中扮演着重要的角色。单核细胞是体积最大的白细胞，与其他血细胞比较，单核细胞内含有更多的非特异性脂酶，并且具有更强的吞噬作用。MCP-1 作为炎性反应重要的趋化因子，与多种炎症相关疾病有重要的关联。

　　复方血栓通胶囊各剂量组对 LPS 所致 DIC 大鼠血浆中 MCP-1 含量的影响见表 5-2 及图 5-9。经统计，LPS 注射 4 h 后引起模型组大鼠血浆中 MCP-1 含量比空白组显著提高；与模型组比较，复方血栓通胶囊处理的前 1 h 能显著性降低由 LPS 引起的 MCP-1 升高，且存在量效关系。阳性药物肝素和复方丹参滴丸与复方血栓通胶囊的中剂量作用相当，对由 LPS 引起的 MCP-1 升高也有显著的抑制作用。单味药三七也能够显著抑制 MCP-1 的水平，但同等剂量下作用不如复方血栓通胶囊强。这些结果说明复方血栓通胶囊能抑制 LPS 引起的 MCP-1 升高，且存在量效关系。

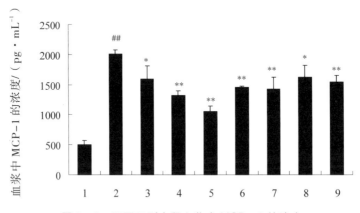

图 5-9　不同组别大鼠血浆中 MCP-1 的浓度

注：与空白组比较，##p<0.01；与模型组比较，*p<0.05，**p<0.01（n=8）。

［1：空白组灌胃生理盐水；2：模型组尾静脉注射 LPS（4 mg/kg）3：LPS+复方血栓通胶囊（380 mg/kg）；4：LPS+复方血栓通胶囊（760 mg/kg）；5：LPS+复方血栓通胶囊（1520 mg/kg）；6：LPS+肝素（500 IU/kg）；7：LPS+复方丹参滴丸（800 mg/kg）；8：LPS+三七（380 mg/kg）；9：LPS+三七（1520 mg/kg）］

（八）Western Blotting 测定 NF-κB 信号通路表达

细胞核转录因子（nuclear transcription factor-κB，NF-κB），是入核的调控转录因子，能启动多种炎症基因的表达。NF-κB 多为 p65 和 p50 的异源二聚体，通常与抑制蛋白 IκB-α 结合成无活性的形式存在于胞质中，当细胞受细菌、氧化剂、毒素、促炎症细胞因子的刺激后，IκB-α 经历快速和大量的磷酸化后被非特异性蛋白酶水解，从而使 Rel A 蛋白的核定位信号暴露，活化的 NF-κB 迁移至核内，结合在被诱导基因启动子序列上与之对应的 κB 位点上，从而启动一系列基因的转录和表达。NF-κB 信号转导通路是脂多糖（LPS）所介导的信号转导通路中最重要的下游通路，通过 NF-κB 信号转导通路，LPS 可以导致大量的细胞炎前趋化因子、炎性介导细胞因子产生，如 TNF-α、IL-1、IL-6、IL-8 以及趋势细胞巨噬细胞炎性蛋白-1（MIP-1）、MIP-2 以及细胞间黏附分子-1（ICAM-1）的表达增高，促进炎症反应的产生和发展。

由前面研究发现，复方血栓通对多种炎症因子的表达都有显著的抑制作用，其可能是通过抑制 NF-κB 信号通路实现的。本节考察了复方血栓通胶囊对 NF-κB p65 亚基及其抑制蛋白 IκB-α 的影响。

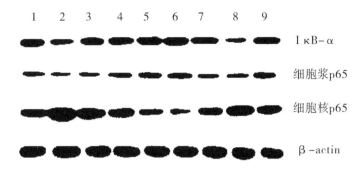

图 5 - 10　对 LPS 致 DIC 大鼠 NF - κB 信号通路的作用

[1：空白组灌胃生理盐水；2：模型组尾静脉注射 LPS（4 mg/kg）；3：LPS +
复方血栓通胶囊（380 mg/kg）；4：LPS + 复方血栓通胶囊（760 mg/kg）；5：LPS +
复方血栓通胶囊（1520 mg/kg）；6：LPS + 肝素（500 IU/kg）；7：LPS + 复方丹参
滴丸（800 mg/kg）；8：LPS + 三七（380 mg/kg）；9：LPS + 三七（1520 mg/kg）]

由图 5 - 10 可见，各组间 β - actin 水平无显著性差异，提示各组上样量均一；
经 LPS 刺激后，胞浆内 IκB - α 及 p65 亚基的含量与正常组相比都有显著性下降，
同时细胞核内 p65 的含量与正常组相比有显著性的上升，说明 LPS 刺激使胞浆内
IκB - α 降解，p65 转移入核，从而启动了炎性因子的转录和表达。在不同剂量的复
方血栓通胶囊、三七以及阳性药肝素和复方丹参滴丸的作用下，IκB - α 及胞浆中
p65 的含量与 LPS 组相比显著升高，而核内 p65 含量比 LPS 组显著降低，说明各组
用药后都能抑制 IκB - α 的降解和 p65 的转移入核，从而抑制由 LPS 诱导引起的 NF
- κB 通路激活。各用药组比较，肝素对于抑制 IκB - α 的降解及抑制 p65 的转移入
核作用最佳，复方血栓通胶囊 3 个剂量组存在量效关系，其中剂量与复方丹参滴丸
作用相当，高剂量组作用比肝素稍差。单味药三七对 NF - κB 信号通路也存在显著
的抑制作用，但作用不如等剂量的复方血栓通胶囊。

本节考察了复方血栓通胶囊及其组分三七对 DIC 模型大鼠血管舒缩状态相关因
子 ET - 1 和 NO，炎症因子 TNF - α、IL - 1β、IL - 6、IL - 8、和 MCP - 1，以及炎
症相关 NF - κB 信号转导通路的影响。研究发现：①LPS 诱导的 DIC 模型中，NO、
ET - 1 浓度均显著提高，说明 LPS 导致了血管内皮损伤，而 NO 与 ET - 1 的比值与
空白组比较显著降低，使血管处于收缩状态，进一步加剧了血液的高凝状态机血栓
的形成。复方血栓通胶囊 3 个剂量组以及三七单味药材都能够使被抑制的 NO/ET -
1 得到恢复和改善，其中复方血栓通胶囊的中、高剂量效果最好，优于三七单味药
以及阳性药肝素和复方丹参滴丸。②复方血栓通胶囊能够抑制 LPS 引起的炎症因子
TNF - α、IL - 1β、IL - 6、IL - 8 和 MCP - 1 的升高，这与抑制 IκB - α 的降解及

p65 的入核，从而抑制 NF - κB 通路激活有关，说明复方血栓通胶囊在抗炎方面有很好的作用。复方血栓通胶囊总体抗炎效果优于单味药三七，与阳性药肝素和复方丹参滴丸比较作用相当，甚至复方血栓通胶囊的高剂量优于复方丹参滴丸。

研究结果表明，复方血栓通胶囊有抗炎的作用，且对炎症造成的血管内皮损伤有一定的保护作用。由于炎症和凝血的关系密切，复方血栓通胶囊的抗炎效果也可以从一个侧面解释其保护心血管的作用机制。

第三节　对肝肾器官的损伤以及血栓沉积的保护作用

DIC 是以血管内广泛微血栓形成、凝血功能障碍、微循环衰竭、微血管病性溶血为主要表现的病理生理过程，其中微血栓形成是 DIC 最主要的病理生理变化。DIC 早期主要是血小板活化、聚集而形成血小板血栓，继而大量纤维蛋白沉积形成纤维蛋白血栓。肾、肺、心、肝、脑等全身重要脏器的广泛微血栓形成会造成上述器官的严重功能障碍，甚至出现多脏器功能衰竭，危及生命。因此，肝、肾、肺等脏器微血栓形成是判定 DIC 模型成功建立的重要条件之一。

虽然多个脏器都会受损，但肾脏最易受累，这是因为肾脏具有排泄代谢产物的功能。DIC 微血栓形成后，纤溶活性继发增强，导致纤维蛋白降解产物等增多，这些纤维代谢产物绝大部分通过肾小球血滤过、肾小管的分泌，随尿液排出体外，所以肾小球部位容易形成大量的微血栓沉积。

肝脏是人体内多种凝血因子生成的主要场所，人体内 12 种凝血因子，最重要的纤维蛋白原、凝血酶原，凝血因子 II、V、VII、IX、X 都是在肝脏内合成的，所以肝脏功能的异常将会直接影响凝血纤溶系统的平衡。在 DIC 早期，肝脏的清除功能障碍导致活化的凝血因子上升、部分促凝物质上升、血清纤维蛋白降解产物浓度上升，最终导致 DIC 微血栓的发生。而 DIC 后期，肝脏广泛的微血栓形成导致肝脏衰竭时，凝血因子合成明显减少，或者合成出来的凝血因子结构、功能异常，纤溶酶原与纤溶酶原激活物的抑制物（PAI）合成减少导致纤溶亢进，弥漫性血管内凝血导致机体凝血因子消耗增加，都容易导致出血的发生。

上一节的研究证实复方血栓通胶囊对提高抗凝活性、改善凝血功能方面有显著的作用，推测其对于器官内血栓的形成有抑制作用。本节重点考察复方血栓通胶囊对肝肾等器官的损伤以及血栓沉积的影响，从而全面解释其对血栓形成和发展的调控作用。

【实验方法】

（一）肝肾生化指标的检测

动物来源同上一节，大鼠经麻醉后抽血分离血浆，应用 EOS-880 半自动生化分析仪测定各组血浆中天冬氨酸氨基转移酶（AST）、丙氨酸氨基转移酶（ALT）的含量。试剂盒由中山北控生物科技股份有限公司提供，按试剂盒提供的方法测定。

（二）组织病理学分析

放血后立即取大鼠肾、肝、肠系膜组织，用 10% 甲醛固定 24 h 后，经流水洗涤、梯度浓度 70%，80%，90%，95% 和无水酒精脱水、二甲苯透明、石蜡包埋、用轮转式切片机（LEI 以 RMZ135 德国）切成 4 μm 切片，最后进行苏木精伊红（hematoxylin-eosin，HE）染色和磷钨酸苏木精（phosphotungstic acid hematoxylin，PTAH）染色，在光学显微镜下观察肝肾组织的微血管中纤维蛋白微血栓形成状况。

【实验结果】

（一）对肝脏生化指标的影响

临床上常采用 ALT 和 AST 作为肝脏功能生化检查的指标，二者主要分布在肝细胞内。ALT 和 AST 升高，说明肝细胞受损。由表 5-3、图 5-11 及图 5-12 可见，模型组 ALT 和 AST 显著提高，说明 LPS 导致肝细胞损伤。各药物组都能够显著抑制 ALT 和 AST 的升高，说明其可以抑制 LPS 引起的肝损伤，其中复方血栓通胶囊呈现出剂量依赖效应，高剂量优于复方丹参滴丸和单味药材三七。由于肝脏合成多种凝血因子，其功能的异常将会直接影响凝血纤溶系统的平衡，复方血栓通胶囊对肝脏的保护作用，可以解释其对凝血纤溶系统整体调控的作用。

表 5－3 大鼠血浆中 ALT、AST、Urea 以及 Cr 的水平

组　别	ALT	AST	Urea	Cr
空白	23.38 ± 2.83	59.00 ± 10.10	2.17 ± 0.30	15.17 ± 3.06
LPS（4 mg/kg）	$45.75 \pm 4.95^{\#\#}$	$117.83 \pm 9.43^{\#\#}$	$6.74 \pm 1.84^{\#\#}$	$39.33 \pm 11.86^{\#\#}$
LPS＋复方血栓通胶囊（380 mg/kg）	$32.33 \pm 5.01^{**}$	$99.00 \pm 18.59^{*}$	5.92 ± 1.69	$24.75 \pm 2.99^{*}$
LPS＋复方血栓通胶囊（760 mg/kg）	$33.29 \pm 5.62^{**}$	$81.29 \pm 17.23^{**}$	$4.62 \pm 1.02^{**}$	$23.83 \pm 8.44^{*}$
LPS＋复方血栓通胶囊（1520 mg/kg）	$29.14 \pm 6.07^{**}$	$78.00 \pm 24.15^{**}$	$3.75 \pm 1.08^{**}$	$18.17 \pm 2.86^{**}$
LPS＋肝素（500 IU/kg）	$30.00 \pm 7.48^{**}$	$91.00 \pm 14.07^{**}$	$4.82 \pm 0.90^{*}$	$15.80 \pm 2.49^{**}$
LPS＋复方丹参滴丸（800 mg/kg）	$33.71 \pm 4.27^{**}$	$87.57 \pm 14.77^{**}$	$5.41 \pm 0.64^{**}$	$23.57 \pm 3.87^{**}$
LPS＋三七（380 mg/kg）	$29.80 \pm 9.26^{**}$	108.80 ± 22.88	6.18 ± 1.08	$23.20 \pm 8.64^{*}$
LPS＋三七（1520 mg/kg）	$29.67 \pm 8.29^{**}$	$82.33 \pm 16.49^{**}$	$3.74 \pm 0.63^{*}$	$20.80 \pm 2.49^{**}$

注：与空白组比较，$^{\#\#}p<0.01$；与模型组比较，$^{*}p<0.05$，$^{**}p<0.01$（$n=8$）。

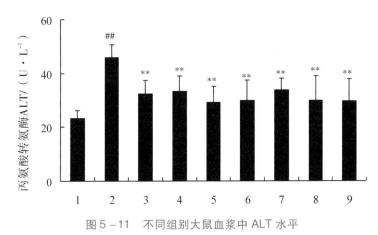

图 5-11　不同组别大鼠血浆中 ALT 水平

[1：空白组灌胃生理盐水；2：模型组尾静脉注射 LPS（4 mg/kg）3：LPS + 复方血栓通胶囊（380 mg/kg）；4：LPS + 复方血栓通胶囊（760 mg/kg）；5：LPS + 复方血栓通胶囊（1520 mg/kg）；6：LPS + 肝素（500 IU/kg）；7：LPS + 复方丹参滴丸（800 mg/kg）；8：LPS + 三七（380 mg/kg）；9：LPS + 三七（1520 mg/kg）]

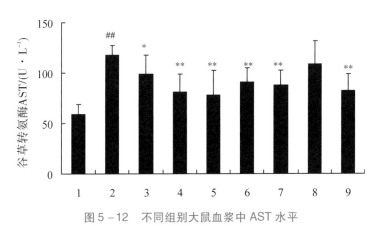

图 5-12　不同组别大鼠血浆中 AST 水平

[1：空白组灌胃生理盐水；2：模型组尾静脉注射 LPS（4 mg/kg）3：LPS + 复方血栓通胶囊（380 mg/kg）；4：LPS + 复方血栓通胶囊（760 mg/kg）；5：LPS + 复方血栓通胶囊（1520 mg/kg）；6：LPS + 肝素（500 IU/kg）；7：LPS + 复方丹参滴丸（800 mg/kg）；8：LPS + 三七（380 mg/kg）；9：LPS + 三七（1520 mg/kg）]

（二）对肾脏生化指标的影响

肾脏是人体的重要器官，其主要功能是通过形成尿液，排除体内多余的水分和废物。DIC 模型中虽然会导致多脏器受损，但肾脏最易受累。DIC 微血栓形成后，纤溶活性继发增强，导致纤维蛋白降解产物等增多，这些纤维代谢产物绝大部分随血液循环通过肾小球滤过、肾小管的分泌，随尿液排出体外，因此肾小球部位容易形成大量的微血栓沉积最终导致肾脏的排泄功能受损。尿素氮和肌酐为常用的肾功能生化指标。肌酐是人体肌肉产生的一种废物，由于肌酐几乎全部由肾脏排出，并且极少受食物的影响，因此相对客观地反映肾脏的功能，如果血中的肌酐浓度升高了，就说明肾脏清除废物的能力下降了。另外，如果肾功能受损，排除尿素的能力自然下降，血中的尿素堆积，血尿素氮水平就会升高。

由图 5-13 和图 5-14 可以看出，模型组尿素氮和肌酐的水平都显著提高，说明 LPS 导致肾脏功能损伤。各药物组都能够显著抑制尿素氮和肌酐的升高，说明其都可以抑制 LPS 引起的肾脏损伤，其中复方血栓通胶囊的高剂量组效果最好，优于阳性药肝素和复方丹参滴丸，且优于单味药材三七。

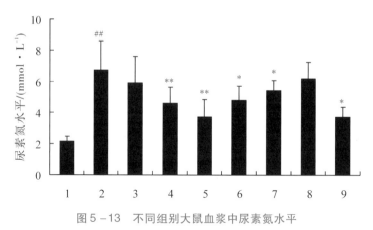

图 5-13　不同组别大鼠血浆中尿素氮水平

[1：空白组灌胃生理盐水；2：模型组尾静脉注射 LPS（4 mg/kg）3：LPS + 复方血栓通胶囊（380 mg/kg）；4：LPS + 复方血栓通胶囊（760 mg/kg）；5：LPS + 复方血栓通胶囊（1520 mg/kg）；6：LPS + 肝素（500 IU/kg）；7：LPS + 复方丹参滴丸（800 mg/kg）；8：LPS + 三七（380 mg/kg）；9：LPS + 三七（1520 mg/kg）]

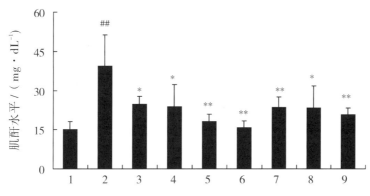

图 5-14 不同组别大鼠血浆中肌酐水平

[1：空白组灌胃生理盐水；2：模型组尾静脉注射 LPS（4 mg/kg）3：LPS + 复方血栓通胶囊（380 mg/kg）；4：LPS + 复方血栓通胶囊（760 mg/kg）；5：LPS + 复方血栓通胶囊（1520 mg/kg）；6：LPS + 肝素（500 IU/kg）；7：LPS + 复方丹参滴丸（800 mg/kg）；8：LPS + 三七（380 mg/kg）；9：LPS + 三七（1520 mg/kg）]

（三）对肝脏组织病理的影响

肝脏是人体内多种凝血因子生成的主要场所，正常肝细胞能合成多种血浆凝血因子及抗凝物质，也能清除激活的凝血因子和纤溶物质，在凝血和抗凝血的平衡中发挥重要的调节作用。在 DIC 早期，肝脏的清除功能障碍导致活化的凝血因子上升、部分促凝物质上升、血清纤维蛋白降解产物浓度上升，最终导致 DIC 微血栓的发生。最后，当肝脏广泛的微血栓形成导致肝脏衰竭时，凝血因子合成明显减少，或者合成出来的凝血因子结构、功能异常，纤溶酶原与纤溶酶原激活物的抑制物（PAI）合成减少导致纤溶亢进，弥漫性血管内凝血导致机体凝血因子消耗增加，都容易导致出血的发生。

本研究中使用脂多糖诱导的 DIC 模型，属于炎症诱导的急性血瘀模型。由图 5-15 可以看出，空白组大鼠肝细胞以中央静脉为中心，向四周呈放射状排列，形成规则的肝细胞索状结构。模型组大鼠经尾静脉注射 LPS 4 h 后，中央静脉有明显的淤血，并有大量炎性细胞存在；肝细胞索间空隙明显扩张充血，伴随炎性细胞浸润；肝细胞出现水肿，并有部分坏死现象。阳性药物肝素能够显著改善 DIC 大鼠的肝脏病理，肝细胞索排列规则，虽有少量炎性细胞浸润，但无明显的淤血和出血现象。阳性中成药复方丹参滴丸组血管内无明显淤血，但有明显的出血和炎性细胞浸润。复方血栓通胶囊 3 个剂量组与模型组相比，对 DIC 大鼠的肝脏病理都有明显的改善，且高剂量下效果最佳，各组血管内都无明显的淤血。由此可见，复方血栓通胶囊低剂量组有明显的出血和炎性细胞浸润，中剂量组症状减轻，而高剂量组无明显的出血，且肝细胞结构排列整齐，效果与阳性药物肝素相当，优于复方丹参滴丸组。

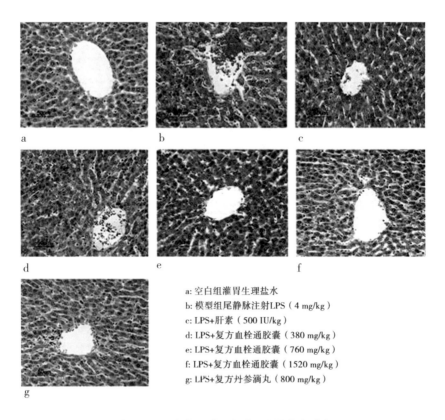

a: 空白组灌胃生理盐水
b: 模型组尾静脉注射LPS（4 mg/kg）
c: LPS+肝素（500 IU/kg）
d: LPS+复方血栓通胶囊（380 mg/kg）
e: LPS+复方血栓通胶囊（760 mg/kg）
f: LPS+复方血栓通胶囊（1520 mg/kg）
g: LPS+复方丹参滴丸（800 mg/kg）

图 5 -15 大鼠肝脏组织病理 HE 染色分析

正常肝细胞内含有丰富转氨酶，肝细胞变性坏死后，转氨酶可释出进入血液，使血清 AST、ALT 升高。结合前面复方血栓通胶囊对肝脏生化指标的改善可以看出，复方血栓通胶囊对 DIC 大鼠的肝脏功能有很好的保护作用。由于肝脏功能在凝血和抗凝血的平衡中发挥重要的调节作用，复方血栓通胶囊对肝脏的保护作用也从机体整体水平上解释了复方血栓通胶囊发挥抗血栓的机制。

（四）复方血栓通胶囊对肾脏组织病理的影响

DIC 是以血管内广泛微血栓形成、凝血功能障碍、微循环衰竭、微血管病性溶血为主要表现的病理生理过程，其中微血栓形成是 DIC 最主要的病理生理变化。肾脏具有排泄代谢产物的功能，DIC 微血栓形成后，纤溶活性继发增强，导致纤维蛋白降解产物等增多，这些纤维代谢产物绝大部分都是随血液循环通过肾小球滤过，随尿液排出体外，所以肾小球部位最容易形成大量的微血栓沉积。

由图 5 -16 可以看出，空白组肾小球结构清晰，肾小管结构正常，排列整齐，未见扩张及萎缩。模型组大鼠经尾静脉注射 LPS 4 h 后，肾小球可见明显的血栓形成，部分肾小管扩张，且有明显的出血现象。阳性药物组肝素组虽有部分肾小管扩张，但肾小球内未见明显的淤血和出血。复方血栓通胶囊 3 个剂量组中的低剂量组有少量血栓存在，且有明显出血；中剂量组虽有少量出血，但无明显的血栓形成；高剂量组未见明显的血栓和出血现象。复方丹参滴丸组同样对血栓形成有抑制作用，肾小球内未见血栓，但存在明显的出血现象，整体效果与复方血栓通胶囊中剂量组相当。

可见，复方血栓通胶囊对于肾脏的血栓形成有抑制作用，从而可以改善肾功能，这恰与前面复方血栓通胶囊改善肾脏生化指标的检测结果相吻合。

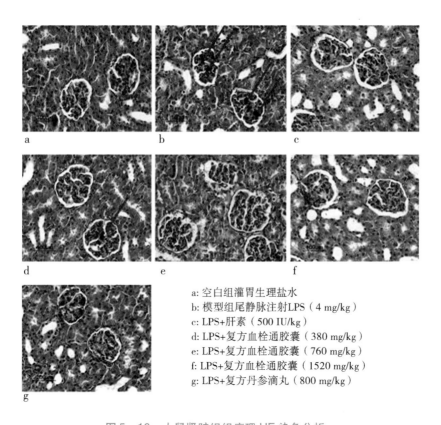

a: 空白组灌胃生理盐水
b: 模型组尾静脉注射LPS（4 mg/kg）
c: LPS+肝素（500 IU/kg）
d: LPS+复方血栓通胶囊（380 mg/kg）
e: LPS+复方血栓通胶囊（760 mg/kg）
f: LPS+复方血栓通胶囊（1520 mg/kg）
g: LPS+复方丹参滴丸（800 mg/kg）

图 5-16　大鼠肾脏组织病理 HE 染色分析

本节重点考察复方血栓通胶囊对肝肾等器官的损伤以及血栓沉积的影响。复方血栓通胶囊能够显著抑制肝肾组织血栓的形成、出血以及炎性细胞的浸润，从而发挥保护肝肾功能的作用。生化指标检测也证实，复方血栓通胶囊能够显著抑制脂多糖引起的肝脏生化指标丙氨酸转氨酶（ALT）和天门冬氨酸转氨酶（AST）、肾脏生化指标尿素氮（BUN）和肌酐（Cr）的升高。

研究结果表明，复方血栓通胶囊对肝肾功能具有良好的保护作用，提示其能够从整体水平上调控机体血液系统的平衡，从而发挥活血化瘀的疗效。

第四节 本 章 小 结

LPS 诱导的 DIC 模型是一种炎症血栓性模型，研究中进一步考察了复方血栓通胶囊对 DIC 大鼠炎症的调控作用及其机制。结果发现，复方血栓通胶囊能够显著抑制 LPS 引起的炎症因子的释放，能够显著改善炎症导致的血管内皮舒缩状态的失衡，其具体机制与抑制 NF - κB 通路的激活有关。

复方血栓通胶囊能够显著抑制肝肾组织中血栓的形成、出血以及炎性细胞的浸润，从而发挥保护肝肾功能的作用。生化指标检测也证实，复方血栓通胶囊能够显著抑制脂多糖引起的肝肾生化指标的升高。肝肾功能在凝血和抗凝平衡中发挥重要的调节作用，复方血栓通胶囊对肝肾功能的保护作用说明其可以从整体水平上调控机体血液系统的平衡，从而发挥抗血栓的药理作用。

参考文献

[1] STROBL F F, ROMINGER A, WOLPERS S, et al. Impact of cardiovascular risk factors on vessel wall inflammation and calcified plaque burden differs across vascular beds: a PET - CT study [J]. Int J cardiovasc imaging, 2013, 29 (8): 1899 - 1908.

[2] NAGAREDDY, PRABHAKARA, SMYTH, et al. Inflammation and thrombosis in cardiovascular disease [J]. Curr opin hematol, 2013, 20 (5): 457 - 463.

[3] JUSKEWITCH J E, KNUDSEN B E, PLATT J L, et al. LPS - induced murine systemic inflammation is driven by parenchymal cell activation and exclusively predicted by early MCP - 1 plasma levels [J]. Am J pathol, 2012, 180 (1): 32 - 40.

[4] LEI J, VODOVOTZ Y, TZENG E, et al. Nitric oxide, a protective molecule in the cardiovascular system [J]. Nitric oxide, 2013, 35: 175 - 185.

[5] ALBERTINI M, BORROMEO V, MAZZOLA S, et al. Effects of endothelin - 1 (ET - 1) and thrombin antagonism on cardiovascular and respiratory dysfunctions during endotoxic shock in pig [J]. Prostaglandins leukot essent fatty acids, 2002, 67 (6): 445 - 451.

[6] WILKINS R, TUCCI M, BENGHUZZI H. Role of plant - derived antioxidants on NF - kb expression in LPS - stimulated macrophages - biomed 2011 [J]. Biomed Sci instrum, 2011, 47: 222 - 227.